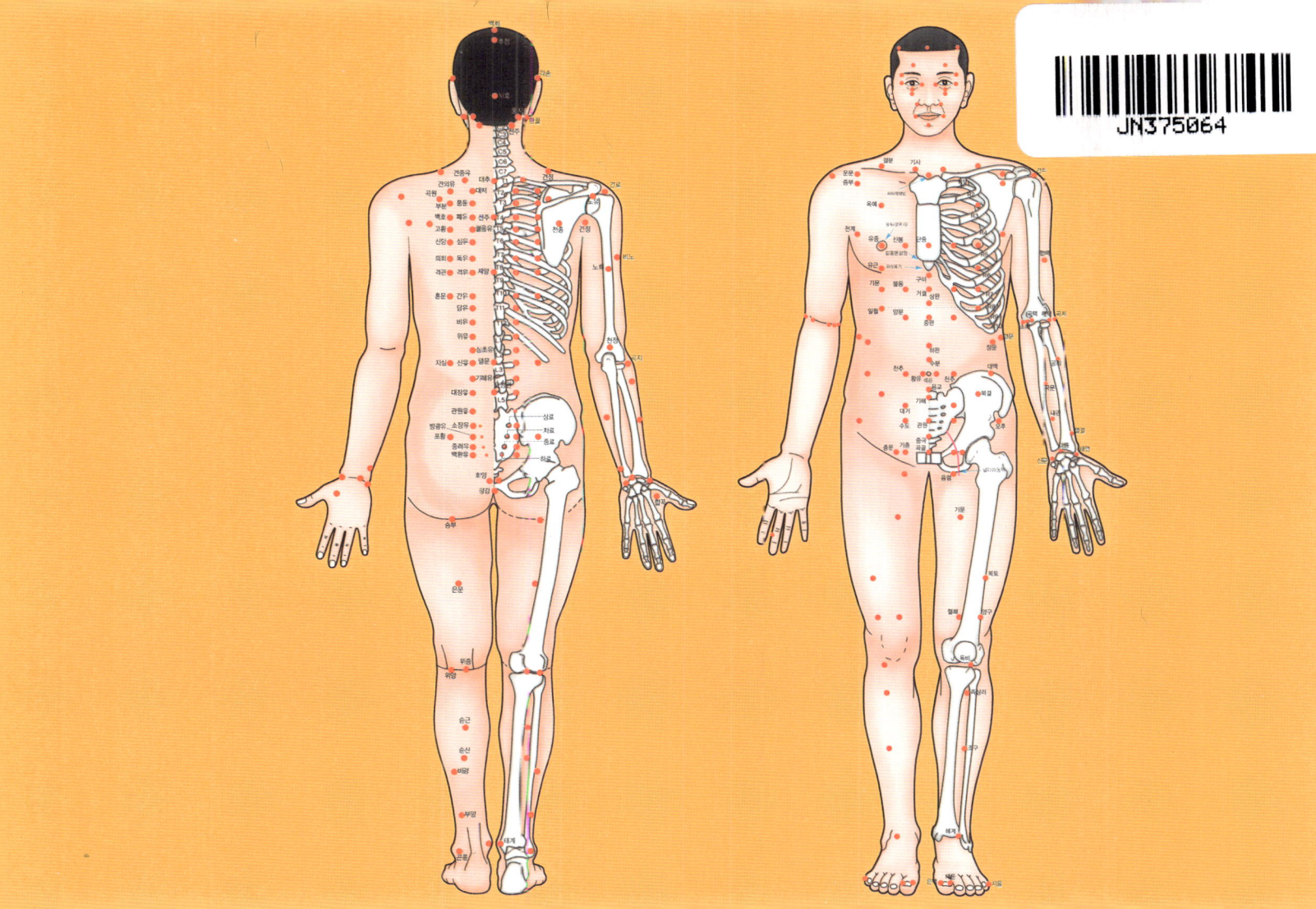

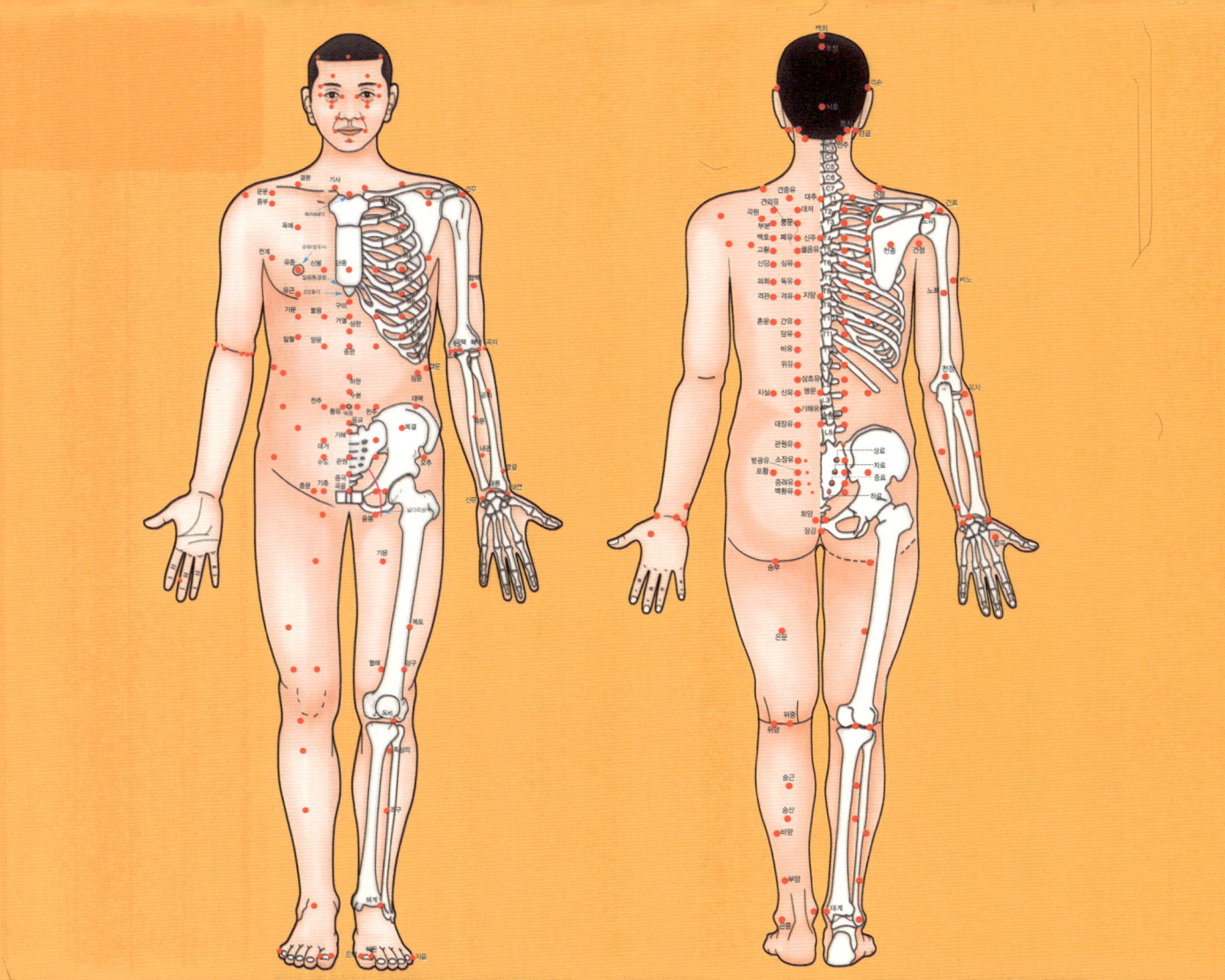

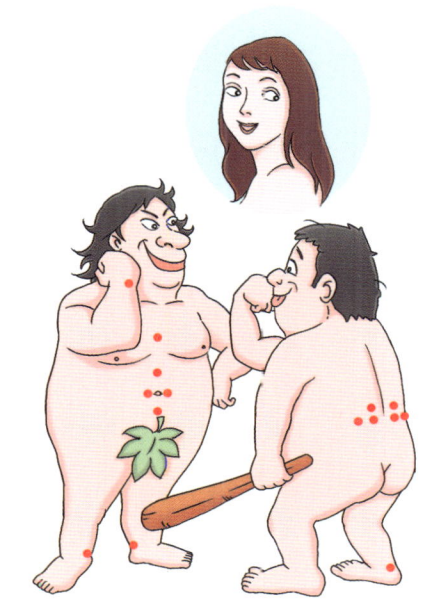

맞춤 증상별 경혈 치료법

머리말

경혈은 우리 몸에 있는 소중한 곳이며, 급소라고도 할 수 있다. 인체의 여러 가지 증상을 치료하기 위해서는 경혈을 누르거나 마사지하거나 주무르거나 침 또는 뜸을 놓기도 한다.

옛날부터 전해 내려온 말 중에, '족삼리(足三里)에 뜸을 뜨지 않은 사람과는 먼 길을 가지 말라!' 고 하였다. 이 말은 족삼리(足三里)혈에 뜸을 뜨면 다리가 튼튼해진다는 사실이다. 그러므로 등산이나 도보 여행을 할 예정이 있는 사람은 미리 뜸을 떠서 다리를 강하게 만들어 놓을 필요가 있는 것이다.

이 예를 보아도 경혈은 한의학에서 매우 중요한 분야 중 하나이며, 몇 천 년에 걸친 경혈의 긴 역사 속에서 이미 우리 동양 3국인 한·중·일뿐만 아니라 세계보건기구(WHO)에서도 이미 2008년에 361경혈과 14개 경락에 대한 공식적인 발표가 있었다.

우리 몸에는 수많은 경혈이 있지만 흔히 361개의 경혈을 사용한다. 이 책에서는 약 200여 개의 주요한 경혈을 소개하였으며, 우리가 병에 걸리거나 예방을 하기 위해서는 평상 시에도 경혈을 자주 눌러 주거나 지압을 하여 주면 우리 몸에 면역력이 생겨서 쉽게 병에 걸리지 않게 된다.

이 책《증상별 경혈 치료법》에서는 누구나 쉽게 지압이나 뜸을 뜰 수 있도록 자세한 인체의 컬러 그림을 보면서 경혈 자리를 찾을 수 있도록 하였다. 병에 걸렸을 때나 초기에 느낌이 좋지 않을 때에는 이 책을 보고 맞춤 경혈 자리에 지압이나 뜸을 떠 주면 병에 걸리지 않을 뿐만 아니라 건강도 좋아지게 된다.

〈제1장 증상별 경혈 치료법(1)〉에서는 증상별로 지압이나 뜸을 뜨는 경혈은 같은 경혈이 많이 사용되는데 그 경혈들의 자세한 위치를 찾는 그림들을 그때그때 모두 넣어 주었으므로, 앞뒤를 뒤적이며 경혈 자리를 힘들게 찾느라 고생할 필요가 없게 하였다.

〈제2장 증상별 경혈 치료법(2)〉에서는 재미있는 삽화를 이용하여 한 번에 증상을 치료하는 경혈 자리를 모두 볼 수 있도록 하였다. 정확한 위치를 모르는 분들은 좀 불편한 경우도 있겠지만 경혈 자리 공부도 될 수 있으므로 잘 이용하기를 바란다.

〈제3장 부위별 주요 경혈 알아보기〉에서는 신체의 각 부위에 있는 경혈들을 한 눈에 찾아볼 수 있도록 자세한 설명뿐만 아니라 각 경혈들이 다스리는 질병 등을 간략하게 설명해 놓았다.

끝으로 전문가에게보다는 일반 사람들에게 꼭 필요한 책으로, 모든 사람들이 이 책을 잘 이용하여 건강을 지켜 주기를 바란다.

지식서관 편집부

차 례

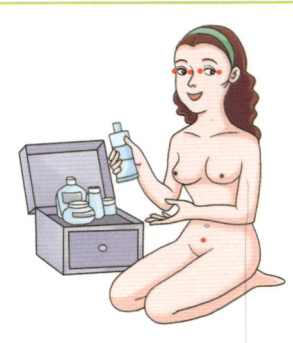

경혈의 위치를 찾는 방법 · 8
침 요법이란 무엇인가? · 10
뜸이란 무엇인가? · 13
지압이란 무엇인가? · 16

제1장 증상별(症狀別) 경혈 치료법(1) · 19

- 두통(頭痛)을 치료하는 경혈 ·················· 20
- 안면마비(顔面痲痺)를 치료하는 경혈 ·················· 24
- 안면경련(顔面痙攣)을 치료하는 경혈 ·················· 28
  ★ 오행(五行)의 상생(相生)과 상극(相剋)의 관계 · 31
- 안통〔顔面·삼차신경통(三叉神經痛)〕을 치료하는 경혈 ······ 32
- 후두신경통(後頭神經痛)을 치료하는 경혈 ·················· 36
  ★ 사진(四診)의 방법 · 39
- 치통(齒痛)을 치료하는 경혈 ·················· 40
- 뇌성(腦性) 소아마비를 치료하는 경혈 ·················· 42
- 고혈압(高血壓)을 치료하는 경혈 ·················· 48
- 저혈압(低血壓)을 치료하는 경혈 ·················· 54
- 간질(癎疾)을 치료하는 경혈 ·················· 60
- 멀미를 치료하는 경혈 ·················· 64
- 코 막힘을 치료하는 경혈 ·················· 66
- 입술의 부스럼을 치료하는 경혈 ·················· 68
- 딸꾹질을 치료하는 경혈 ·················· 72
- 목구멍의 통증을 치료하는 경혈 ·················· 74
- 숙취(宿醉)를 치료하는 경혈 ·················· 76
- 심장(心臟)의 동계(動悸)를 치료하는 경혈 ·················· 78
- 염좌(捻挫)를 치료하는 경혈 ·················· 82
- 감기(感氣)를 치료하는 경혈 ·················· 86
- 해수(咳嗽)를 치료하는 경혈 ·················· 88

- 천식(喘息)을 치료하는 경혈 ……………………………… 92
- 현기증 · 이명(耳鳴)을 치료하는 경혈 ………………… 94
- 난청(難聽)을 치료하는 경혈 …………………………… 98
- 가슴 · 옆구리의 통증을 치료하는 경혈 ……………… 102

★ 경락(經絡)이란? · 105

- 만성 위염을 치료하는 경혈 ……………………………… 106
- 소화불량을 치료하는 경혈 ……………………………… 108
- 위경련(胃痙攣)을 치료하는 경혈 ……………………… 112
- 복부(腹部)가 땅길 때 치료하는 경혈 ………………… 114
- 요통(腰痛)을 치료하는 경혈 …………………………… 118
- 허리를 삐었을 때 치료하는 경혈 ……………………… 122

★ 침과 뜸이 맡은 공통(共通)의 효과 · 125

- 허리에서 발에 걸친 통증(變形性腰椎症)을 치료하는 경혈 … 126
- 허리에서 발까지의 통증(坐骨神經痛)을 치료하는 경혈 …… 127
- 치질(痔疾)을 치료하는 경혈 …………………………… 130
- 팔 신경통(神經痛)을 치료하는 경혈 ………………… 134
- 팔의 마비를 치료하는 경혈 …………………………… 138
- 손가락 마비(麻痺)를 치료하는 경혈 ………………… 142
- 습진(濕疹)을 치료하는 경혈 …………………………… 144

★ 뜸이 효과적인 주요 경혈 · 147

- 장딴지에 쥐가 날 때 치료하는 경혈 ………………… 148
- 무릎의 통증을 치료하는 경혈 ………………………… 150
- 관절 류머티즘을 치료하는 경혈 ……………………… 154
- 소아경풍(小兒驚風)을 치료하는 경혈 ……………… 158
- 야뇨증(夜尿症)을 치료하는 경혈 …………………… 160
- 두드러기를 치료하는 경혈 …………………………… 162

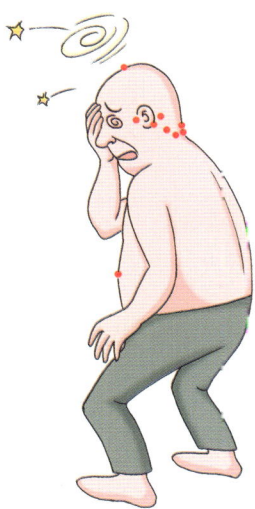

제2장 증상별(症狀別) 경혈 치료법(2) · 165

- 두통(頭痛)에 잘 듣는 경혈 ·················· 166
- 얼굴 신경통에 잘 듣는 경혈 ·················· 167
- 미용(美容)에 잘 듣는 경혈 ·················· 168
- 피로한 눈에 잘 듣는 경혈 ·················· 169
- 기분을 가라앉히는 경혈 ·················· 170
- 여드름 · 종기에 잘 듣는 경혈 ·················· 171
- 목 · 어깨가 뻐근할 때 잘 듣는 경혈 ·················· 172
- 뒤통수의 신경통에 잘 듣는 경혈 ·················· 173
- 오십견(五十肩)에 잘 듣는 경혈 ·················· 174
- 감기(感氣)에 잘 듣는 경혈 ·················· 175
- 잘못 자서 목 · 어깨가 아플 때 잘 듣는 경혈 ·················· 176
- 천식(喘息)에 잘 듣는 경혈 ·················· 177
- 심장(心臟)이 뛸 때 잘 듣는 경혈 ·················· 178
- 기침 · 숨이 찰 때 잘 듣는 경혈 ·················· 179
- 발 · 무릎이 피로할 때 잘 듣는 경혈 ·················· 180
- 고혈압(高血壓)에 잘 듣는 경혈 ·················· 181
- 멀미에 잘 듣는 경혈 ·················· 182
- 가슴 · 옆구리가 아플 때 잘 듣는 경혈 ·················· 183
- 불면증(不眠症)에 잘 듣는 경혈 ·················· 184
- 뚱뚱하고 홀쭉한 데 잘 듣는 경혈 ·················· 185
- 두드러기에 잘 듣는 경혈 ·················· 186
- 설사에 잘 듣는 경혈 ·················· 187
- 식욕증진(食慾增進)에 잘 듣는 경혈 ·················· 188
- 만성 위장병(胃腸病)에 잘 듣는 경혈 ·················· 189
- 요통(腰痛)에 잘 듣는 경혈 ·················· 190
- 허리 삔 데에 잘 듣는 경혈 ·················· 191
- 치질에 잘 듣는 경혈 ·················· 192
- 변비(便秘)에 잘 듣는 경혈 ·················· 193

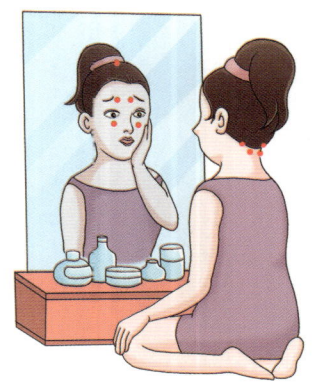

- 생리(生理) 이상에 잘 듣는 경혈·················194
- 정력(精力)을 강하게 하는 경혈 ···············195
- 팔이 아프고 저릴 때 잘 듣는 경혈 ···········196
- 현기증·이명(耳鳴)에 잘 듣는 경혈············197
- 다리를 날씬하게 하는 경혈······················198
- 냉병(冷病)에 잘 듣는 경혈 ······················199
- 무릎이 아플 때 잘 듣는 경혈···················200
- 쥐가 날 때 잘 듣는 경혈 ·························201

★ 이혈(耳穴;귀의 혈)이란? · 202

제3장 부위별(部位別) 주요 경혈 알아보기 · 203

- 머리에 있는 경혈 ① ································204
- 머리에 있는 경혈 ②································207
- 머리에 있는 경혈 ③································209
- 목에 있는 경혈 ·······································211
- 가슴에 있는 경혈 ···································212
- 배에 있는 경혈 ·······································214
- 등에 있는 경혈 ① ··································216
- 등에 있는 경혈 ② ··································218
- 엉덩이에 있는 경혈 ·································221
- 다리에 있는 경혈 ① ·······························222
- 다리에 있는 경혈 ② ·······························224
- 발에 있는 경혈 ① ··································227
- 발에 있는 경혈 ② ··································228
- 팔에 있는 경혈 ① ··································231
- 팔에 있는 경혈 ② ··································233
- 손에 있는 경혈 ·······································235

■ 경혈 찾아보기 · 236

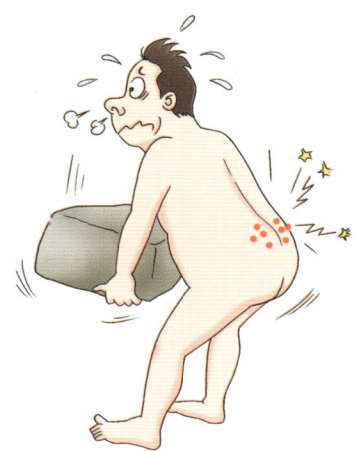

경혈의 위치를 찾는 방법

경혈의 위치를 정확히 알기 위해서는 인체의 해부학적(解剖學的) 표지(標識)를 이용하는 방법, 골도분촌법(骨度分寸法), 지촌법(指寸法) 등의 세 가지를 사용한다.

해부학적 표지를 이용한 방법

해부학적 표지란 눈, 귀, 코, 입 등의 윤곽이나 젖꼭지, 배꼽, 뼈의 관절, 근육 등의 명확히 튀어나오거나 오목하게 들어간 곳을 기준으로 하여 기준을 삼는 것을 말한다.

골도분촌법(骨度分寸法)

현재의 골도분촌법은 《영추(靈樞)·골도편(骨度編)》의 저서를 토대로 하여 후대의 의학자들이 수많은 경험과 실험을 통해 개선하여 확정한 것이다.

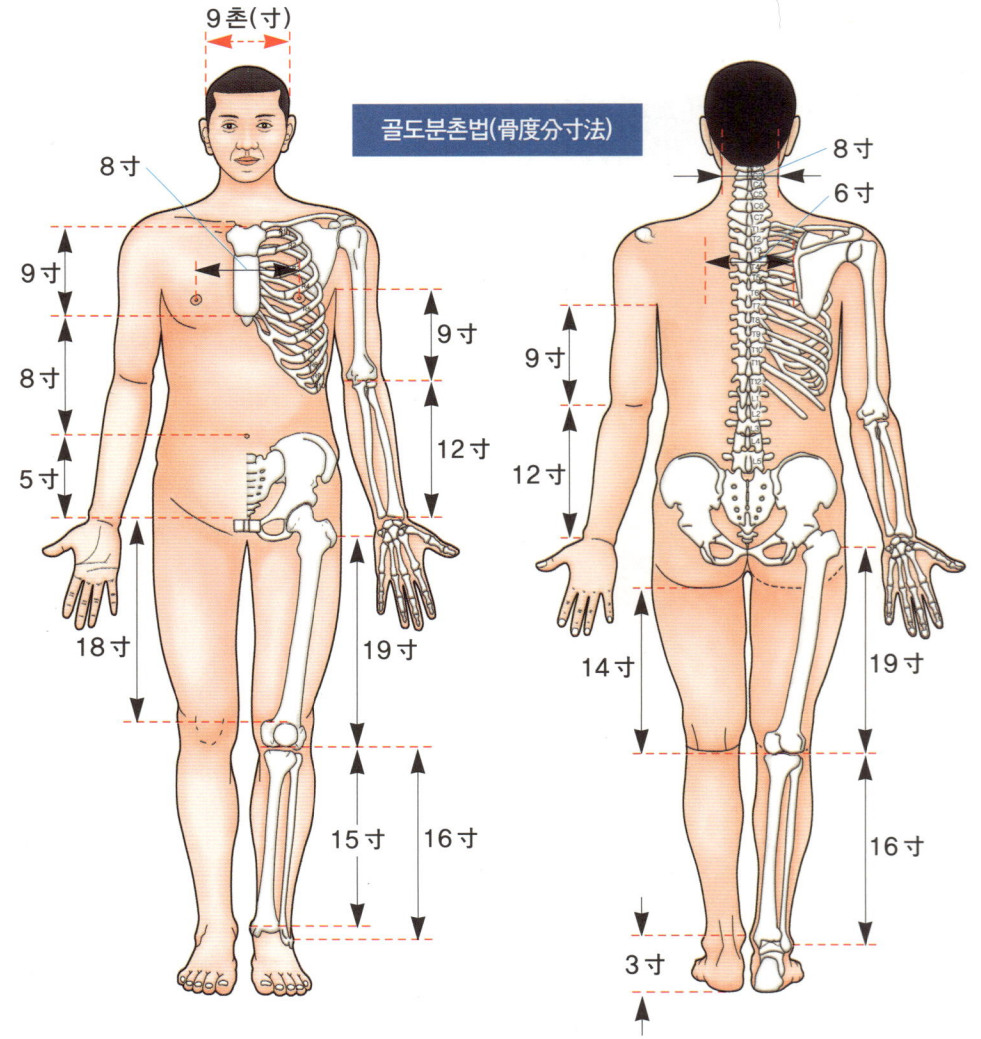

골도분촌법은 먼저 해부학적인 신체의 특징 등을 이용하여 신체 여러 부분의 길이와 폭을 측정한 후 그림과 같이 정하였다. 그림에서처럼 특정 관절이나 특정 부위의 사이를 같은 비율로 나누는데, 각 기본 단위는 1촌(寸)이다.

골도분촌법으로 경혈을 찾을 때는 반드시 알아야 할 것이 있다.

1. 각 부위의 골도분촌법을 정해져 있다. 이는 무슨 뜻인가 하면, 키가 크든 작은 사람이든, 어른이든 어린 아이든간에 모두 동일 부위의 골도분촌은 같다는 것이다.

예를 들면, 대퇴골의 머리(대전자) 부분에서 무릎까지가 19촌인데 어른도 19촌이고 어린 아이도 19촌이라는 것이다. 또, 뒷목의 넓이가 9촌이므로 목이 아주 넓은 뚱뚱한 사람도 9촌, 목이 가는다란 마른 사람도 역시 9촌이라는 말이다.

2. 골도분촌법(骨度分寸法)의 촌(寸)은 반드시 비율, 혹은 등분으로 보아야지 고정된 길이의 단위로 보아서는 안 된다. 앞의 그림에서 알 수 있듯이 각 부위의 거리가 그림에서는 좁아 보여도 숫자상으로는 촌(寸)의 수가 크므로 이상해 보이지만 잘 이해하면 이것이 정확한 경혈을 찾기 위한 골도분촌법의 고등 수학인 것이다.

3. 골도분촌법으로 경혈을 찾을 때는 반드시 각 부위에 맞는 골도분촌법을 써야 한다.

예를 들면 머리 부분의 경혈을 찾을 때는 머리 부분의 골도분촌법을, 즉 몇 촌(寸)인지를 알아야 하고, 다리 부분의 경혈을 찾을 때는 다리 부분의 골도분촌법도 몇 촌인지를 염두에 두고 찾아야 한다.

지촌법(指寸法)

경혈의 위치는 사람 신체의 상황에 따라서 다르기 때문에 시술을 받는 사람의 손가락 크기에 기준을 두고 측정하는 방법이다. 이 방법은 주로 다리 쪽에 있는 경혈의 위치를 찾을 때 사용된다. 따라서 경혈을 취혈할 때, 골도분촌법 외에도 지촌법을 사용하기도 한다. 지촌법에는 중지동신촌(中指同身寸), 무지동신촌(拇指同身寸), 횡지동신촌(橫指同身寸) 등이 있다.

지촌법을 이용할 때는 사람마다 길이와 살찐 정도가 달라서 경혈의 가로와 세로 치수를 정확히 확신할 수 없다. 따라서, 지촌법으로 경혈의 위치를 찾을 때 모순이 나타날 경우엔 반드시 골도분촌법(骨度分寸法)을 기준으로 삼아야 한다.

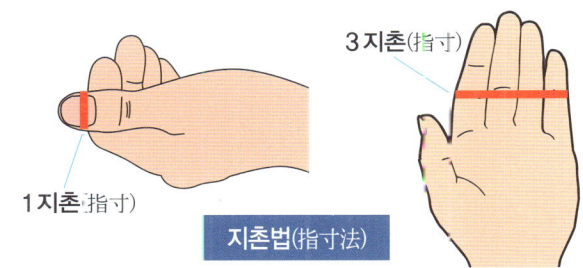

지촌법(指寸法)

침 요법이란 무엇인가?

침鍼이란 사람이나 마소 등의 혈을 찔러 병을 다스리는 데 쓰는 바늘처럼 생긴 가늘고 긴 의료 기구를 말한다.

침 요법은 금속으로 만든 쇠꼬챙이, 즉 침으로 사람이나 짐승의 몸의 일정한 부위를 찔러 손재주를 잘 사용하여 경락을 잘 통하게 하고, 기氣와 혈血을 고르게 함으로써 질병을 예방하거나 치유케 하는 의료 행위를 말한다.

침혈을 자극하는 수단에 따라 침의 형태와 규격이 다양하다. 침의 기원은 석기 시대로부터 시작된 것으로 생각된다. 가장 오래된 침구鍼具는 폄석砭石인데, 이것은 돌이나 옥을 갈아서 송곳이나 쐐기 모양으로 작게 만들었다. 이러한 폄석은 피부를 자극하거나 얕게 찔러 피를 내거나 고름을 짜내는 데 쓰였다.

고대 원시 사회에서는 야산이나 어둡고 습기가 많은 곳에 주거하여 여러 가지 풍습통風濕痛이나 칼에 다치거나 찢긴 창상創傷이 많았을 것으로 짐작하면 쉽게 이해할 수 있다. 청동기 시대로 접어들면서 침은 가늘어져 미침微鍼이 생기게 되었다.

≪황제내경黃帝內經≫ 이법방의론異法方宜論에 의하면,

"남방은 날씨가 따뜻하여 만물이 잘 자라며 많은 저습지가 있어 안개와 이슬이 많은 곳이다. 그 곳에 사는 사람들은 신 과일과 발효시킨 음식을 좋아하여 피부가 곱고 붉으며, 저려 오는 병이 많아서 그 치료는 마땅히 미침으로 해야 한다. 그러므로 9침九鍼은 남방에서 전하여 온 것이다."라고 기록되어 있다.

따라서 9침은 인체의 기능 장애인 비증(痺證:몸에 마비가 오는 병)을 치료하는 것 외에 일체의 기능적 병변病變을 치료하는 데 이용된다.

그리고 병변은 일정한 부위에서 발생되는 것이 아니라 인체의 피부·근육·혈맥·관절·구규(九竅:인체에 있는 아홉 개의 구멍) 등 다양하게 발생하며, 병사(病邪:질병의 요인)의 깊고 얕음의 차이에 따라 침의 형태도 아홉 가지로 나누어졌고, 종류에 따라 질병의 특성에 상응하여 각자의 기능을 가지게 되었다.

침의 종류

오랜 옛날부터 전통적으로 이용되어 온 9침은 참침鑱鍼·원침圓鍼·시침鍉鍼·봉침鋒鍼·피침鈹鍼·호침毫鍼·장침長鍼·대침大鍼·원리침圓利鍼 등이다. 9침은 주로 침 요법에 사용되었을 뿐만 아니라 외과와 안마에도 사용되었다.

9침이 만들어진 다른 원인에는 고대 동양인들이 '9'라는 숫자를 가장 크고 완벽한 숫자로 보았기 때문이다.

9침에 대하여 간략하게 살펴보면 다음과 같다.

① 참침은 피부의 사기邪氣를 빼내는

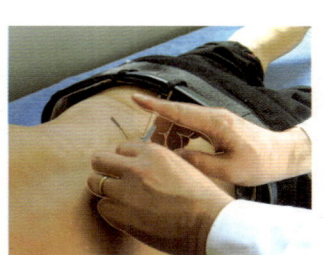

데 쓰인다. 이 침은 피부를 얕게 찔러서 사혈瀉血하는 데 쓰이며, 머리와 몸에 고열이 있을 때 사용한다. 모양이 화살촉과 같아 전두침箭頭鍼이라고도 한다.

이 침은 주로 피부의 사기邪氣를 빼내어 정기正氣를 안정시키는 데 유용하지만, 너무 깊이 찌르면 인체의 양기陽氣를 상하게 한다.

② 원침은 기육(肌肉:살)에 발생한 기체氣滯를 치료하는 데 쓰인다. 이 침의 형상은 달걀형처럼 둥글면서 가늘다.

원침은 주로 사기가 기육에 있을 때 사용하며, 침끝이 둥글기 때문에 기육의 정기를 해치지는 않는다.

③ 시침은 혈맥의 사기邪氣를 제거하는 데 쓰인다. 형상은 기장[黍]을 닮아 몸체가 길고, 침끝이 약간 둥글고 무디어 혈맥의 사기만을 제거하고 인체의 정기를 상하지 않도록 만든 침이다.

④ 봉침은 사혈하는 데 쓰는 것으로 일명 삼릉침三稜鍼이라고도 한다. 봉침은 사계절을 상징하고 사계절에 팔방에서 불어오는 바람으로 인하여 발생된 혹이나 고치기 힘든 악창惡瘡에 사용한다.

3면에 날이 서 있어서 삼릉침이라고도 하며, 사혈하기에 가장 적당하고 열병과 외과 질환을 치료할 수 있다.

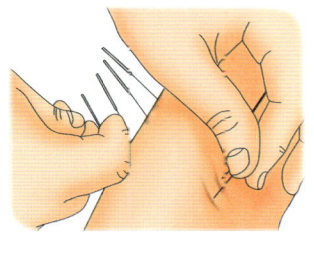

⑤ 피침은 옹종(癰腫;종기) 고름을 제거하는 데 쓰인다. 형상은 칼[劍]을 닮아 검침劍鍼이라고도 하며, 옹종 등을 째 고름을 짜내는 데 유용하다.

⑥ 호침은 비병과 통증 치료에 쓰인다. 호침은 통증과 비병에 유용한데, 형상은 모기나 등에의 입처럼 가늘어 큰 자극 없이 찌를 수 있다는 장점이 있다. 오랫동안 놓아 둘 수 있어 천천히 사기를 없애면서 정기를 회복시킬 수 있다.

그러므로 호침은 주로 정기가 약한 사람의 비증을 치료한다. 호침은 9침 가운데 가장 주된 침으로 그 활용 범위 또한 넓어서 현재 사용하는 침치료鍼治療를 대표한다.

⑦ 장침은 한의학에서 사용하는 구침의 일종으로, 큰 관절[大關節] 속에 있는 비증痺症을 치료하는 데 쓰인다.

장침은 바람[風]을 상징하고, 사람의 사지에 있는 여덟 개의 큰 관절에 발생한 비증痺症을 치료하는 데 쓰인다. 길이는 7촌으로 인체의 깊숙한 곳에 있는 비증(痺症;마비증세)에 적절하다.

⑧ 대침은 모든 관절 질환을 치료하는 데 쓰인다. 대침은 9분야[九野]를 상징하고 몸 전체에 있는 병사病邪가 관절 부위에서 생긴 병을 치료한다. 길이는 4촌으로 관절 속에 있는 물[水]을 빼내는 데 쓰인다.

대침은 호침보다 길이가 긴데, 침을 불에 달구어 놓는 화침火鍼 · 번침燔鍼 등에도 쓰인다.

⑨ 원리침은 비증과 옹저(癰疽;종기) 치료에 쓰인다. 원리침은 인체가 허약한 틈을 타서 경맥經脈에 들어온 사기에 의하여 생긴 비증에 사용한다. 가늘고 강하게 만든 침으로, 주로 옹저와 비증, 그리고 뼈마디가 부어서 굽히고 펴지를 못하는 역절풍歷節風 등을 치료한다.

오늘날 사용하는 침의 종류

① 피내침皮內鍼은 피하皮下에 매몰시켜 놓을 수 있는 작은 침이다.
② 전침電鍼은 침 자극과 전기 자극을 결합하여 발전된 침이다.
③ 수침水鍼은 침과 약물 작용을 결합시킨 침이다.
④ 피부침皮膚鍼은 일명 소아침小兒鍼이라고 하는데, 작은 침 5~8개를 동시에 찌를 수 있도록 만들어진 침이다.

또한, 침을 놓는 부위에 따라 사용되는 침도 개발되었는데, 이침耳鍼·면침面鍼·비침鼻鍼·두침頭鍼·수침手鍼·족침足鍼 등으로, 그 쓰임이 다양해지고 있다.

침의 구조

침의 구조는 대개 다섯 부분으로 나눌 수 있다.

침은 침끝·침몸·침뿌리·침자루·침꼬리의 다섯 부분으로 구성되어 있는데, 9침은 모두 다섯 부분으로 이루어지는 않지만 거의 대부분 이와 비슷한 모양을 갖추고 있다.

침끝[鍼尖 또는 鍼芒]은 침 앞부분의 뾰족한 부분을 가리키며, 침몸[鍼體, 또는 鍼身]은 침끝과 침자루 사이, 즉 침의 대소장단을 나타내는 곳이다.

침뿌리[鍼根]는 침몸과 침자루를 연결하는 부분을 말하며, 침자루[鍼柄]는 침몸의 뒷부분으로 대개 나선상으로 침을 놓을 때 미끄러지지 않게 되어 있다.

침꼬리[鍼尾]는 침자루의 끝으로 온침溫鍼을 놓을 때 쑥을 붙이는 부분이나, 대부분의 침에서는 이 부위가 없다.

피부침은 피하에 매몰시켜 놓을 수 있는 작은 침이다.

뜸이란 무엇인가?

한의학에서 침병을 치료하는 방법의 하나로, 약쑥을 비벼서 쌀알 크기로 빚어 살 위의 혈穴에 놓고 불을 붙여서 열기가 살 속으로 퍼지게 하여 온열溫熱 자극을 줌으로써 질병을 치료한다.

뜸 치료는 불의 이용과 함께 시작되었으며 중국의 춘추 전국 시대부터 애엽(艾葉;쑥)을 재료로 사용하였다는 기록이 있을 정도로 오랜 역사를 지니고 있다.

또한 《황제내경 영추 경수편》과 《상한론》등의 한의학 서적에 구법灸法에 대한 언급이 있는 것으로 보아 한의학 이론이 정립된 초기부터 한의학의 원리에 입각하여 한의학적 치료에 이용되었음

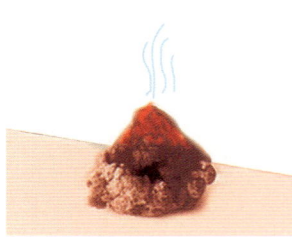

을 알 수 있다.

뜸은 태우는 약물의 종류에 따라 여러 가지가 있다. 그 중에서 가장 대표적인 것은 쑥이며, 뽕나무 가지나 복숭아나무를 쓰는 경우도 있다. 또, 직접 태우지는 않더라도 자극성이 강한 개자芥子나 한련초旱蓮草 등을 짓찧어서 붙여 물집을 만들거나 태양 광선을 돋보기 등으로 집중적으로 쏘여 온열 자극을 주는 경우도 있다.

가장 널리 쓰이는 것은 쑥이며, 쑥을 채취·건조시켜 곱게 빻은 것을 뭉쳐서 사용하는 애주艾炷와 농축시켜 막대기 모양으로 만든 애권艾卷, 다른 약물을 배합하여 만든 것 등이 있다.

시술 방법은 애주를 직접 피부 위에 올려놓고 연소시키는 방법인 직접염과 애주와 피부 사이에 생강이나 마늘·부자·소금 등을 놓고 연소시키는 방법인 간접염, 애권을 연소시켜 뜨거운 김을 쏘이는 방법 등이 있다.

이러한 뜸의 종류들은 다양하지만 그 목적은 모두 뜨거운 자극을 얻는 데 있다고 할 수 있다.

애엽艾葉은 맛이 쓰고 매우며, 기운은 따뜻하여 순양純陽의 성질을 가지고 있다. 연소하기 쉽고, 연소 때의 열력이 온화하며, 피부를 통하여 심부深部까지 도달한다. 또한 방향芳香을 가지고 있어서 환자의 정신을 안정시키며 대소의 각각 다른 애주를 만들기 쉽고 어디서나 산출되므로 쉽게 구할 수 있다.

애엽의 성능은 온열한 자극을 주는 데서 가장 큰 특징을 찾을 수 있다. 따라서 모든 한랭성 질환에 유효하며 시술할 때 인체의 기운을 사(瀉;빼냄)하는 침과는 달리, 기운을 보충하여 주는 공효(功效)가 있어서 허약성 질환이나 만성 질환에 효력을 발휘한다.

뜸의 시술에는 직접구와 간접구가 있다.

직접구는 애주를 피부 위에 직접 올려놓고 연소시키는 방법이다. 직접구를 하게 되면 피부에 화상이 생겨 물집이 잡히며 화농이 되는데 이것은 무균성 화농 현상으로 생체의 항병 능력을 증가시켜 치료 효과를 높인다.

그러나 이 창구(瘡口;헐은 곳)에 세균이 침입할 염려가 있으므로 주의해야 한다. 이 방법은 흉터가 생기므로 기피하는 경우가

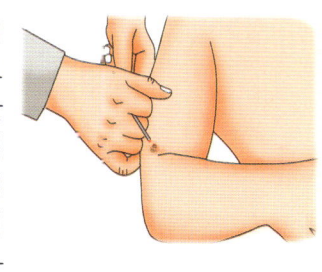

많은데 꼭 필요한 경우에 시술해야 하며, 특히 만성 위장병이나 체질 허약·해수 천식에 사용하면 좋은 효과를 얻을 수 있다.

요즈음은 간편하게 시술할 수 있고 흉터를 일으키지 않는 간접구를 많이 사용하는데 자극이 완만하므로 질병의 상태에 따라 반복 시술해야 하며 복통·설사·관절 질환·마비 등의 치료에 널리 쓰이고 있다.

이러한 뜸의 시술에서는 자극의 양이 적당하도록 조절해야 하고 창구의 보호에 유의해야 하며, 오랜 기간의 시술을 요구하는 경우가 많기 때문에 적절한 계획 하에서 꾸준히 치료해야 한다.

열이 있을 때나 열성 질환이 있을 때, 과도한 피로, 음주 후에는 시술을 피하고

금구혈위禁灸穴位에 대해서도 시술을 금하므로 명확한 지식이 없이는 시술을 삼가야 한다.

뜸(灸法)은 침(刺鍼)으로 효과가 적은 일부 병증에 좋은 효과를 발휘하는데, 혹은 침과 뜸을 병용해서 응용하면 한층 더 그 효과를 높일 수 있다.

흔히 흉터에 대한 인식으로 뜸의 시술을 기피하거나 시술이 간편하다고 하여 뜸의 효과를 과소평가하는 경우가 있는데, 뜸질을 하여야 할 질환에는 이 요법의 시행이 필수적이므로 정확한 진단 하에 꾸준한 시술을 받는다면 반드시 좋은 효과를 거둘 수 있을 것이다.

뜸의 과학적 효능

뜸 요법은 경락과 경혈에 온열 자극을 줌으로써 질병을 치료하는 방법이다. 여기서 알 수 있는 것은 뜸은 침과 다르게 온열적인 자극 방법을 사용한다는 것이다.

또한 뜸의 재료로 주로 쓰이는 것은 쑥인데, 쑥은 경락을 따뜻하게 하여 찬 기운을 제거하고 기혈을 소통시키는 효능이 있다. 혈액이 차가워지면 혈액 순환이 제대로 운행되지 못하여 안면 마비 및 관절 질환 등이 유발되는데, 이러한 경우 뜸을 사용하여 혈액 순환을 도와줌으로써 병이 치료되는 것이다.

쑥뜸의 대표적인 효능

혈액 구성 성분의 변화

뜸은 혈액의 구성 성분의 변화를 일으킨다. 백혈구가 증가하며 적혈구와 혈소판은 초기에는 약간 감소하지만 장기적으로 살펴봤을 때 크게 증가한다. 전반적으로 혈액 산성화를 억제하고 알칼리화를 초래한다.

강심 보혈 작용

심장을 튼튼하게 하고 그 작용을 세게 해주는 강심과 피를 만들어 내는 조혈 작용을 도와 준다. 혈청 중의 말초 혈관 수축성 물질 및 심장 기능 촉진성 물질의 증가를 초래하여 심장이나 혈관의 수축력을 증대시킨다.

면역 작용

혈청 중의 각종 면역 물질을 증가시켜 면역 작용을 돕는다.

진통 작용

국소적인 근육의 긴장, 혈관의 긴장을 풀어줌으로써 통증을 감소시킨다. 또한 뜸에는 근육의 피로를 유발시키는 젖산을 흡수하는 작용이 있는데 이것으로 근육통에 효과가 있음을 알 수 있다.

뜸의 종류

1. 자극이 강한 왕뜸
2. 융털처럼 곱게 다듬은 쑥으로 만든 애주구
3. 받침대의 색깔에 따라 온도가 다른 애주구
4. 밑부분에 아로마 오일을 바른 향기뜸
5. 직접구로 자극이 강한 미립대
6. 침을 놓은 자리에 뜸을 올린 온침

지압이란 무엇인가?

지압指壓이란 혈류血流를 개선해 기운을 찾아주는 것으로 중국 고대의 황제黃帝라는 신화적인 인물이 최초로 《황제내경黃帝內經》이란 의학서를 편찬해 백성들을 가르치고 치료했다는 데서 유래되었다.

이 《황제내경》에 의하면 우리 인체는 오장육부와 머리·팔·다리로 연결하는 기氣의 흐름이 있는데, 지압은 동양 고대의 음양 사상에 따라 신체의 기능을 판단하는 14경락經絡 및 경혈經穴을 근거로 하고 있다.

지압과 안마, 마사지의 차이

지압과 안마는 동양 고래의 음양 사상에 따라 신체의 기능을 판단하는 14경락 및 경혈을 근거로 하고 있고, 외국으로부터 수입된 마사지는 의학적 이론도 중요하지만 그 근본은 경혈에 있다.

이상의 3가지 시술법을 분류하면 다음과 같다.

안 마

안마는 피로에 의한 뻐근하고 굳은 부위를 풀어주는 것이 주 목적이다. 가볍게 비비기, 주무르기, 두드리기, 흔들기, 압박 등이며, 손을 움직이는 방향은 중추에서 말초신경으로 향하며, 동맥의 흐름과 일치, 14경락에 따르는 것을 원칙으로 한다.

마사지

마사지는 근육과의 관계를 중요시하되, 특히 관절의 운동성 회복에 중점을 둔다. 가볍게 비비기, 등등 안마와 운동법은 비슷하다.

지 압

지압은 근육, 신경, 골격이 주요 시술 대상이다. 특히 골격에 대해서는 척추의 교정을 중요시하며, 누르기 운동법을 기본 기술로 삼는다. 그 밖에 마사지 기법을 응용하며, 또한 국소를 중점적으로 시술하는 경우라도 전체적인 몸 상태를 조절하는 것을 원칙으로 삼고 있다.

이상과 같이 지압과 안마, 마사지가 각기 다른 특색이 있는지를 알아보았으나 가정이나 혼자할 수 있는 지압에서는 굳이 구애받지 않는다.

따라서 이 책에서는 그런 견해는 전문가에게 맡기고 지금부터는 누구나 어느 장소를 가리지 않고 혼자서도 쉽게 할 수 있는 지압법을 설명하겠다.

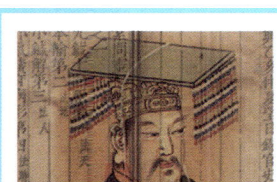

《황제내경》 이후 안마按摩라고 불리던 수기요법이 명나라에 이르러 주로 뼈의 정렬을 다스리는 "추나"로 이름이 바뀌었다. 지압의 근거가 되는 안마법은 청淸대에 발간된 《의종금감》이라는 의학총서에 자세히 설명되어 있다.

지압 방법과 순서

1. 접촉한다

접촉한다는 것은 누르기의 준비 동작이며 대체로 손바닥을 사용한다. 접촉 방법은 크게 다음 3가지로 분류된다.
 1. 가볍고 부드럽게 접촉함.
 2. 가볍고 빠르게 접촉함.
 3. 가볍고 자연스럽게 접촉함.

여기서 〈가볍게〉 접촉하는 것이 무엇보다 중요한 동시에 부드럽게 접촉하는 것이 기본이다.

그 이유는, 자기 몸에 지압을 할 때에는 무방하지만 남에게 시술하는 경우 그 피술자가 시술받는다는 불안감으로 인해 마음이 긴장되고 몸이 굳어져 근육이 딱딱해지기 때문이다.

2. 누른다

누른다는 것은 지압의 가장 중요한 단계로서 엄지손가락 머리(엄지 손가락 지문 부분)가 많이 사용되며 다음 3가지로 분류된다.
 1. 매우 천천히 누른다.
 2. 재빨리 누른다(앞서 설명한 피시술자의 반응을 적게 하기 위함이다).
 3. 천천히 누른다(가장 많이 사용되는 방법으로 누르기의 기본).

3. 뗀다

여기서도 3종류로 나뉜다.
 1. 천천히 뗀다(가압에 의한 자극을 적게 하는 경우에 사용).
 2. 갑자기 뗀다(반사 작용을 기대해 갑자기 떼는 것을 말함).
 3. 자연스럽게 뗀다(이는 앞의 1~2의 중간 정도를 말하며 지압에서 가장 많이 사용되는 기본 기법이다).

지압할 때의 자세

지압을 할 때 자세를 정확히 하는 것은 무엇보다 치료 효과를 높이는 데 매우 중요하다. 먼저 등과 다리에 지압을 할 때에는 피술자가 전신의 힘을 빼 근육이 긴장되지 않도록 해야 한다.

시술상의 주의 사항

시술자는 시술하기 전에 정신을 통일한다는 점과 시술하기 전에 미리 손톱을 짧게 깎거나 손을 깨끗이 하는 등등, 위생 문제에 각별히 신경을 써야 할 것을 당부한다.

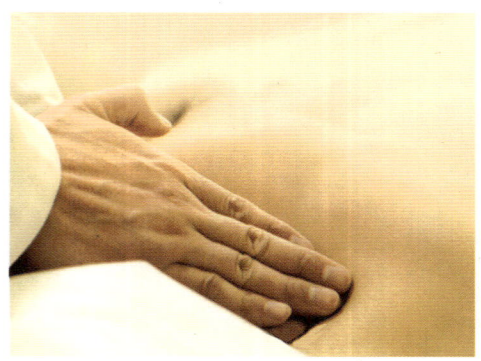

제1장
증상별(症狀別) 경혈 치료법(1)

두통(頭痛)을 치료하는 경혈

두통이나 머리가 무거운 증상은 크게 나누어 감기·신경통·생리의 이상·치통·귀의 통증·두개골의 질환 등, 원인이 확실한 것과 특발성 두통이라고 하여 원인이 확실하지 않은 상습적인 두통이 있다.

원인이 확실한 것은 의사를 찾아가서 그 원인을 제거하는 치료를 받으면 두통도 저절로 제거되지만 가벼운 증상이나 원인을 모르는 두통은 병원을 찾기가 쉽지 않다. 따라서 다음 그림의 경혈을 지압, 또는 마사지하거나 뜸을 뜨면 잘 듣는다.

■ 경혈 치료법

먼저 머리카락 경계선 근처에 있는 신정혈에서 머리 위에 있는 백회혈·후정혈을 이어 풍부혈까지 마사지하고 이어서 이마 위에 있는 곡차혈에서 위 머리 옆에 있는 통천혈을 지나 귀 뒤의 천주혈까지 마사지한다. 다음에는 곡빈·각손·완골혈까지를 양손의 엄지손가락으로 천천히 마사지한다. 특히 머리가 무거운 증상이 있는 울혈성 두통의 경우에는 유양돌기에 있는 천용혈에서 앞 흉부에 있는 기사혈을 가볍게 작은 원을 그리듯이 그림의 화살표 방향으로 마사지한 후 머리를 천천히 뒤로 젖히면 머리가 가벼워진다.

그리고 엄지손가락이나 네 손가락으로 각 경혈들을 3~5초 정도 천천히 지압한다. 그밖에 어깨나 등에 있는 견정(肩井)혈·폐유혈, 팔의 곡지혈 등의 경혈과 병용 치료를 하면 효과적이다. 각 경혈에 뜸을 떠도 잘 듣는다.

● 주요 경혈

- 백회(百會) 두통·치질 등에 효험이 있는 **무병 장수의 경혈**.
- 후정(後頂) 두통 등을 다스리는 경혈.
- 통천(通天) 코에 난 부스럼이나 콧물 등을 다스리는 경혈.
- 풍부(風府) 두통·머리의 신경이 모이는 경혈.
- 풍지(風池) 감기 질환이 모이는 경혈.
- 천주(天柱) 목병·두통의 명혈(名穴)이라 불리는 경혈.
- 완골(完骨) 두통이나 목의 통증을 다스리는 경혈.
- 신정(神庭) 정신병을 안정시키는 경혈.
- 각손(角孫) 눈·귀·치과 질환에 폭넓게 사용되는 경혈.
- 곡빈(曲鬢) 두통·치통·눈의 질병에 잘 듣는 경혈.
- 기사(氣舍) 목의 질환·위장의 각종 증상에 잘 듣는 경혈.
- 천용(天容) 목이 아플 때 풀어 주는 경혈.
- 곡차(曲差) 두통과 코가 막힌 것을 다스리는 경혈.
- 곡지(曲池) 두통·설사 외에 **만능 무병 장수의 경혈**.
- 견정(肩井) 어깨의 응어리에 잘 듣는 경혈.
- 폐유(肺兪) 폐의 기능을 살리고 그 허약을 보완하는 경혈.

백회	앞이마 머리카락 경계선에서 뒤쪽으로 5촌 지점으로, 콩알만큼 우묵하게 들어간 곳에 있다.
후정	정중선 위, 뒷머리 경계선에서 5.5촌 올라간 곳에 있다. 백회혈에서 뒤쪽으로 1.5촌 내려간 곳에 있다.
통천	승광혈에서 1.5촌 올라간 곳에 있다. 머리카락 경계선에서 위쪽으로 4촌, 정중선에서 양 옆으로 각각 1.5촌 된 점에 있다.
풍지	뒤통수뼈 아래쪽과 목빗근 뒤쪽의 오목한 곳에 있다.
풍부	뒤쪽 정중선 위 외후두융기 바로 아래쪽의 목 부위로, 굵은 힘줄 사이의 우묵한 곳에 있다.
천주	제2경추극돌기의 위쪽 모서리와 같은 높이로, 뒷목의 볼록 튀어나온 굵은 근육의 바깥쪽으로 오목한 지점에 있다.
완골	유상돌기 하단 뒤쪽으로 깊숙하고 우묵하게 들어간 곳에 있다. 이 곳을 깊숙이 눌렀을 때 찡하게 울리는 곳이 완골혈이다.

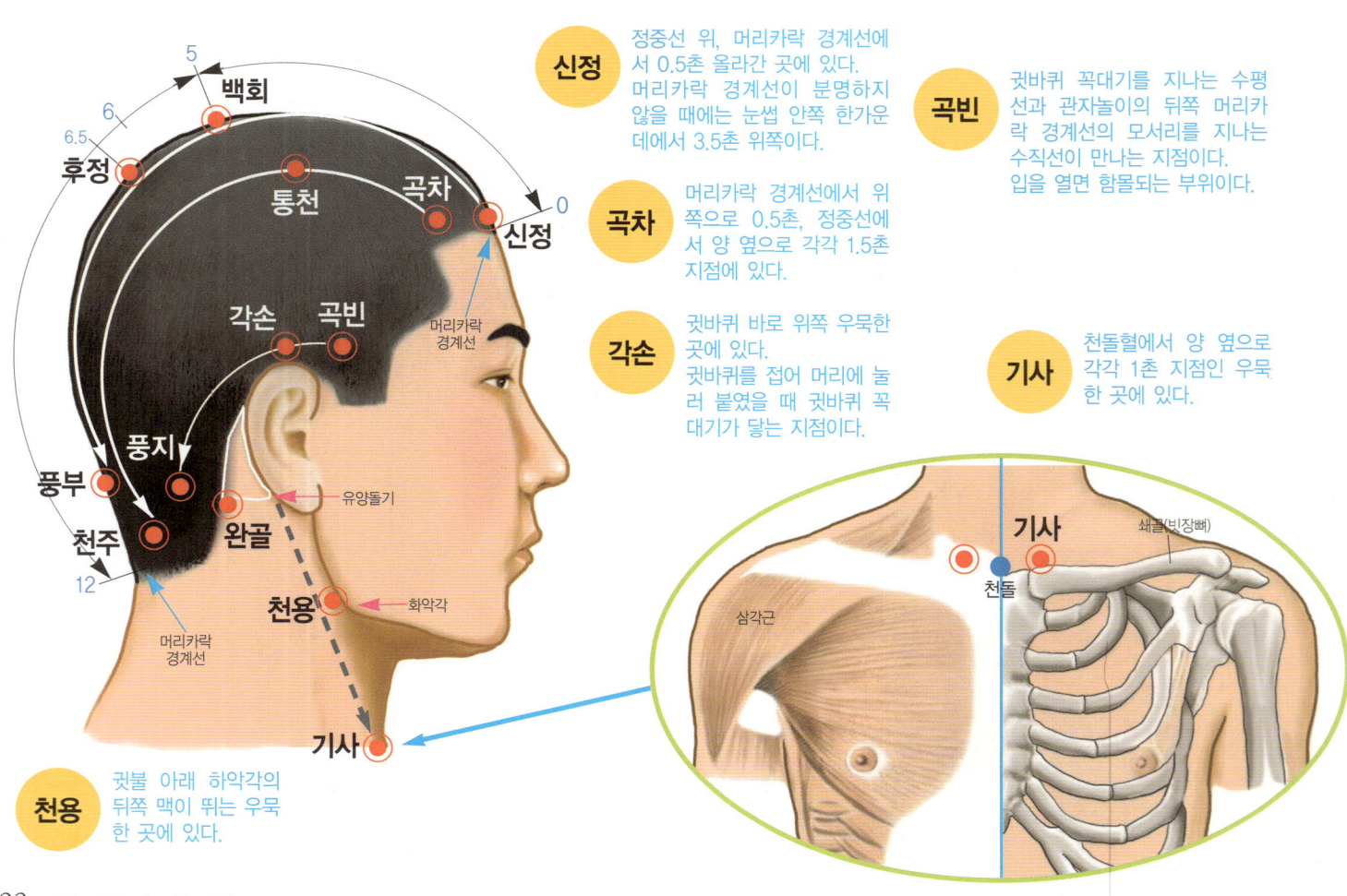

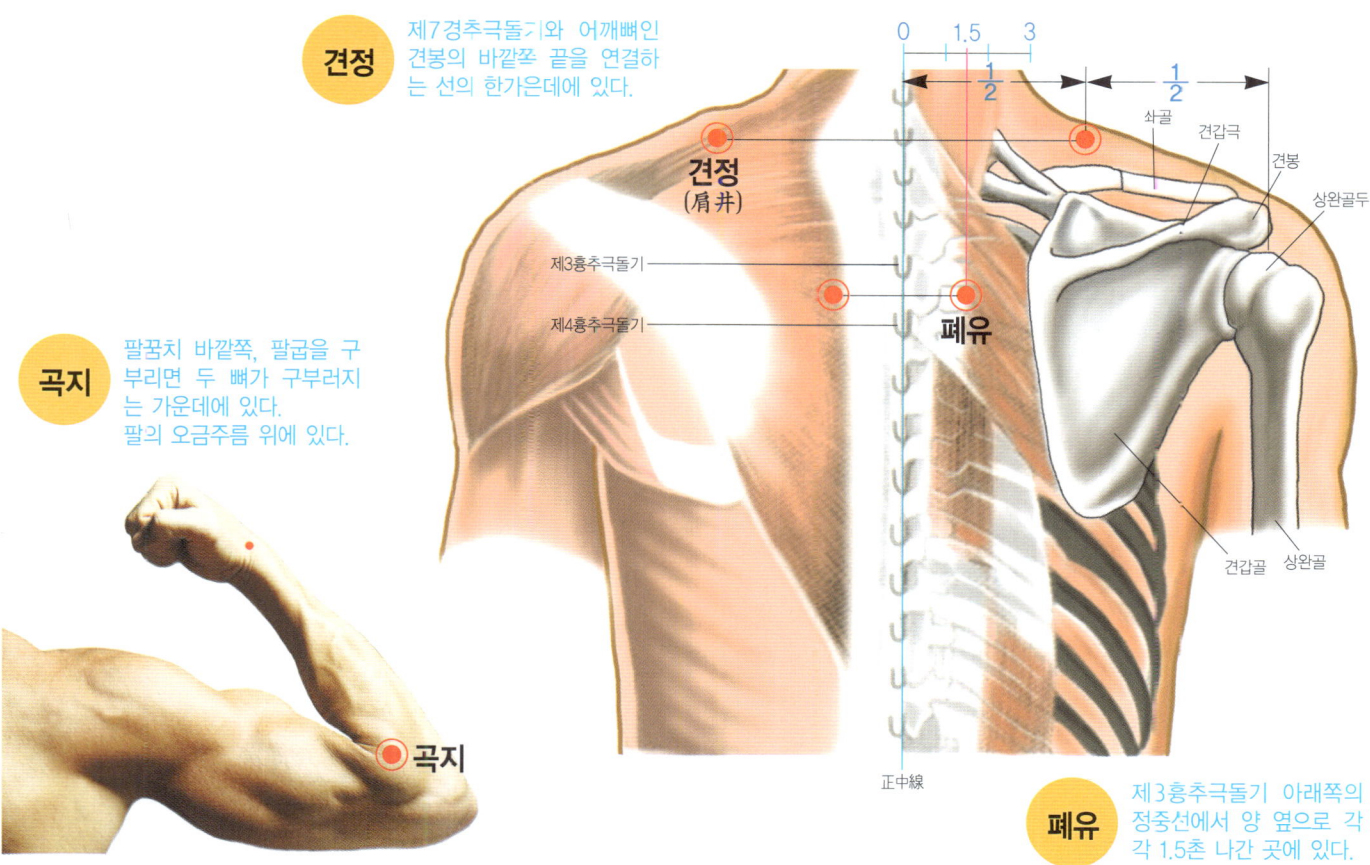

안면마비 (顔面痲痺)를 치료하는 경혈

흔히 차가운 바닥에 얼굴을 대고 잠을 자거나 여름에 에어컨을 켜 놓고 잠을 자다가 안면 신경 마비가 되는 경우가 있는데, 이는 장시간 차가운 곳에 있거나 과로가 누적되었을 때 얼굴의 운동 신경의 기능이 둔화되어 일어나는 증상이다. 이를 구안와사(口眼萵斜)라고 하며, 심할 때에는 눈을 감을 수 없게 되거나, 또는 입이 비뚤어져서 음식도 제대로 먹지 못하는 경우가 있다.

매우 심할 경우에는 뇌 중추의 질환이 원인이므로 속히 병원으로 가서 전문의의 치료를 받아야 한다.

■ 경혈 치료법

경미한 증상일 경우에는 우선 얼굴을 따뜻한 물에 적신 수건으로 온습포하고 신정혈·양백혈·찬죽혈·정명혈·사백혈·지창혈·대영혈을 엄지손가락이나 네 손가락으로 가볍게 마사지를 하거나 지압을 해 준다. 이밖에 복부의 중완혈·관원혈과 허리의 삼초유혈과 신유혈 등의 경혈도 눌러 주면 더욱 좋다. 또한 지압 후에는 얼굴의 근육을 움직이는 운동, 즉 웃거나 울거나 인상을 쓰거나 하는 표정짓는 운동을 매일 아침 저녁으로 5~10분간 끈기 있게 계속해 주면 1달 정도면 치유된다.

치료나 표정짓는 운동은 장기간 계속해야 하는데, 한두 번 해 보다가 효과가 없다고 그만두어서는 안 된다.

● 주요 경혈

지창(地倉) 입가의 습진에 잘 듣는 경혈.
두유(頭維) 안면(顔面) 신경이 지나가는 경혈.
청궁(聽宮) 이명(耳鳴)을 고쳐 주는 경혈.
예풍(翳風) 두통과 현기증에 효험이 있는 경혈.
협거(頰車) 아래턱·이빨·잇몸이 아플 때 잘 듣는 경혈.
대영(大迎) 얼굴 경혈의 줄기가 만나는 곳.
사백(四白) 얼굴의 신경통과 눈이 피로할 때 잘 듣는 경혈.
신정(神庭) 정신병을 안정시키는 경혈.
양백(陽白) 눈을 밝게 해 주는 경혈.
사죽공(絲竹空) 눈병을 다스리는 경혈.
찬죽(攢竹) 눈의 통증과 삼차 신경통을 고쳐 주는 경혈.
동자료(瞳子髎) 눈을 다스리는 경혈.
정명(睛明) 눈을 밝고 맑게 해 주는 경혈.
중완(中脘) 위의 소화를 돕는 경혈.
관원(關元) 정력 증강에 좋은 경혈.
신유(腎兪) 몸의 상태를 점검하고 원기(元氣)를 넣어 주는 경혈.
삼초유(三焦兪) 몸의 용태를 조성하는 경혈.

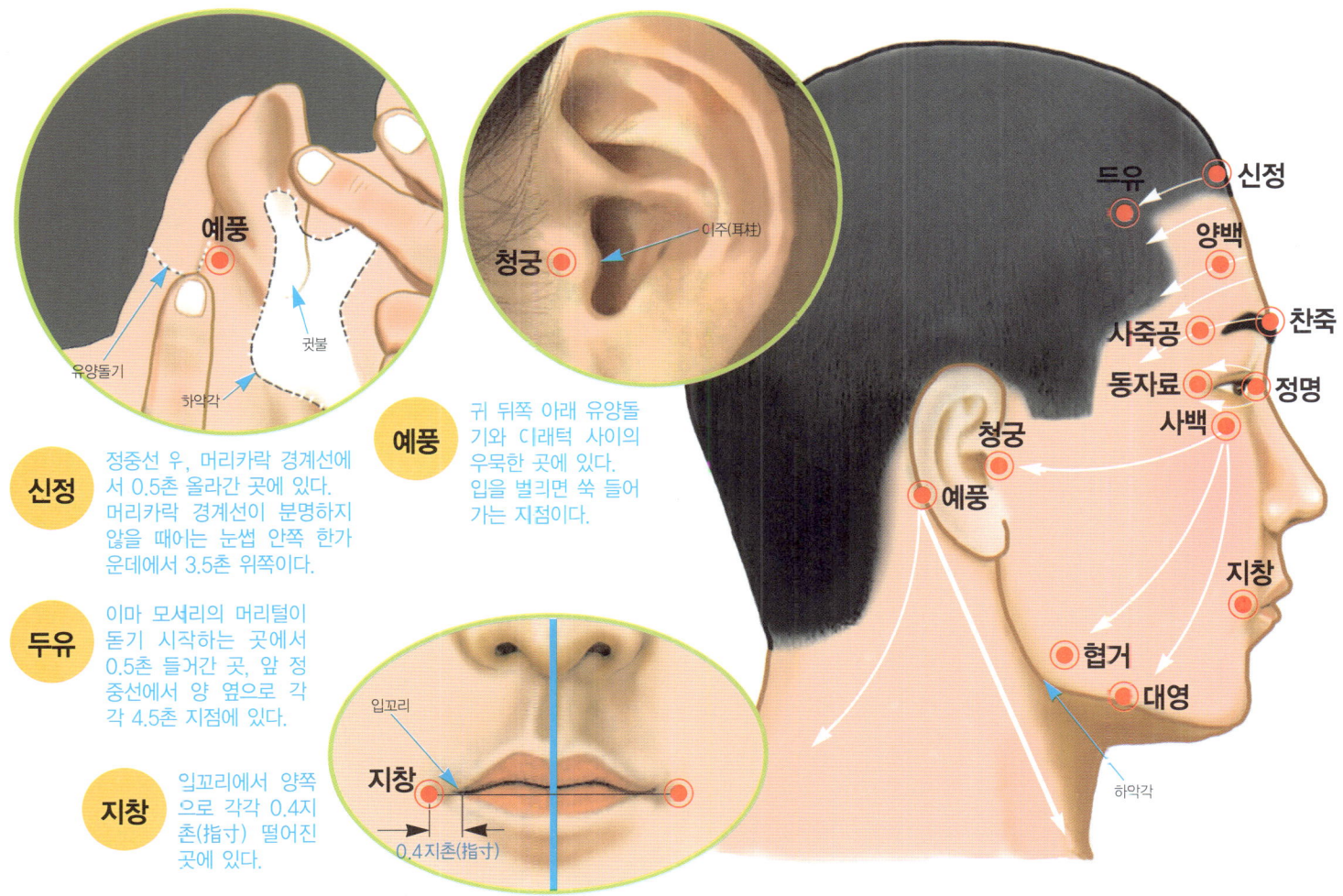

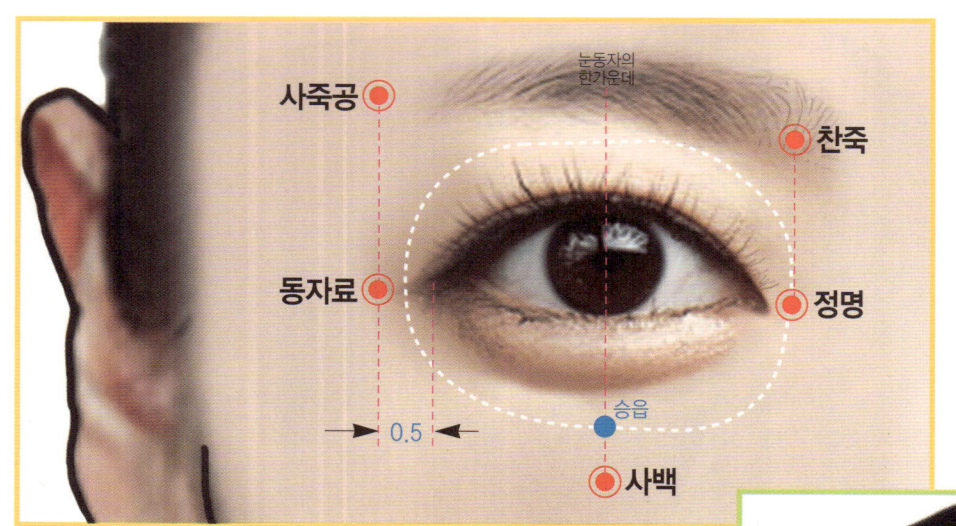

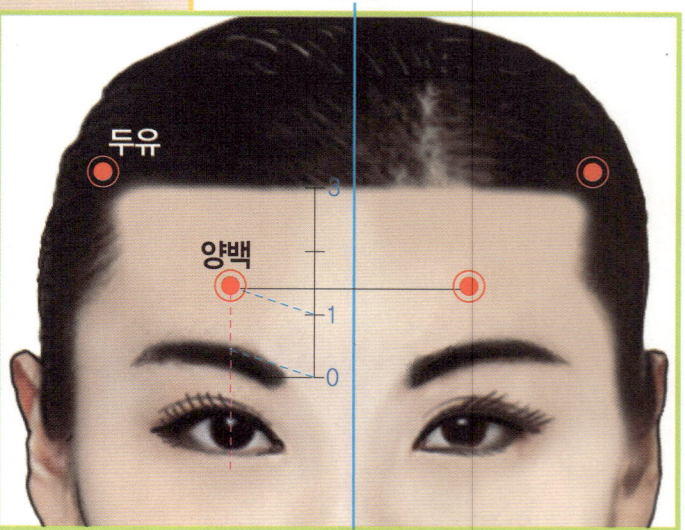

대영	턱 모서리 앞뼈의 오목하게 들어간 가운데의 맥이 뛰는 곳에 있다.
협거	귓볼 아래 아래턱 모서리의 우묵한 곳에 있다. 입을 벌리면 오목하게 들어간다.
청궁	입을 약간 벌렸을 때 이주(耳柱) 앞의 오목하게 들어간 곳에 있다.
사죽공	눈썹 바깥쪽 옆 우묵한 곳에 있다. 동자료 위쪽에 있다.
동자료	눈의 바깥 모서리에서 0.5촌 바깥쪽에 있다.
찬죽	눈썹의 안쪽 끝 뼈가 패여 있는 우묵한 곳에 있다.
정명	안쪽 눈구석 바로 옆의 붉은 살이 있는 우묵한 가운데에 있다.
사백	승읍혈에서 아래쪽으로 0.5촌 지점의 움푹 들어간 곳에 있다.
양백	눈동자 중심에서 위쪽으로 곧바로 올라가 눈썹 위 1촌 지점에 있다.

26 안면마비(顔面麻痺)를 치료하는 경혈

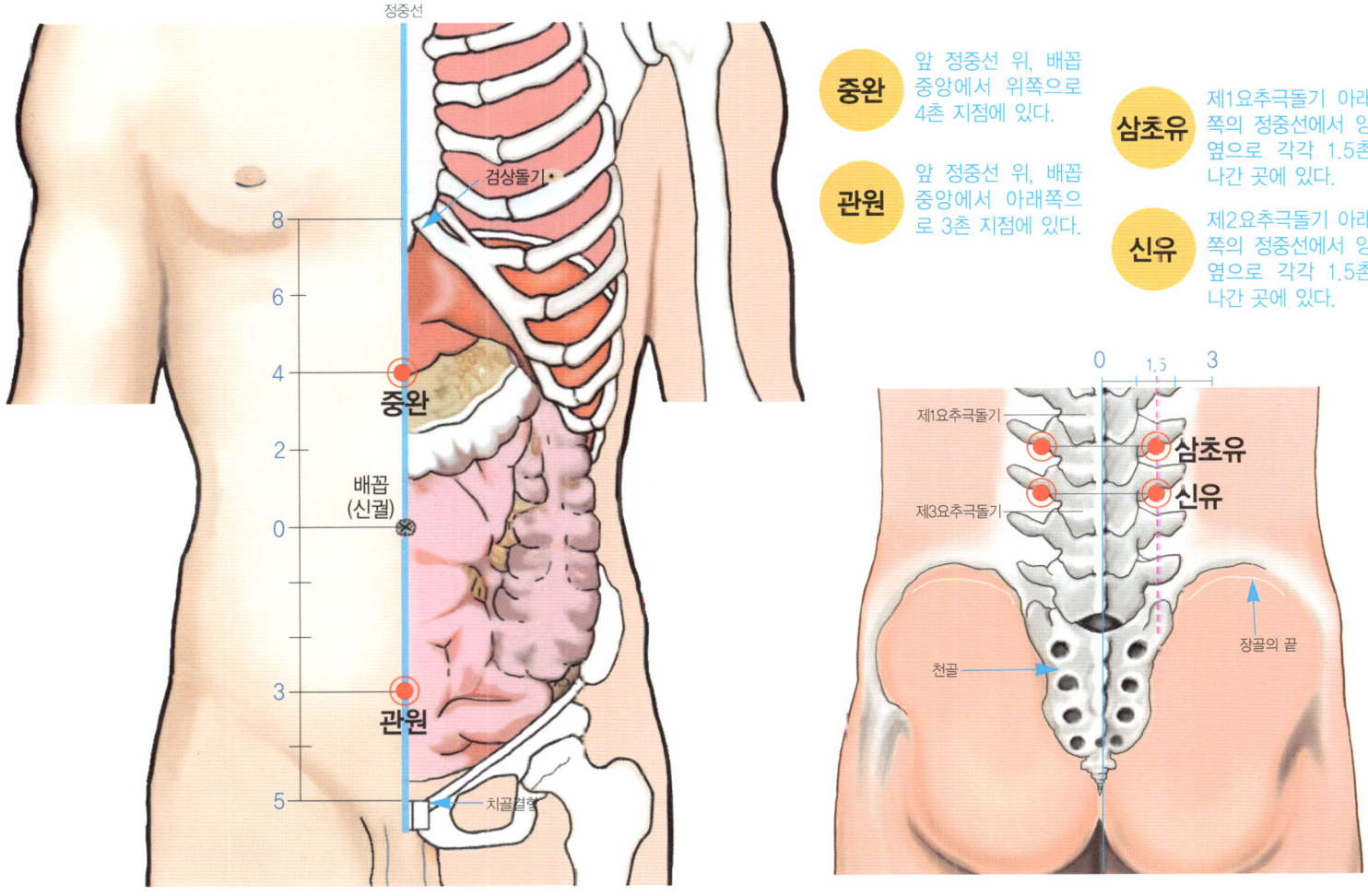

안면경련 (顔面痙攣)을 치료하는 경혈

사람의 얼굴에는 아프거나 차갑고 따뜻한 것을 느낄 수 있는 삼차신경(三叉神經)과 안면 근육의 운동을 지배하고 있는 안면신경(顔面神經)이 퍼져 있다.

■ 경혈 치료법

안면경련이 일어날 때는 먼저 귓바퀴 아래에 있는 예풍혈을 머리 중심부를 향해 엄지손가락이나 집게손가락으로 꾹꾹 눌러 준다. 계속해서 동자료혈·사죽공혈·정명혈·찬죽혈을 지압해 주면 효과가 나타난다.

특히, 입 주위 근육의 경련에는 풍예혈·사백혈·지창혈·승장혈을 지압한다. 또한 볼이 삐끗거리거나 경련이 일어날 때에는 권료혈을 지압하면 효과를 본다.

● 주요 경혈

- 사백(四白) 얼굴의 신경통과 눈이 피로할 때 잘 듣는 경혈.
- 찬죽(攢竹) 눈의 통증과 삼차 신경통을 고쳐 주는 경혈.
- 승장(承漿) 입의 질환을 다스리는 경혈.
- 사죽공(絲竹空) 눈병을 다스리는 경혈.
- 동자료(瞳子髎) 눈을 다스리는 경혈.
- 지창(地倉) 입가의 습진에 잘 듣는 경혈.

- 정명(睛明) 눈을 밝고 맑게 해 주는 경혈.
- 권료(顴髎) 미용과 안면 신경통에 잘 듣는 경혈.
- 예풍(翳風) 두통과 현기증에 효험이 있는 경혈.

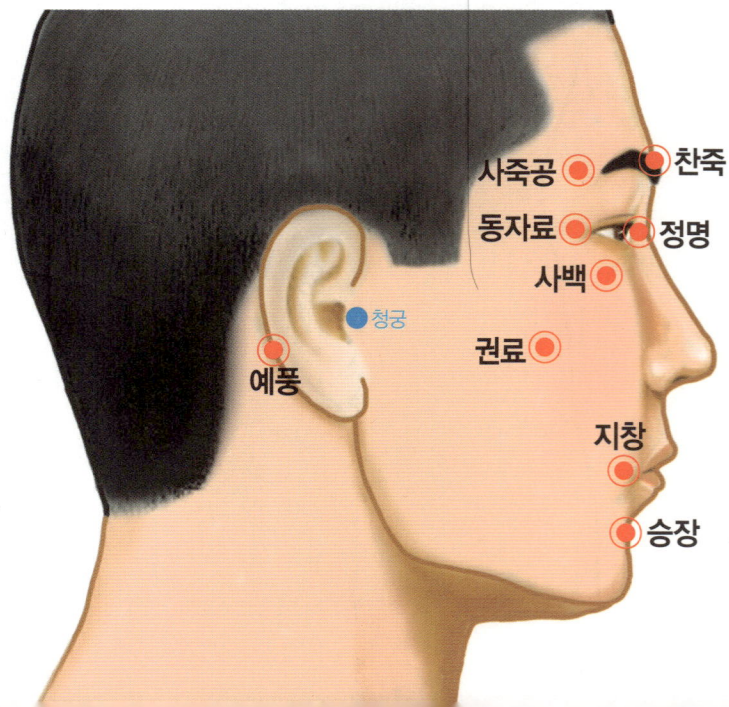

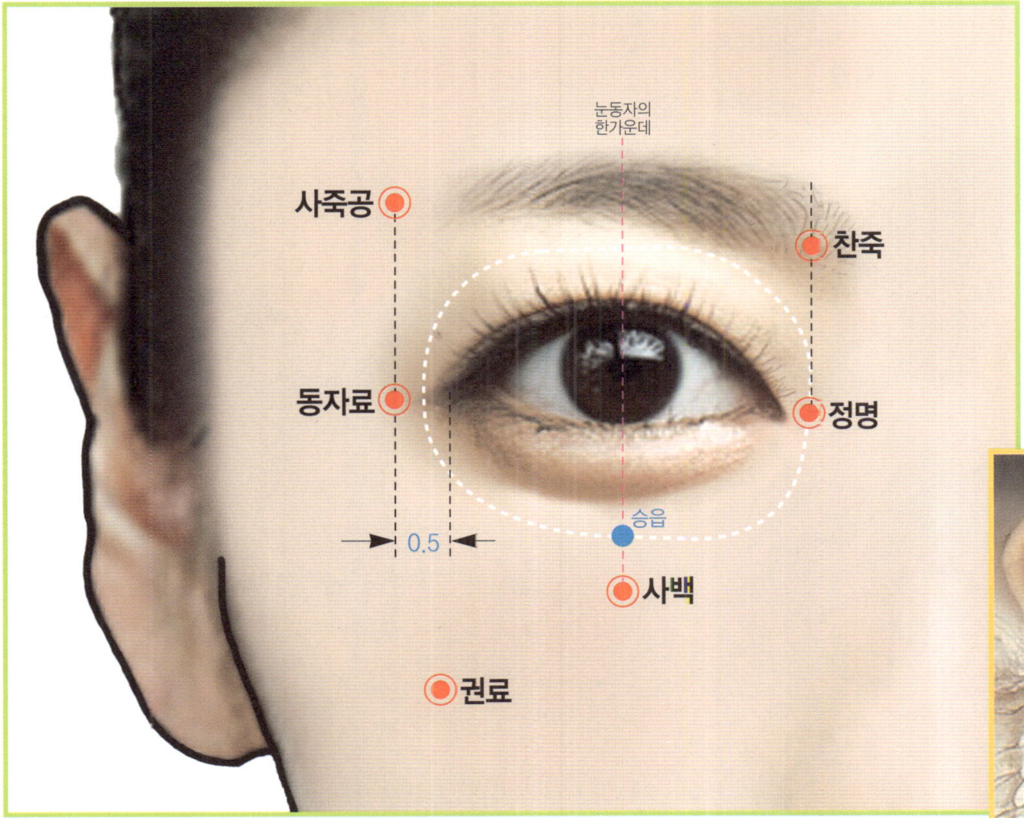

사죽공	눈썹 바깥쪽 옆 우묵한 곳에 있다. 동자료 위쪽에 있다.
찬죽	눈썹의 안쪽 끝 뼈가 패여 있는 우묵한 곳에 있다.
정명	안쪽 눈구석 바로 옆의 붉은 살이 있는 우묵한 가운데에 있다.

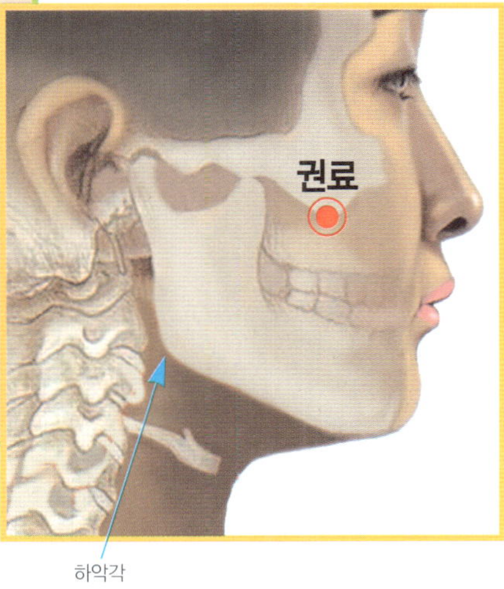

눈동자의 한가운데

사죽공 · 찬죽 · 동자료 · 정명 · 승읍 · 사백 · 권료

동자료	눈의 바깥 모서리에서 0.5촌 바깥쪽에 있다.
사백	승읍혈에서 아래쪽으로 0.5촌 지점의 움푹 들어간 곳에 있다.
권료	바깥쪽 눈 끝에서 수직으로 내려가 광대뼈 아래쪽 우묵한 곳에 있다.

하악각

증상별 맞춤 경혈 치료법 29

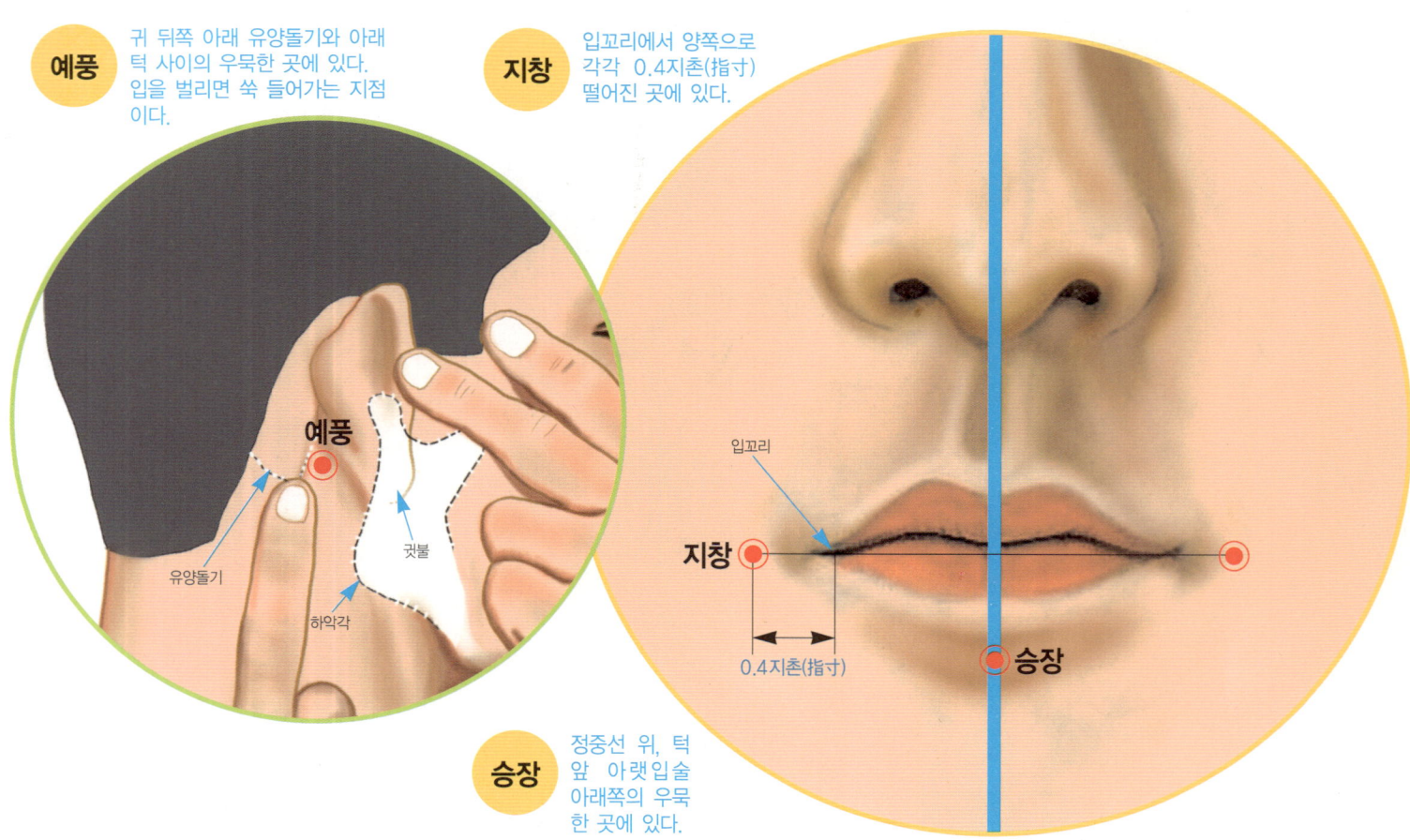

오행(五行)의 상생(相生)과 상극(相剋)의 관계

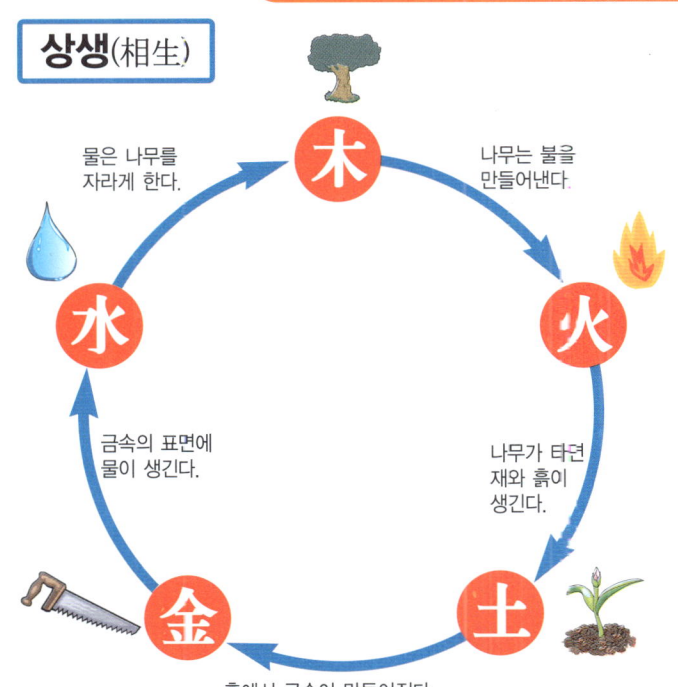

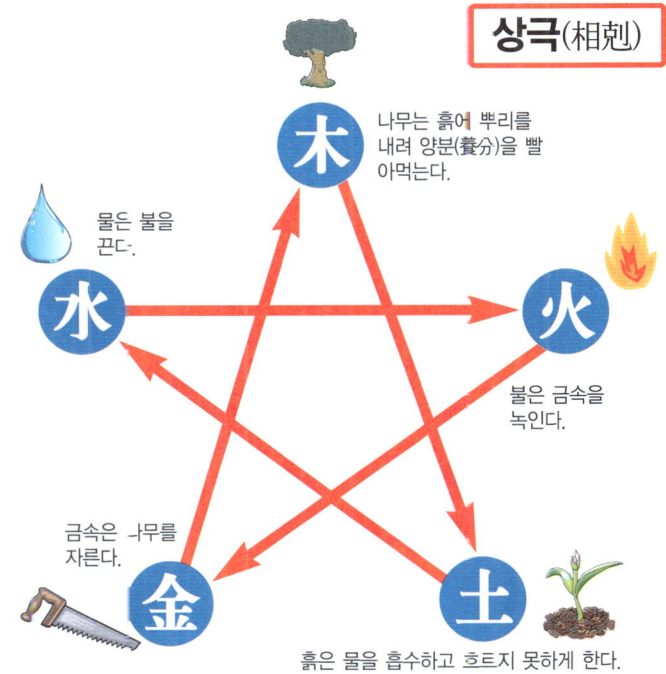

상생(相生) 관계란, 오행(五行)의 요소가 각각의 다른 요소를 만들어내는 관계이다. 목(木)→화(火)→토(土)→금(金)→수(水)의 순으로 돌아 상대편을 강해지도록 작용한다.

상극(相剋) 관계란, 오행(五行)의 요소가 다른 요소를 누르거나 억제하는 관계이다. 목(木)×토(土), 토(土)×수(水), 수(水)×화(火), 화(火)×금(金), 금(金)×목(木)의 순으로 작용한다.

안통 〔顔痛 ; 삼차신경통(三叉神經痛)〕을 치료하는 경혈

　안통(顔痛)은 삼차신경통(三叉神經痛)이라고도 하는데 중년 여성들에게 흔히 나타나며, 처음에는 얼굴 반쪽이 약간 아프다가 심하면 몸을 움직이기만 해도 얼굴에서 뒷머리와 어깨에 걸쳐 매우 심한 통증이 일어나 말도 못하고 음식도 먹을 수 없게 된다. 밤에도 신경과민이 되어 잠을 잘 수가 없을 뿐만 아니라 심신(心·身)이 모두 피로에 지쳐 버린다.

■ 경혈 치료법

　증상이 심할 때는 전문의를 찾아가서 치료를 받아야 하지만 증상이 가볍거나 징조가 있을 때에는 지압이나 마사지를 하여 통증을 풀어 주는 것이 바람직하다.
　먼저 눈 위의 양백혈을 머리 위쪽으로 가볍게 손가락으로 누른다. 다음에 눈 밑의 사백혈부터 시작하여 화살표대로 3방향으로 눌러 준다. 화살표의 표시는 누르는 방향을 나타낸다.

● 주요 경혈

예풍(翳風) 두통과 현기증에 효험이 있는 경혈.
권료(顴髎) 미용과 안면 신경통에 잘 듣는 경혈.
대영(大迎) 얼굴 경혈의 줄기가 만나는 곳.
천정(天鼎) 고혈압에 잘 듣는 경혈.
협거(頰車) 아래턱·이빨·잇몸이 아플 때 잘 듣는 경혈.
지창(地倉) 입가의 습진에 잘 듣는 경혈.
거료(巨髎) 콧병을 다스리는 경혈.
하관(下關) 이빨과 귀의 통증을 멎게 하는 경혈.
양백(陽白) 눈을 밝게 해 주는 경혈.
사백(四白) 얼굴의 신경통과 눈이 피로할 때 잘 듣는 경혈.

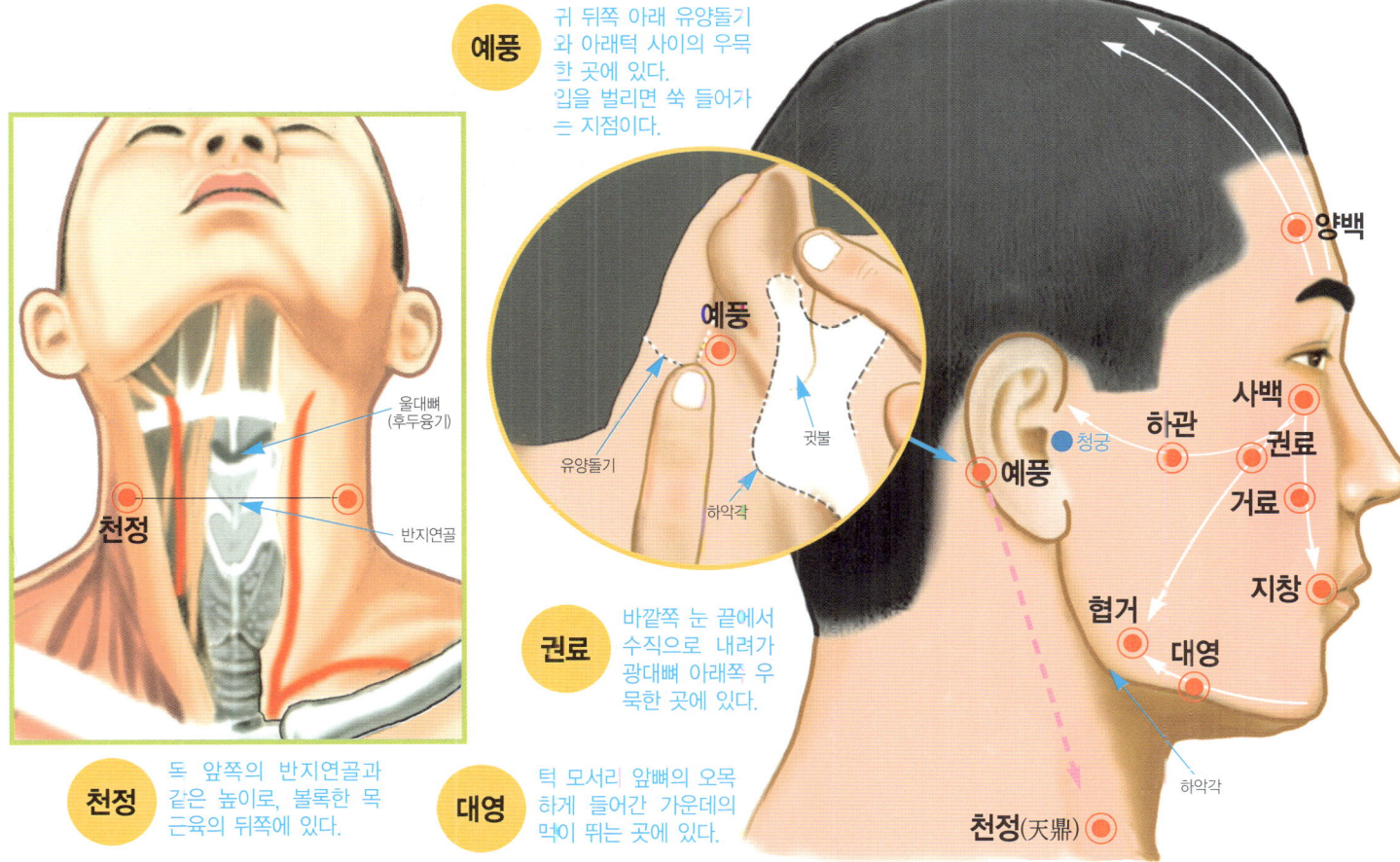

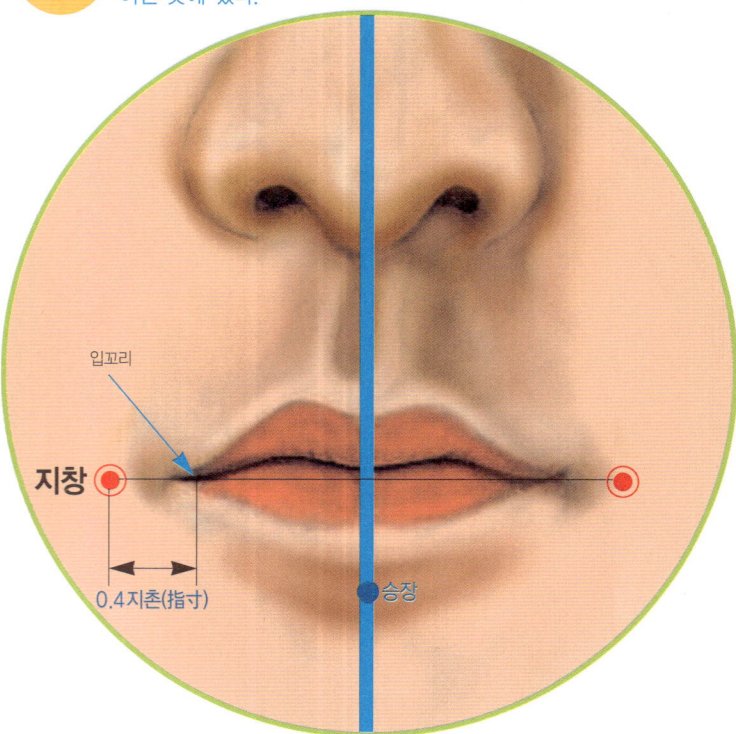
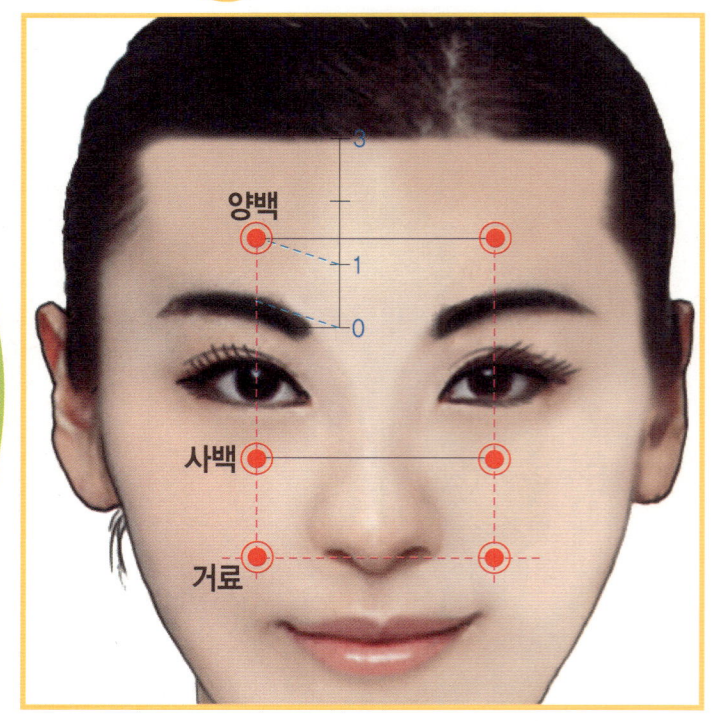

지창 입꼬리에서 양쪽으로 각각 0.4지촌(指寸) 떨어진 곳에 있다.

양백 눈동자의 중심에서 위쪽으로 곧바로 올라가 눈썹 위 1촌 지점에 있다.

사백 승읍혈에서 아래쪽으로 0.5촌 지점의 움푹 들어간 곳에 있다.

거료 콧방울 아래쪽 모서리와 같은 높이로, 눈동자와 직선이 되는 곳에 있다.

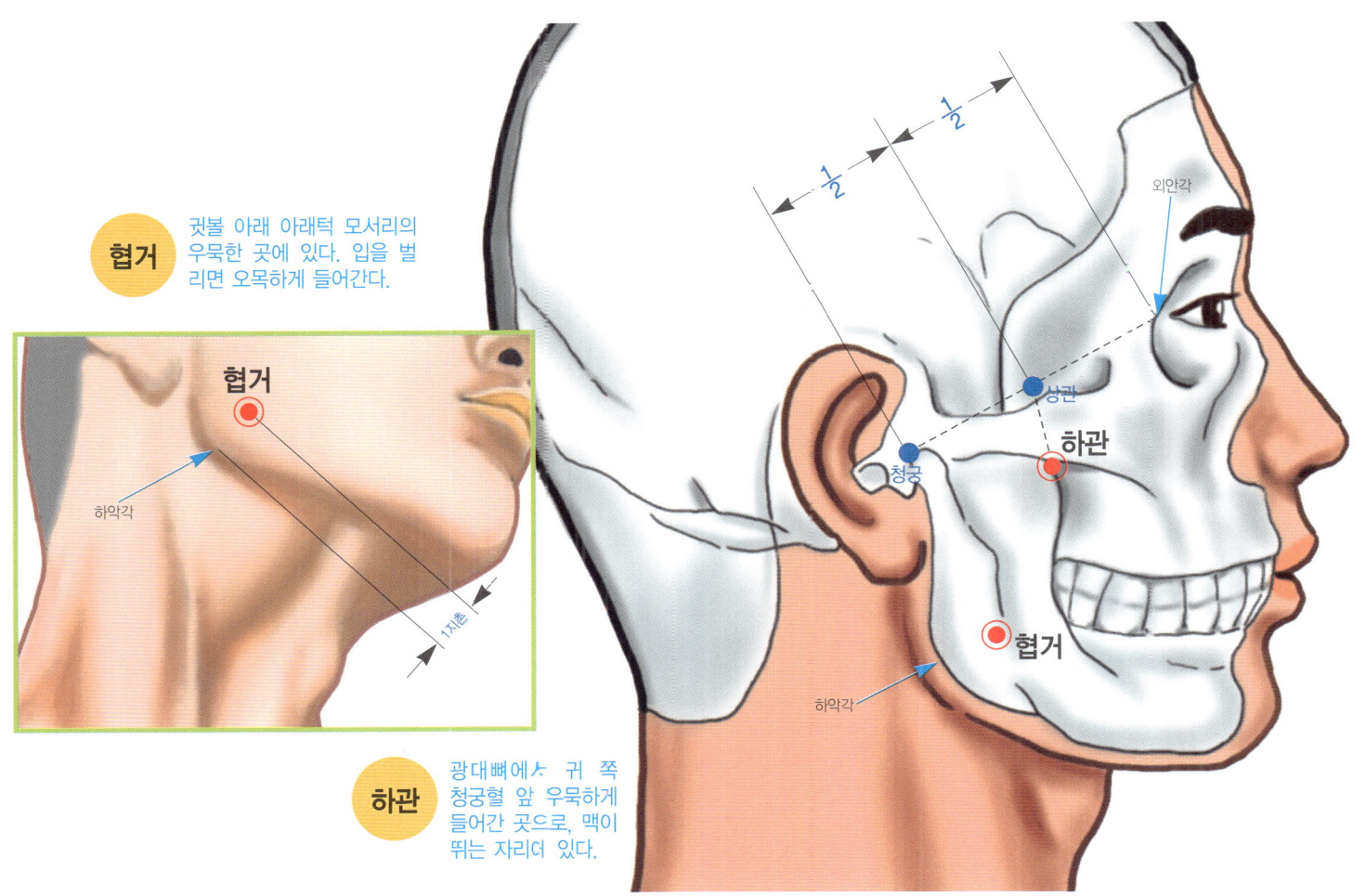

후두신경통 (後頭神經痛)을 치료하는 경혈

뒷골이 아프거나 목덜미나 어깨가 뻐근한 증상을 일반적으로 후두신경통이라고 한다. 특히 머리카락을 가볍게 만졌을 때 찌릿찌릿하는 통증이 오는 것은 머리 피부에 있는 신경의 작용이 긴장되어 있어서이지만 머리 속이 지끈지끈 아픈 것은 심장에서 나오는 혈액의 순환이 머리에서 잘 흐르지 않기 때문이다. 혈액이 지나치게 흐르면 충혈성의 두통이 일어나고, 흐름이 둔화될 때는 울혈성이나 빈혈성의 두통이 일어난다.

■ 경혈 치료법

증상이 가벼울 때에는 머리를 앞뒤로 숙이거나 가볍게 머리를 돌려 주면 대개 통증이 없어진다. 통증이 계속될 경우에는 먼저 머리꼭대기의 백회혈에서 후두부의 풍부혈을 거쳐 천주혈을 손가락으로 꾹꾹 눌러 준다. 다음에는 통천혈에서 풍지혈을 향해 마사지한다.

다시 함염혈에서 귀 뒤쪽 유양돌기 뒤에 있는 완골혈을 향해 꾹꾹 눌러 준다. 다시 완골혈을 중심으로 귀의 뒤쪽을 잘 마사지한다. 특히 백회혈·천주혈·풍지혈·완골혈 등의 경혈을 잘 지압해 준다.

● 주요 경혈

백회(百會) 두통·치질 등에 효험이 있는 무병 장수의 경혈.
풍지(風池) 감기 질환이 모이는 경혈.
천주(天柱) 목병·두통의 명혈(名穴)이라 불리는 경혈.
풍부(風府) 두통·머리의 신경이 모이는 경혈.
통천(通天) 코에 난 부스럼이나 콧물 등을 다스리는 경혈.
완골(完骨) 두통이나 목의 통증을 다스리는 경혈.
함염(頷厭) 눈·현기증·편두통을 치료하는 경혈.

완골 유상돌기 하단 뒤쪽으로 깊숙하고 우묵하게 들어간 곳에 있다. 이 곳을 깊숙이 눌렀을 때 찡하게 울리는 곳이 완골혈이다.

함염 두유혈과 곡빈혈을 연결하는 곡선 위의 4분의 1 지점에 있다.

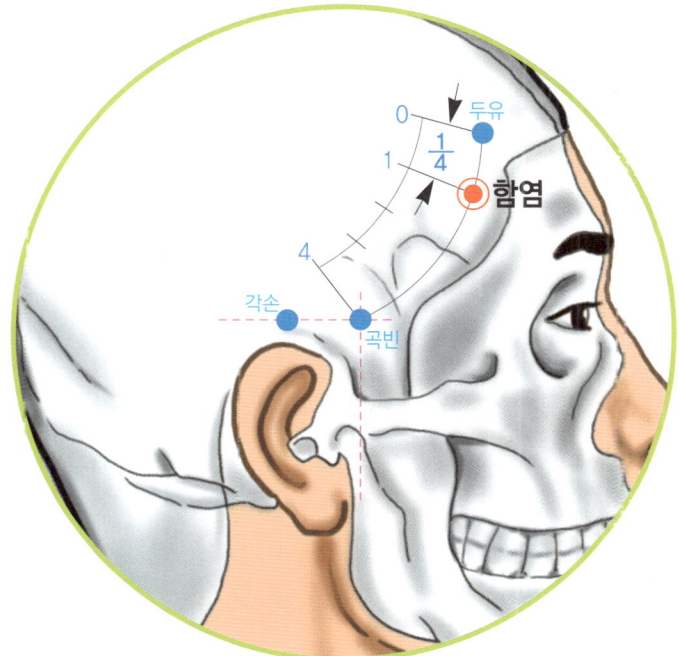

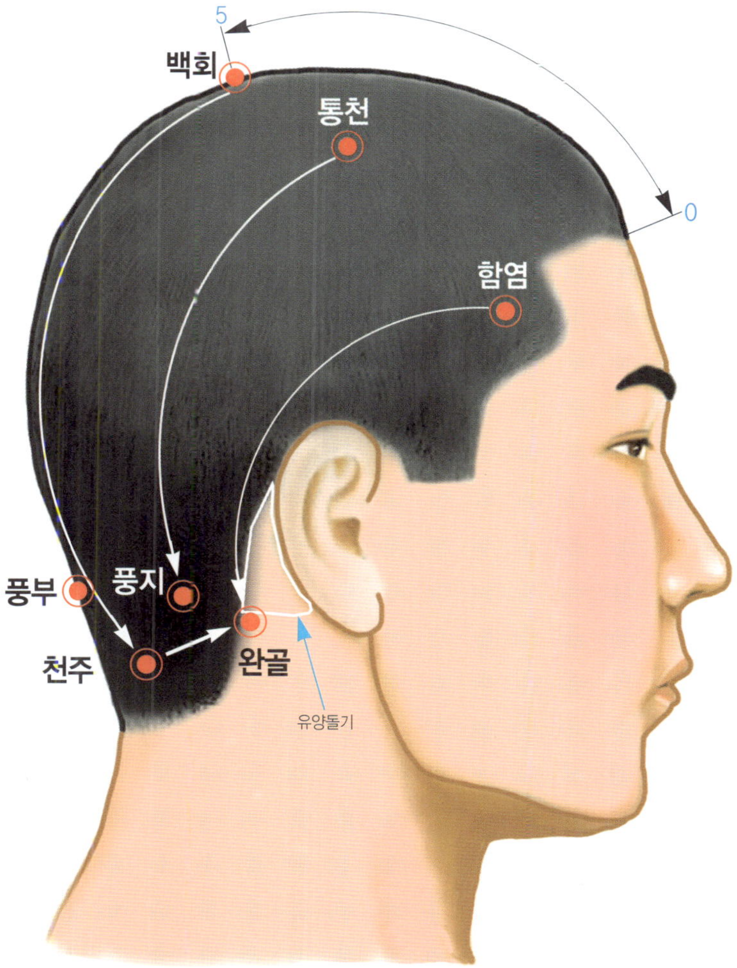

증상별 맞춤 경혈 치료법 37

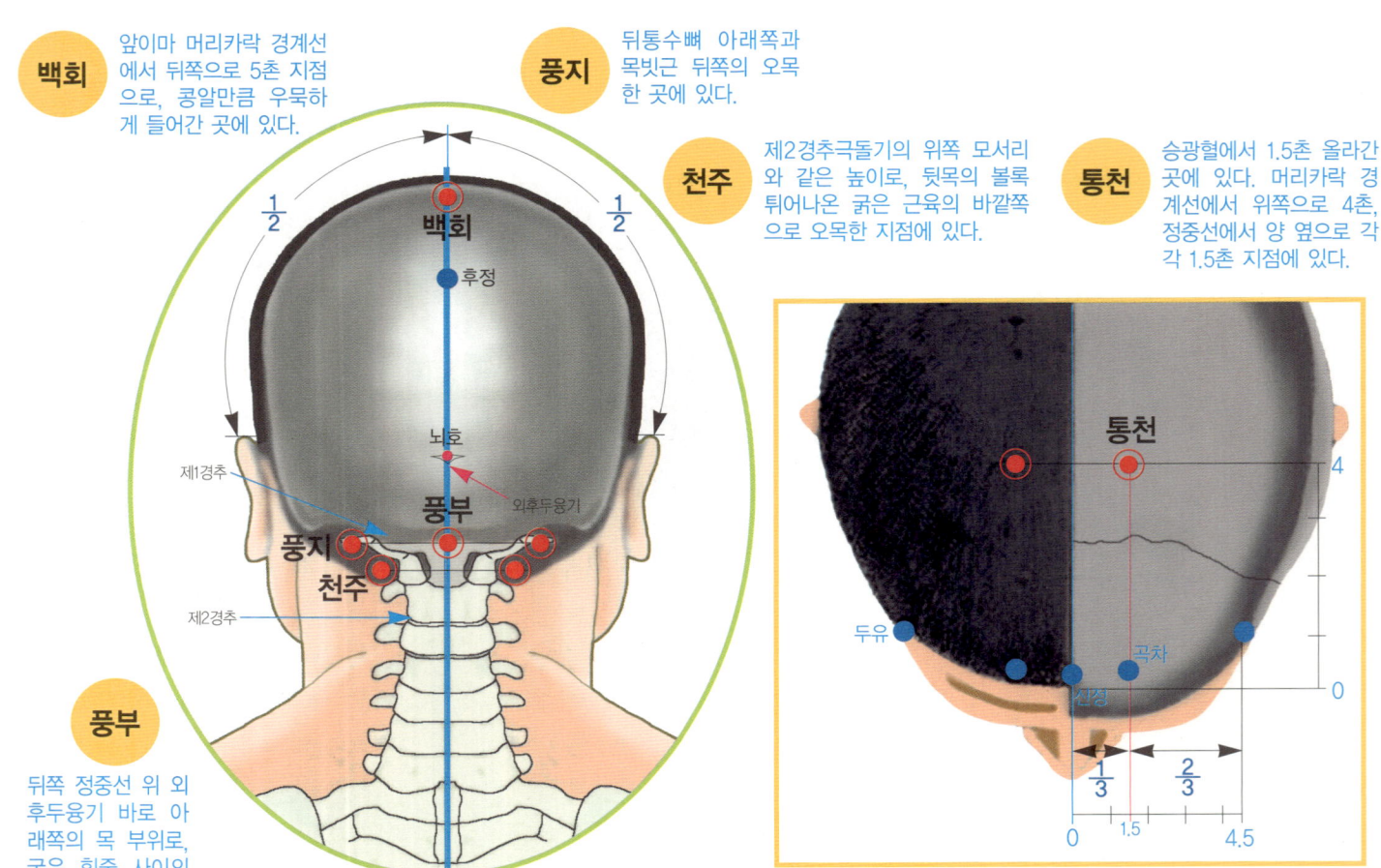

사진(四診)의 방법

망진(望診)

환자의 의식 상태, 얼굴의 빛깔과 윤기, 체격, 영양 상태, 몸가짐, 피부, 혀, 눈, 손톱 등, 몸 겉면의 여러 부위와 대소변과 기타 분비물의 빛깔과 성질, 형태를 살펴보는 진찰법을 말한다.

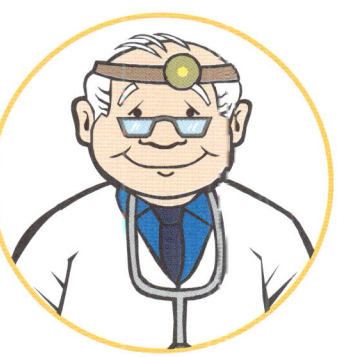

문진(聞診)

환자의 말소리나 호흡 소리, 말하는 법, 기침 소리 등을 듣는 방법. 또는 냄새를 맡기도 한다. 문진(聞診)에는 구취(口臭)나 체취(體臭)을 맡는 진찰법도 포함한다.

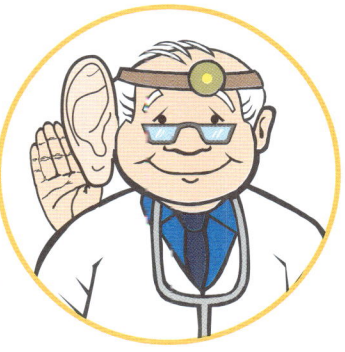

문진(問診)

환자가 느끼는 통증이나 열 등의 자각 증상이나 자신과 가족의 병력(病歷) 등을 질문하여 환자에 관해서 여러 가지 정보를 모으는 진찰법이다.

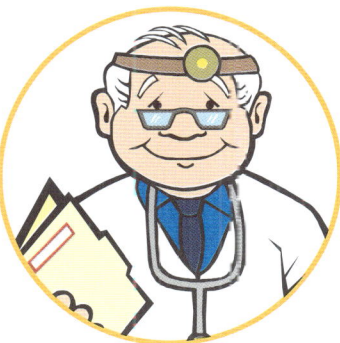

절진(切診)

의사가 손으로 환자의 몸을 만져 보면서 병적 증상을 찾아내는 진찰법을 말한다. 맥을 짚어 보는 방법과 몸의 겉면을 만져 보는 것이 이 방법에 속한다.

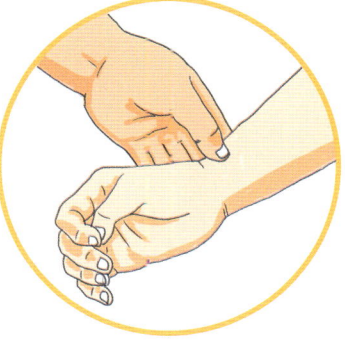

치통(齒痛)을 치료하는 경혈

충치(蟲齒)는 전문의에 의해 근본적인 치료를 해야 하지만, 풍치(風齒) 등 이가 떠서 아픈 증상이 있는데, 이것은 피로하거나 얼굴의 지각을 지배하는 삼차신경이 손상을 받았거나 해서 생기는 병이다. 이럴 때는 경혈 지압 요법이 특효이다.

■ 경혈 치료법

윗니가 아플 때에는 눈의 약간 아래에 있는 사백혈을 지압해 주면 가라앉는다. 그 밖에 협거혈을 엄지손가락으로 앞으로 밀듯이 지압을 하고 귀의 앞쪽에 있는 하관혈도 윗니의 통증을 풀어주는 경혈이므로 지압을 해 준다.

아랫니가 아플 때에는 콧방울 옆에 있는 거료혈과 양쪽 턱 모서리에 있는 대영혈을 지압한다.

• 주요 경혈

- 거료(巨髎) 콧병을 다스리는 경혈.
- 협거(頰車) 아래턱·이빨·잇몸이 아플 때 잘 듣는 경혈.
- 대영(大迎) 얼굴 경혈의 줄기가 만나는 곳.
- 하관(下關) 이빨과 귀의 통증을 멎게 하는 경혈.
- 사백(四白) 얼굴의 신경통과 눈이 피로할 때 잘 듣는 경혈.

 사백   승읍혈에서 아래쪽으로 0.5촌 지점의 움푹 들어간 곳에 있다.

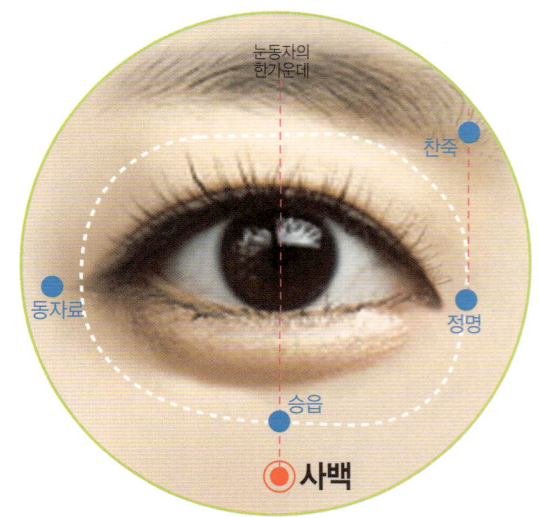

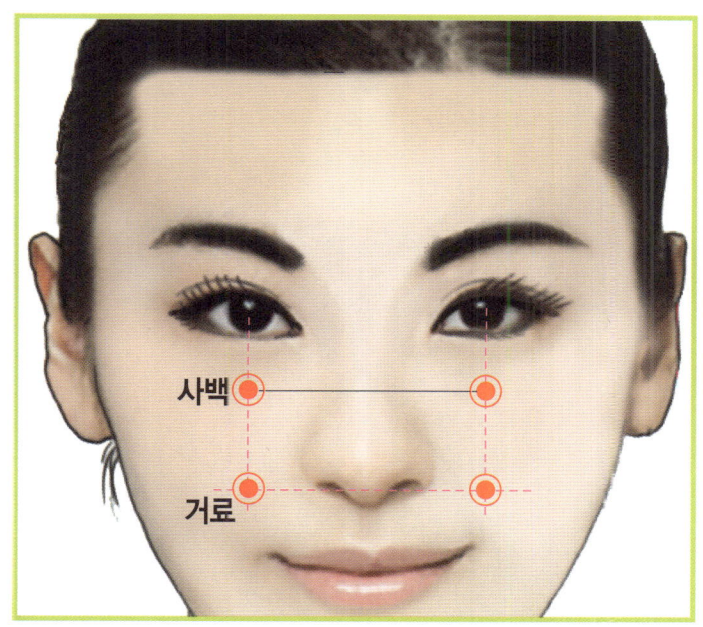

| 거료 | 콧방울 아래쪽 모서리와 같은 높이로, 눈동자와 직선이 되는 곳에 있다. | 대영 | 턱 모서리 앞뼈의 오목하게 들어간 가운데의 맥이 뛰는 곳에 있다. |
| 협거 | 귓볼 아래 아래턱 모서리의 우묵한 곳에 있다. 입을 벌리면 오목하게 들어간다. | 하관 | 광대뼈에서 귀 쪽 청궁혈 앞 우묵하게 들어간 곳으로, 맥이 뛰는 자리에 있다. |

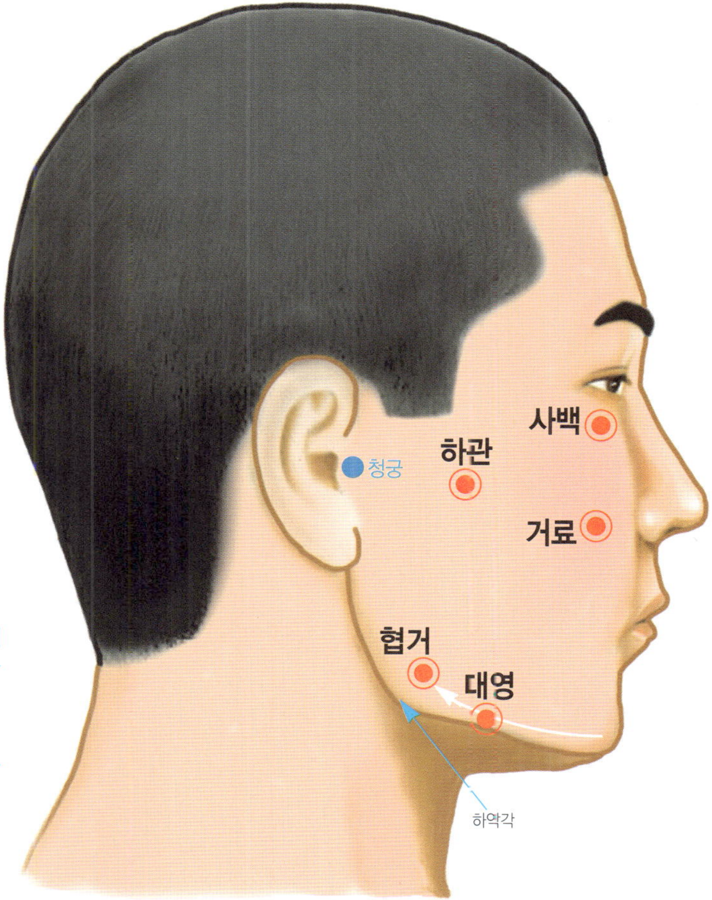

뇌성(腦性) 소아마비를 치료하는 경혈

뇌성 소아마비는 백신 예방 주사를 맞으면 대개 예방이 되지만 선천적인 원인 등으로 인한 발병(發病)은 현대 의학으로 어쩔 수 없다. 하지만, 경혈 지압 요법으로 끈기 있게 치료하면 손발이 굳거나 떨리는 증상을 없애는 효과를 분명히 볼 수 있다.

■ 경혈 치료법

모든 증상이 머리에서 일어나므로 우선 백회혈, 천주혈 등의 머리에 있는 경혈을 지압한다. 팔에서는 어깻죽지의 견우혈과 팔꿈치의 곡지혈을 지압하고 등에서는 허리가 구부러진 등과 복부의 근력을 높이기 위해서는 구미혈·거궐혈·기문혈·중완혈·관원혈·천추혈, 제7경추와 제1흉추 사이에 있는 대추혈, 제7경추 양옆에 있는 격유혈, 그리고 위유혈·신유혈·대장유혈 등을, 다리에서는 음렴혈·음포혈·음릉천혈·삼음교혈 등의 경혈을 중심으로 마사지나 지압을 한다.

● 주요 경혈

- 백회(百會) 두통·치질 등에 효험이 있는 **무병 장수의 경혈**.
- 천주(天柱) 목병·두통의 명혈(名穴)이라 불리는 경혈.
- 대추(大椎) 홍역이나 두드러기에 좋은 경혈.
- 격유(膈兪) 소화불량, 가슴·옆구리 통증에 잘 듣는 경혈.
- 위유(胃兪) 위의 활동을 다스리는 경혈.
- 견우(肩髃) 50대의 견비통(肩臂痛)에 특효가 있는 경혈.
- 신유(腎兪) 몸의 상태를 점검하고 원기(元氣)를 넣어 주는 경혈.
- 대장유(大腸兪) 대장의 작용을 조정하는 경혈.
- 구미(鳩尾) 심장병·급성 위장병 등을 다스리는 경혈.
- 거궐(巨闕) 심장의 동계(動悸)를 멎게 하는 경혈.
- 중완(中脘) 위의 소화를 돕는 경혈.
- 기문(期門) 가슴과 옆구리의 통증을 없애 주는 경혈.
- 천추(天樞) 배탈이 났을 때 잘 듣는 경혈.
- 관원(關元) 정력 증강에 좋은 경혈.
- 음렴(陰廉) 생리 이상에 좋은 경혈.
- 음포(陰包) 정력 감퇴와 생리 불순에 효험이 있는 경혈.
- 음릉천(陰陵泉) 무릎이 아플 때 잘 듣는 경혈.
- 삼음교(三陰交) 발·무릎이 피로할 때 잘 듣는 경혈.
- 곡지(曲池) 두통·설사 외에 **만능 무병 장수의 경혈**.

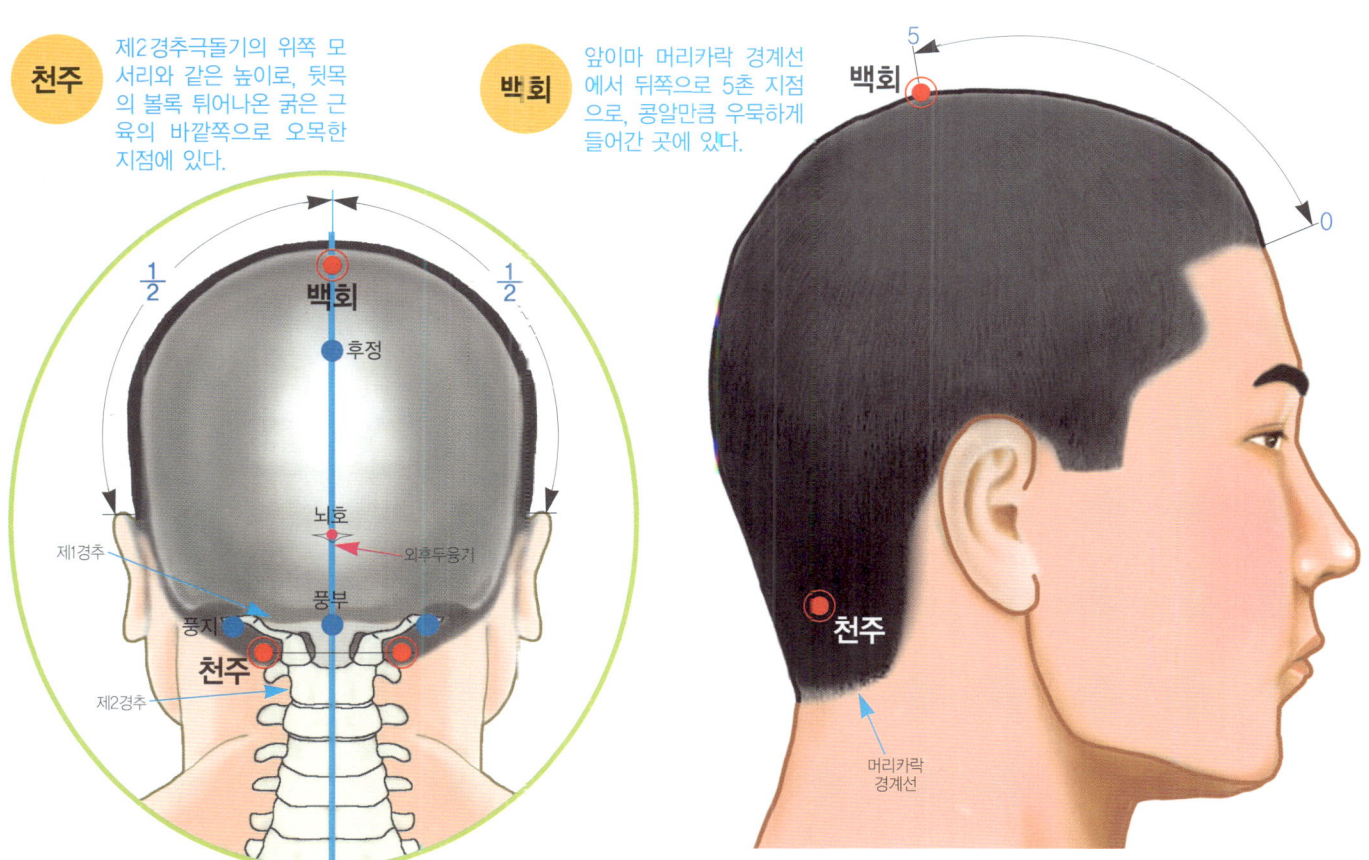

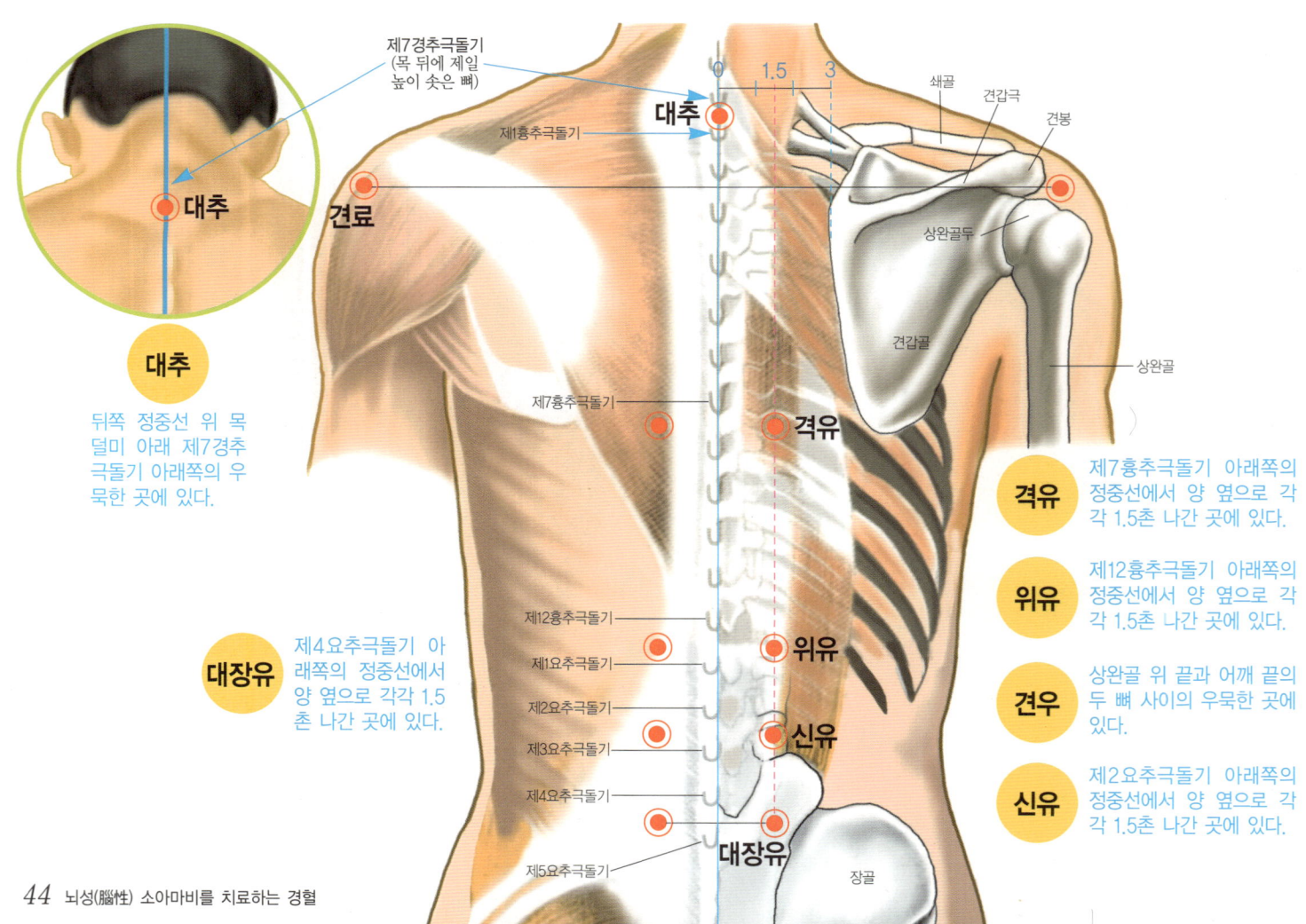

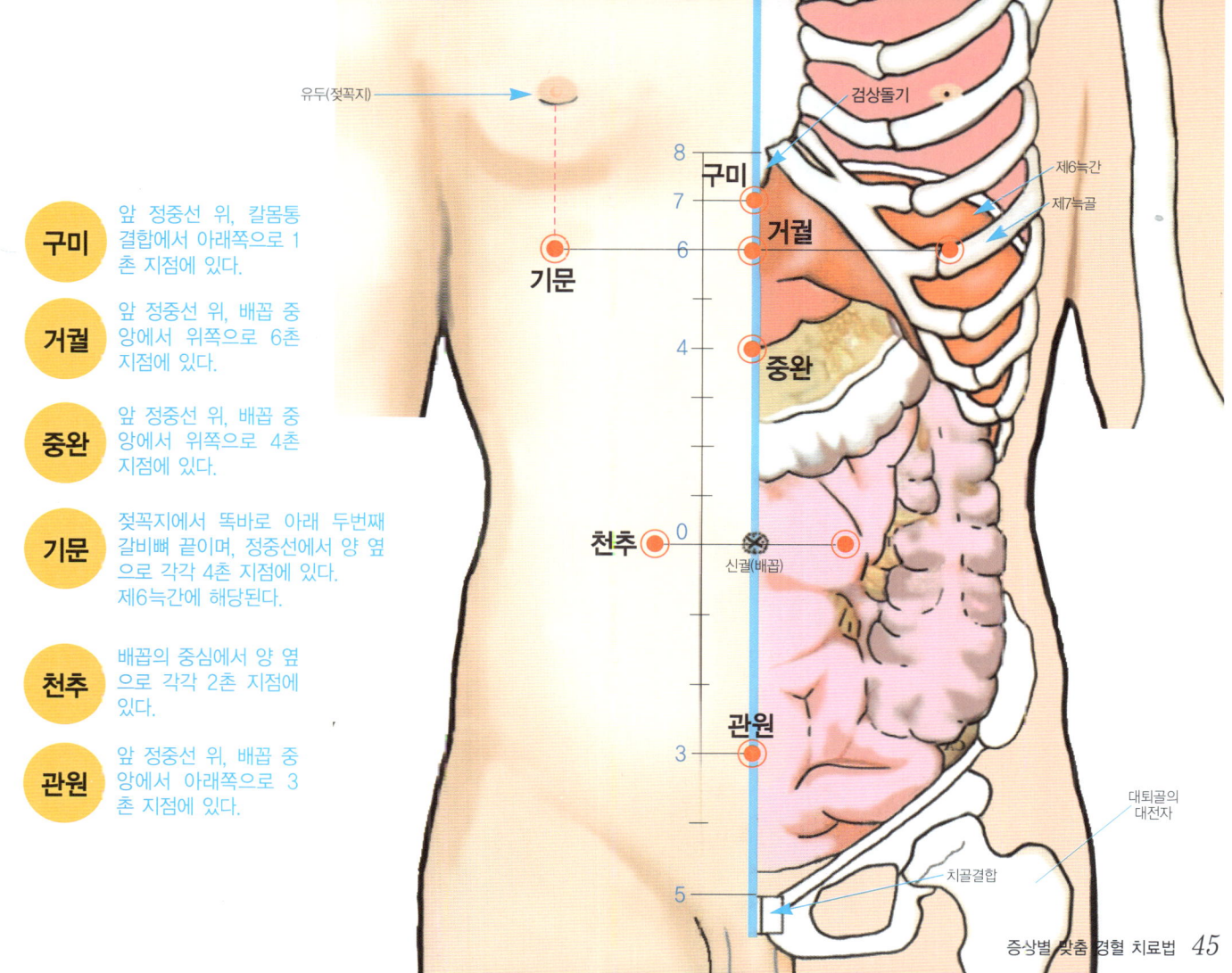

구미	앞 정중선 위, 칼몸통 결합에서 아래쪽으로 1촌 지점에 있다.
거궐	앞 정중선 위, 배꼽 중앙에서 위쪽으로 6촌 지점에 있다.
중완	앞 정중선 위, 배꼽 중앙에서 위쪽으로 4촌 지점에 있다.
기문	젖꼭지에서 똑바로 아래 두번째 갈비뼈 끝이며, 정중선에서 양 옆으로 각각 4촌 지점에 있다. 제6늑간에 해당된다.
천추	배꼽의 중심에서 양 옆으로 각각 2촌 지점에 있다.
관원	앞 정중선 위, 배꼽 중앙에서 아래쪽으로 3촌 지점에 있다.

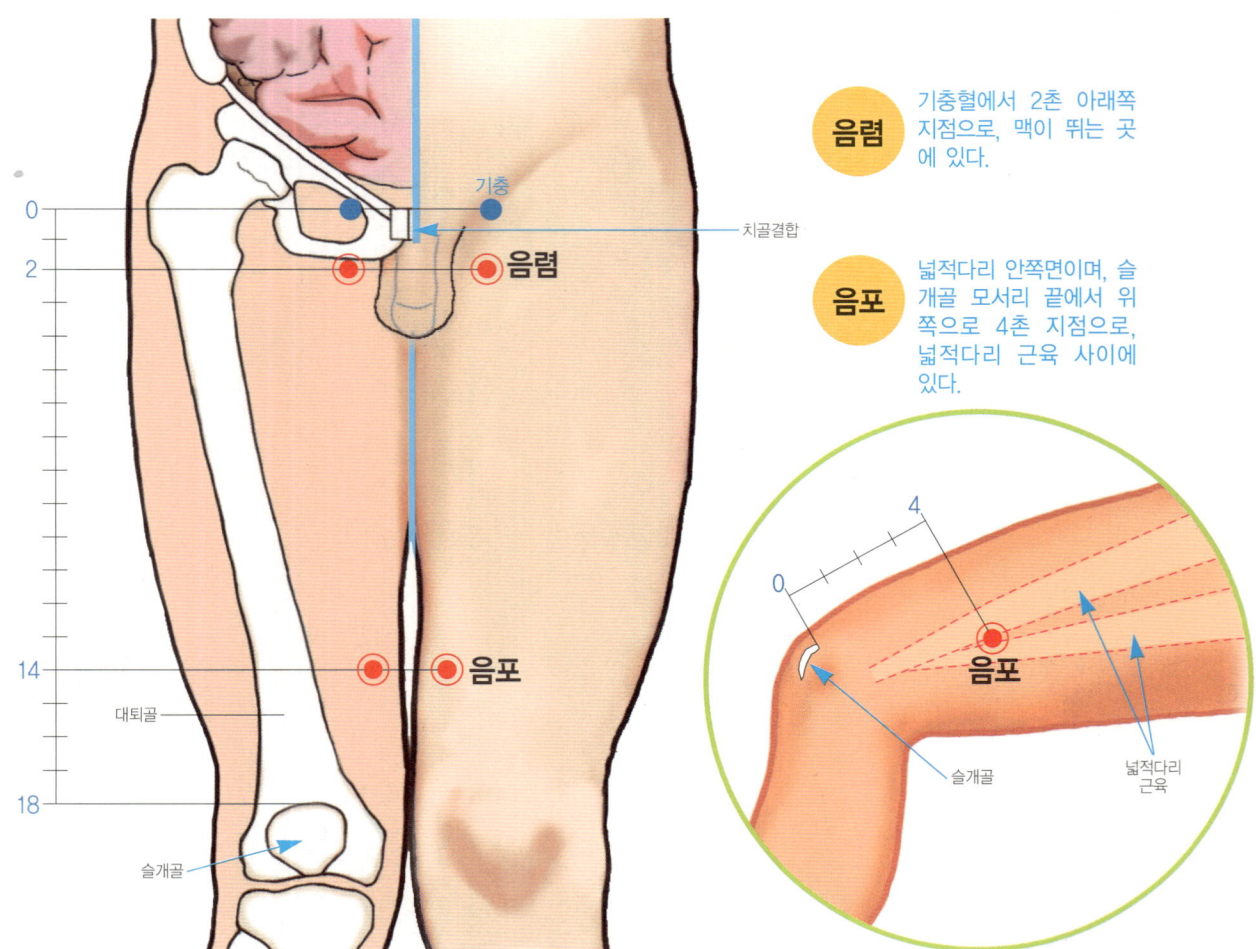

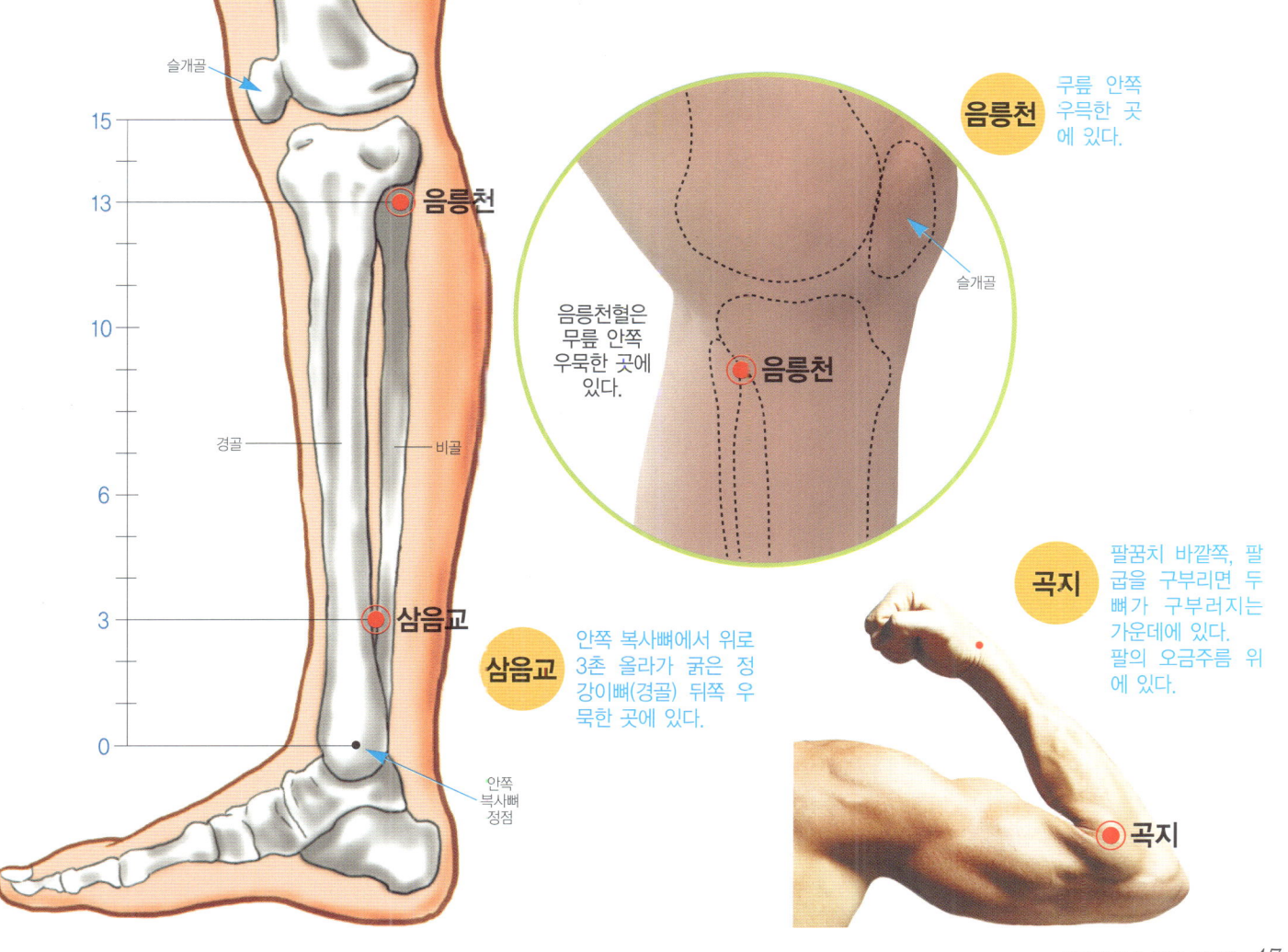

고혈압(高血壓)을 치료하는 경혈

고혈압은 신장병이나 동맥 경화에서 오는 고혈압과 정신 상태가 불안정한 사람에게 잘 나타나는 본태성 고혈압이 있다. 하지만 경혈 지압 요법으로 고혈압을 즉시 내려가게 할 수는 없다. 다만 고혈압으로 나타나는 전신 증상을 하나하나 제거해 나가는 치료 방법을 쓴다.

■ 경혈 치료법

고혈압에는 반드시 두통과 어깨의 뻐근한 증상, 그리고 심장이 두근거리므로 먼저 머리에 있는 백회혈·천주혈, 어깨의 견정혈 팔꿈치의 곡지혈, 등에 있는 심유혈, 목에 있는 인영혈·천정혈을 지압한다. 만일 밤에 잠이 잘 오지 않으면 제7흉추 양쪽에 있는 격유혈과 옆구리에 있는 기문혈을, 쉬 피로하거나 나른하여 꼼짝도 하기 싫어지면 엉덩이 위쪽에 있는 신유혈과 배꼽과 치골 사이에 있는 관원혈을, 발이 냉한 증세가 나타나면 앞에 나열한 경혈들과 같이 발의 안쪽 복사뼈 위에 있는 삼음교혈, 바깥쪽 복사뼈 위에 있는 현종혈 등의 경혈을 지압한다.

마사지는 그림처럼 화살표가 표시된 경로를 따라 경혈을 중심으로 해 준다. 뜸은 소형 뜸쑥을 한 곳에 3~4장 뜬다.

또한 엎드려서 발바닥 양쪽의 용천혈을 가볍게 100번 정도 두드려 주면 혈압이 내리고 몸도 가뿐해진다.

● 주요 경혈

백회(百會) 두통·치질 등에 효험이 있는 **무병 장수의 경혈.**
천주(天柱) 목병·두통의 명혈(名穴)이라 불리는 경혈.
인영(人迎) 혈압을 낮추는 경혈.
천정(天鼎) 고혈압에 잘 듣는 경혈.
기문(期門) 가슴과 옆구리의 통증을 없애 주는 경혈.
관원(關元) 정력 증강에 좋은 경혈.
견정(肩井) 어깨의 응어리에 잘 듣는 경혈.
심유(心兪) 심장의 허약을 바로잡는 경혈.
격유(膈兪) 소화불량, 가슴·옆구리 통증에 잘 듣는 경혈.
신유(腎兪) 몸의 상태를 점검하고 원기(元氣)를 넣어 주는 경혈.
곡지(曲池) 두통·설사 외에 **만능 무병 장수의 경혈.**
합곡(合谷) 위장 상태의 척도 외에 **만능 무병 장수의 경혈.**
현종(懸鐘) 다리의 병에 잘 듣는 경혈.
삼음교(三陰交) 발·무릎이 피로할 때 잘 듣는 경혈.
용천(湧泉) 부인과 질환 외에 **만능 무병 장수의 경혈.**

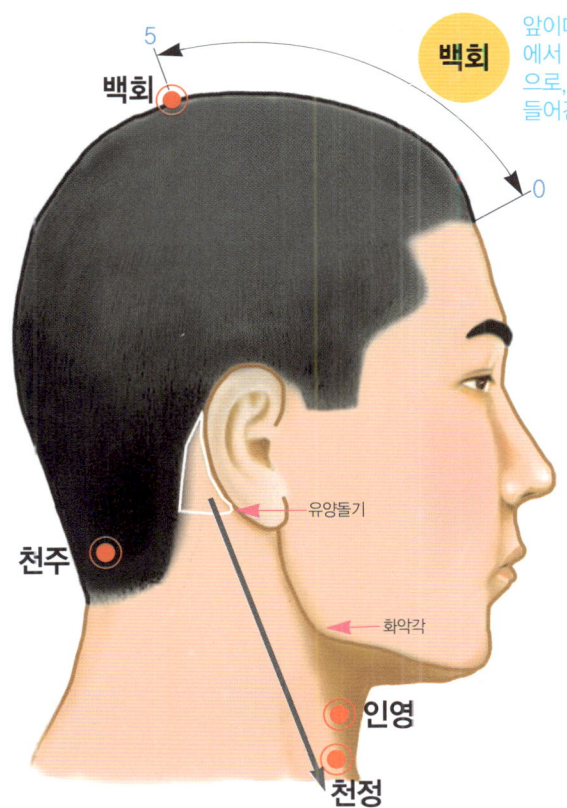
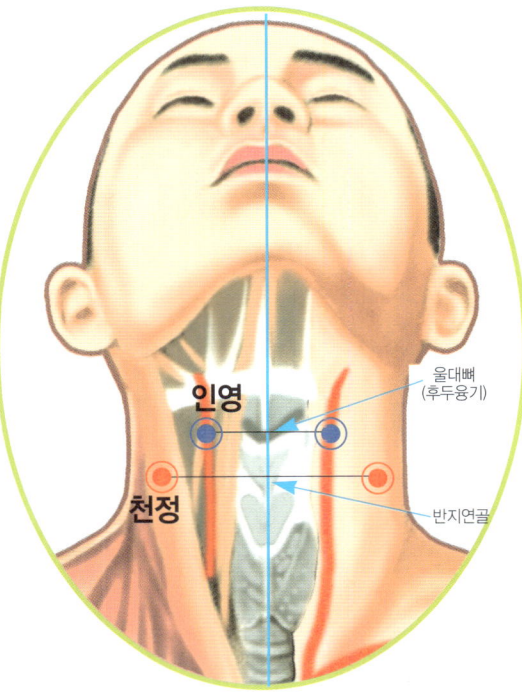

백회 앞이마 머리카락 경계선에서 뒤쪽으로 5촌 지점으로, 콩알만큼 우둑하게 들어간 곳에 있다.

인영 목의 울대뼈 양 옆 목 근육의 앞쪽, 목 동맥 위 동맥이 뛰는 곳에 있다.

천주 제2경추극돌기의 위쪽 모서리와 같은 높이로, 뒷목의 볼록 튀어나온 굵은 근육의 바깥쪽으로 오목한 지점에 있다.

천정 목 앞쪽의 반지연골과 같은 높이로, 볼록한 목 근육의 뒤쪽에 있다.

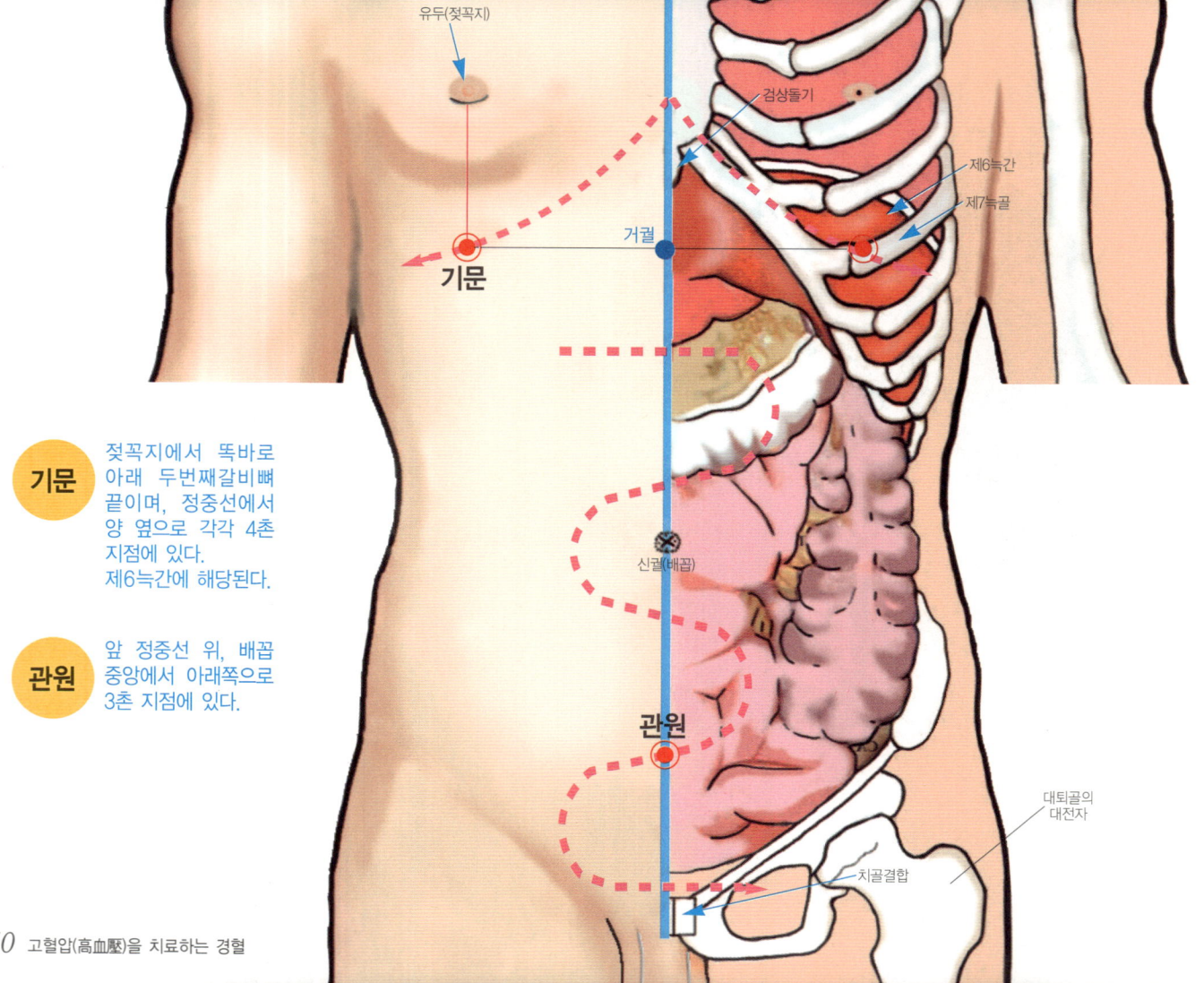

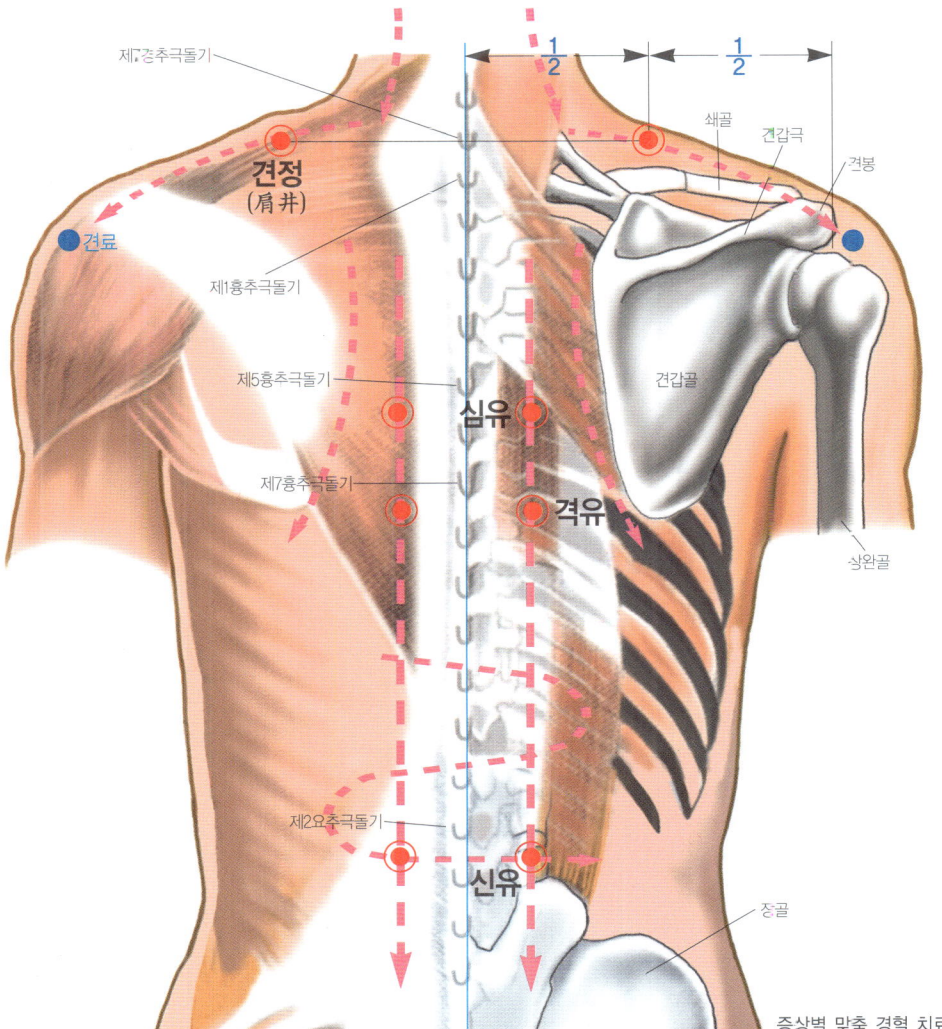

견정	제7경추극돌기와 어깨뼈인 견봉의 바깥쪽 끝을 연결하는 선의 한가운데에 있다.
심유	제5흉추극돌기 아래쪽의 정중선에서 양 옆으로 각각 1.5촌 나간 곳에 있다.
격유	제7흉추극돌기 아래쪽의 정중선에서 양 옆으로 각각 1.5촌 나간 곳에 있다.
신유	제2요추극돌기 아래쪽의 정중선에서 양 옆으로 각각 1.5촌 나간 곳에 있다.

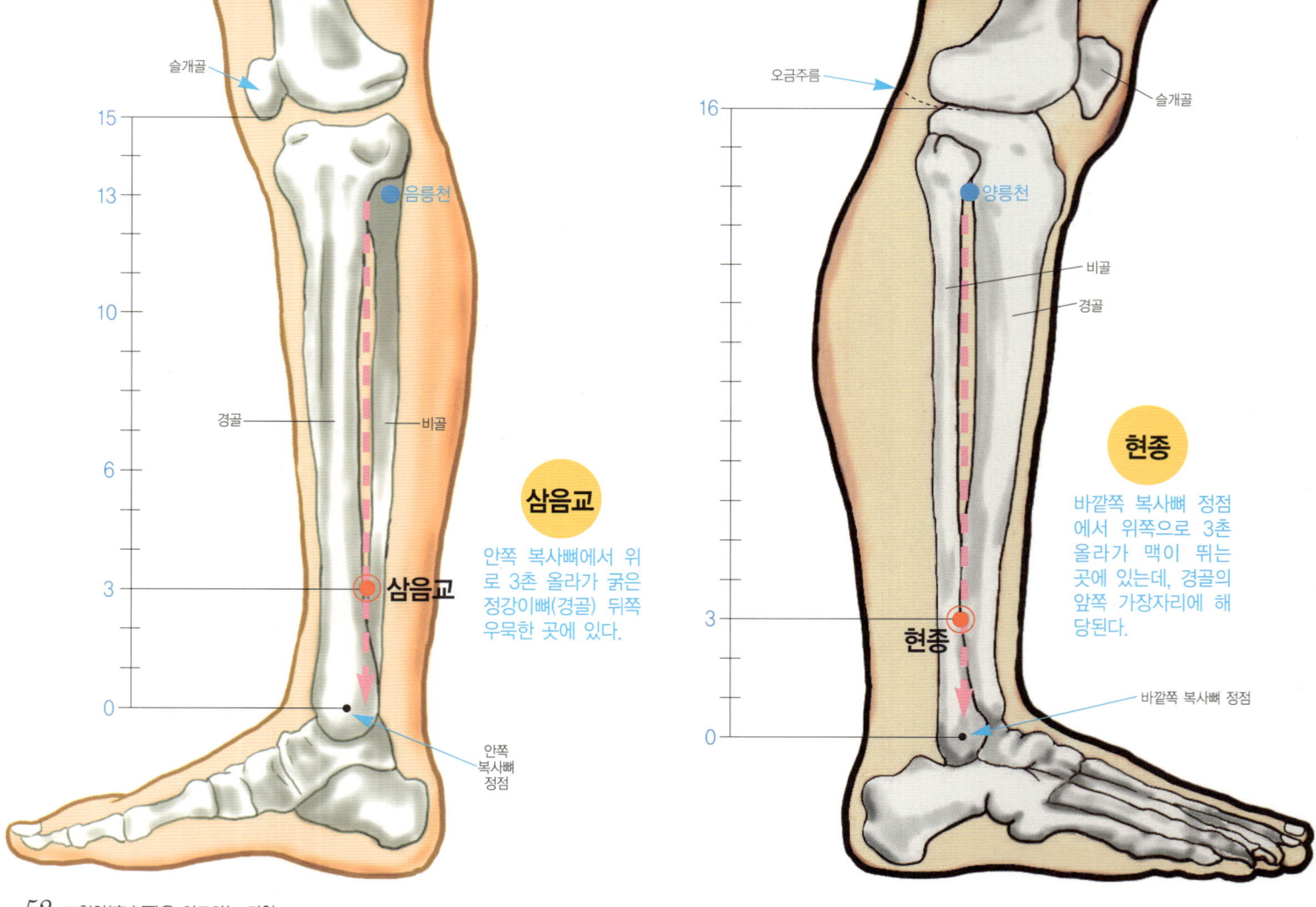

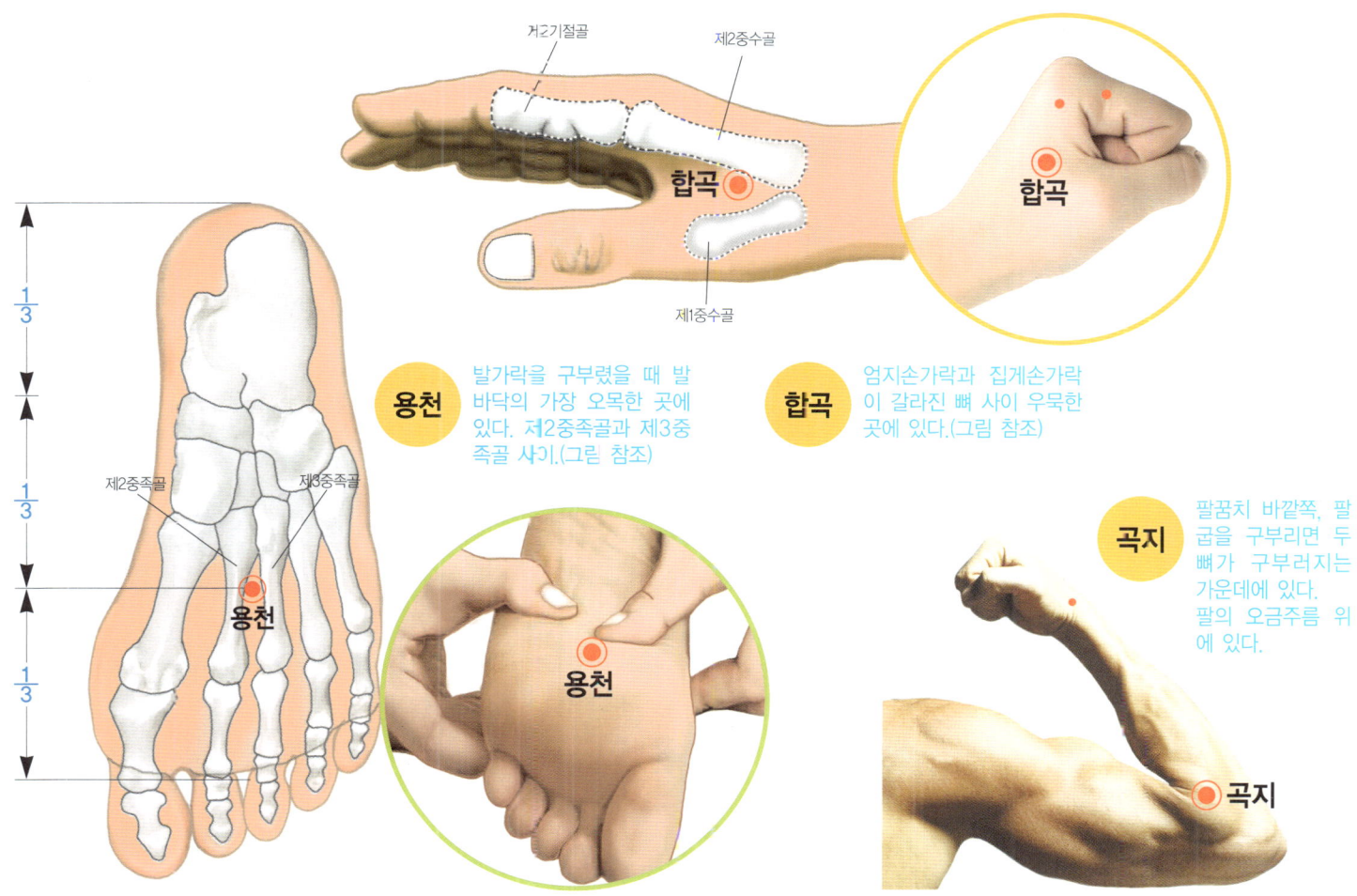

저혈압(低血壓)을 치료하는 경혈

일반적으로 혈압은 본인의 나이에 90을 더하면 정상적인 혈압이라고 보며, 최고 혈압이 100 이하이면 저혈압이라고 한다. 저혈압에는 증후성 저혈압·기립성 저혈압·본태성 저혈압의 3가지가 있다. 증후성 저혈압은 영양 실조·심장병·결핵 등으로 장기간 누워 있어서 생기는데, 병이 회복되면 저절로 정상으로 돌아간다. 기립성 저혈압은 잠을 잘 때는 정상인데 일어나면 혈압이 내려가는 증상을 말한다.

가장 많이 나타나는 것이 본태성 저혈압인데, 원인이 확실치 않다. 흔히 키가 크고 마른 사람들에게 많으며 쉽게 피로하고, 몸이 나른하고, 끈기가 없고, 식욕이 없고, 변비·생리 불순 등의 증상이 온다. 저혈압인 사람은 소화가 잘 되는 단백질이나 지방이 많은 음식을 먹어야 한다.

■ 경혈 치료법

그림의 경혈들을 마사지하거나 지압 침 등으로 시술한다. 머리가 무거울 때는 백회혈·천주혈을 마사지하고, 현기증·이명·위장쇠약·위염 등의 증상이 있을 때에는 등과 배의 경혈을 지압하고, 손이 냉할 때에는 양계혈·양지혈·곡지혈·대연혈·대릉혈을, 발이 냉할 때에는 태계혈·음릉혈·조해혈 등의 경혈을 지압한다.

각 경혈을 적외선이나 저주파·초음파 치료를 해도 좋은 효과를 볼 수 있다.

• 주요 경혈

- **백회(百會)** 두통·치질 등에 효험이 있는 **무병 장수의 경혈.**
- **천주(天柱)** 목병·두통의 명혈(名穴)이라 불리는 경혈.
- **중완(中脘)** 위의 소화를 돕는 경혈.
- **황유(肓兪)** 정력 증강을 돕는 경혈.
- **대거(大巨)** 생리적 이상에 잘 듣는 경혈.
- **견정(肩井)** 어깨의 응어리에 잘 듣는 경혈.
- **고황(膏肓)** 냉증을 고쳐 주는 경혈.
- **심유(心兪)** 심장의 허약을 바로잡는 경혈.
- **신당(神堂)** 심장에 잘 듣는 경혈.
- **신유(腎兪)** 몸의 상태를 점검하고 원기(元氣)를 넣어 주는 경혈.
- **음릉천(陰陵泉)** 무릎이 아플 때 잘 듣는 경혈.
- **태계(太谿)** 정력 증강에 효험을 주는 경혈.
- **조해(照海)** 생리 불순에 효험이 있는 경혈.
- **곡지(曲池)** 두통·설사 외에 **만능 무병 장수의 경혈.**
- **양계(陽谿)** 손목이 아플 때 잘 듣는 경혈.
- **양지(陽池)** 팔의 통증이나 정력 증강에 효과가 있는 경혈.
- **대릉(大陵)** 팔의 통증과 마비를 풀어 주는 경혈.
- **태연(太淵)** 폐경의 이상을 알아보는 경혈.

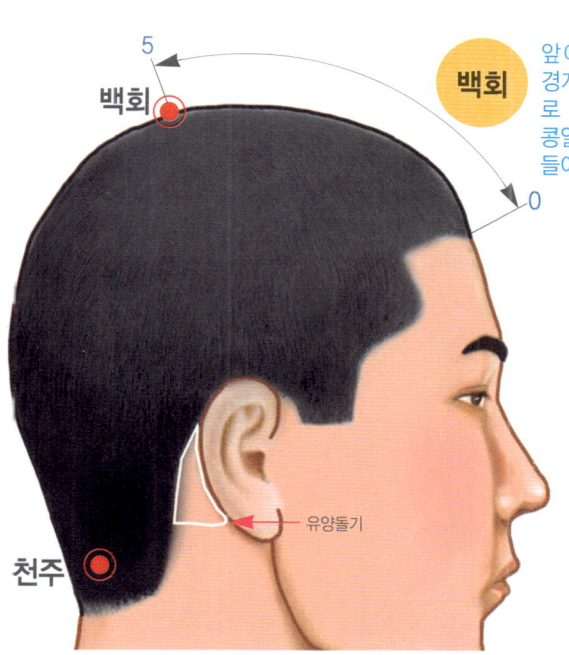

백회 앞이마 머리카락 경계선에서 뒤쪽으로 5촌 지점으로, 콩알만큼 우묵하게 들어간 곳에 있다.

중완 앞 정중선 위, 배꼽 중앙에서 위쪽으로 4촌 지점에 있다.

천주 제2경추극돌기의 위쪽 모서리와 같은 높이로, 뒷목의 볼록 튀어나온 굵은 근육의 바깥쪽으로 오목한 지점에 있다.

황유 배꼽 중앙(정중선)에서 양 옆으로 각각 0.5촌 지점에 있다.

대거 배꼽의 중심에서 아래쪽으로 2촌, 정중선에서 양 옆으로 각각 2촌 지점에 있다.

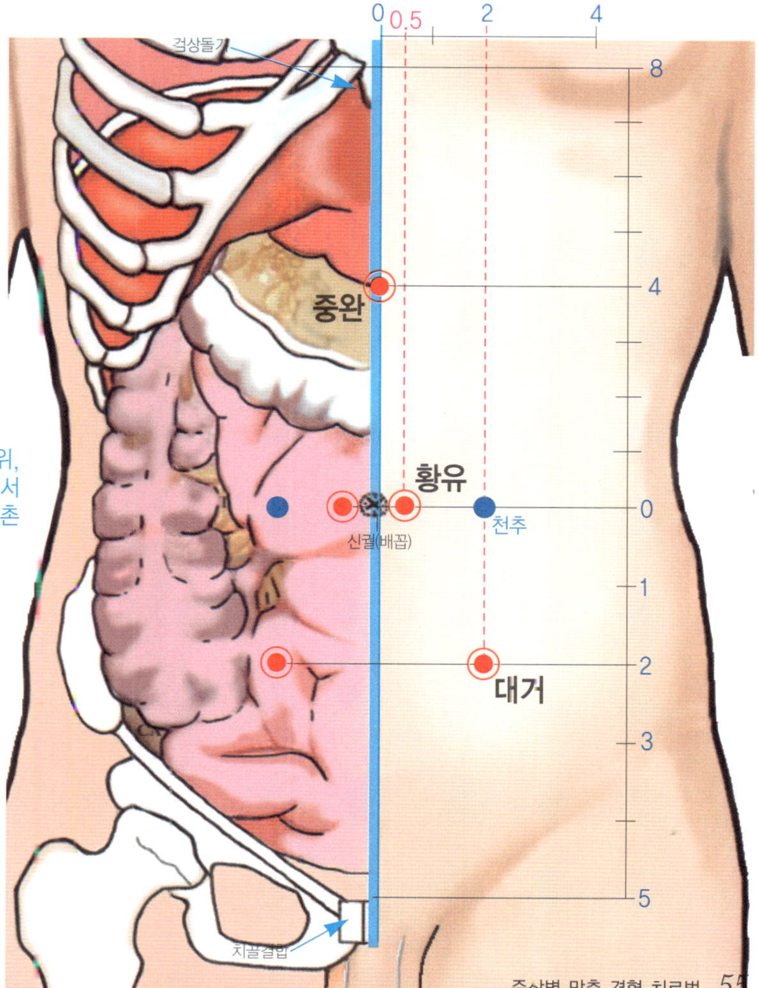

증상별 맞춤 경혈 치료법

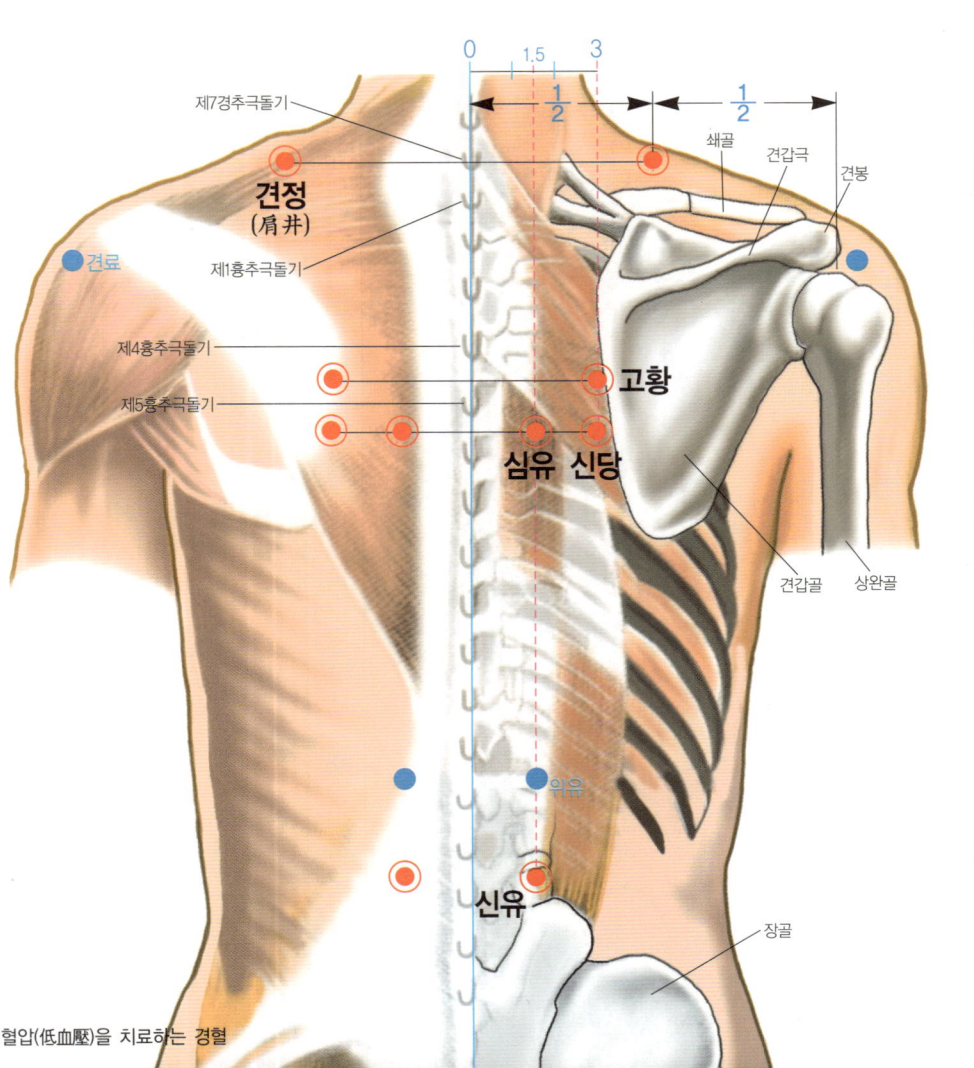

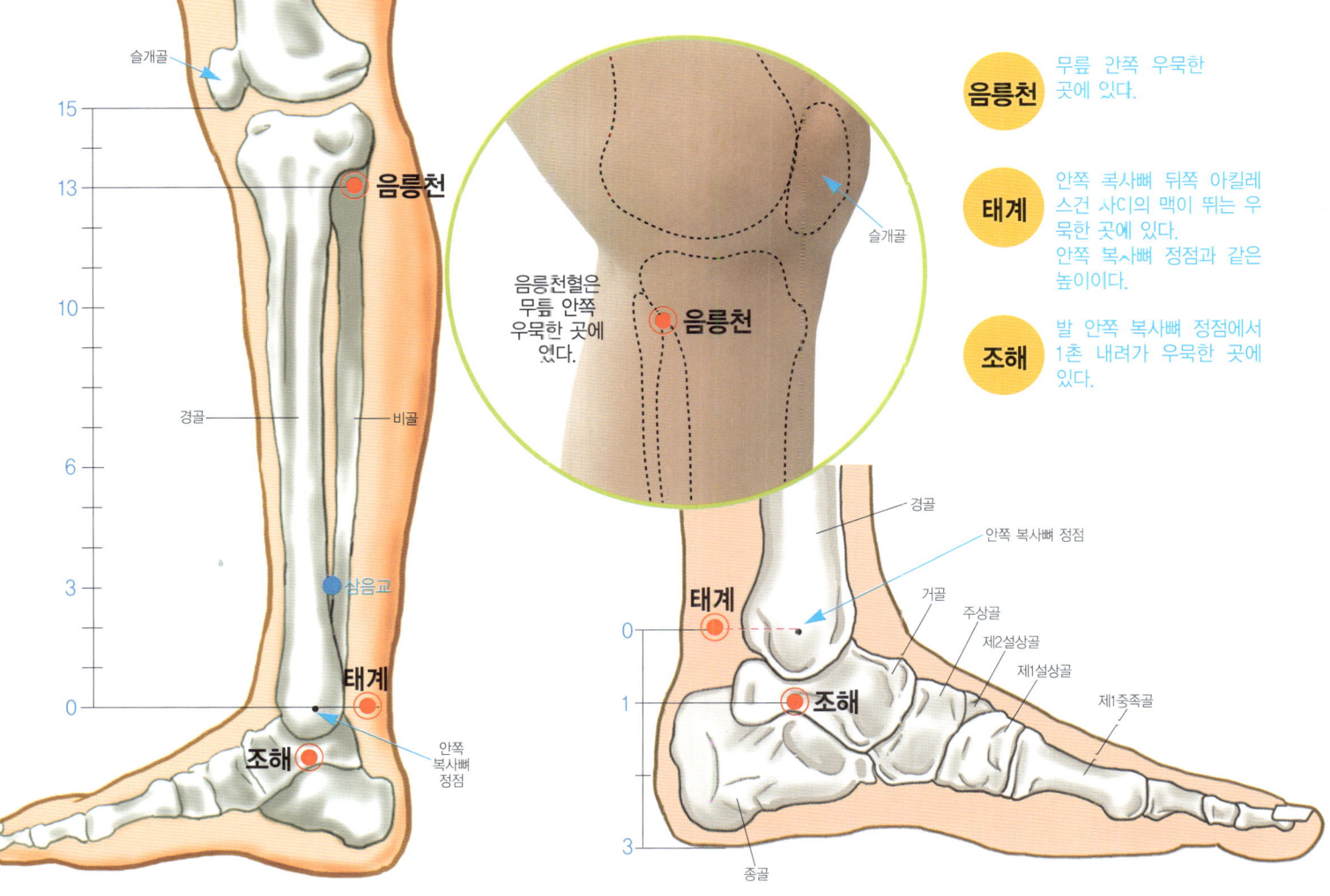

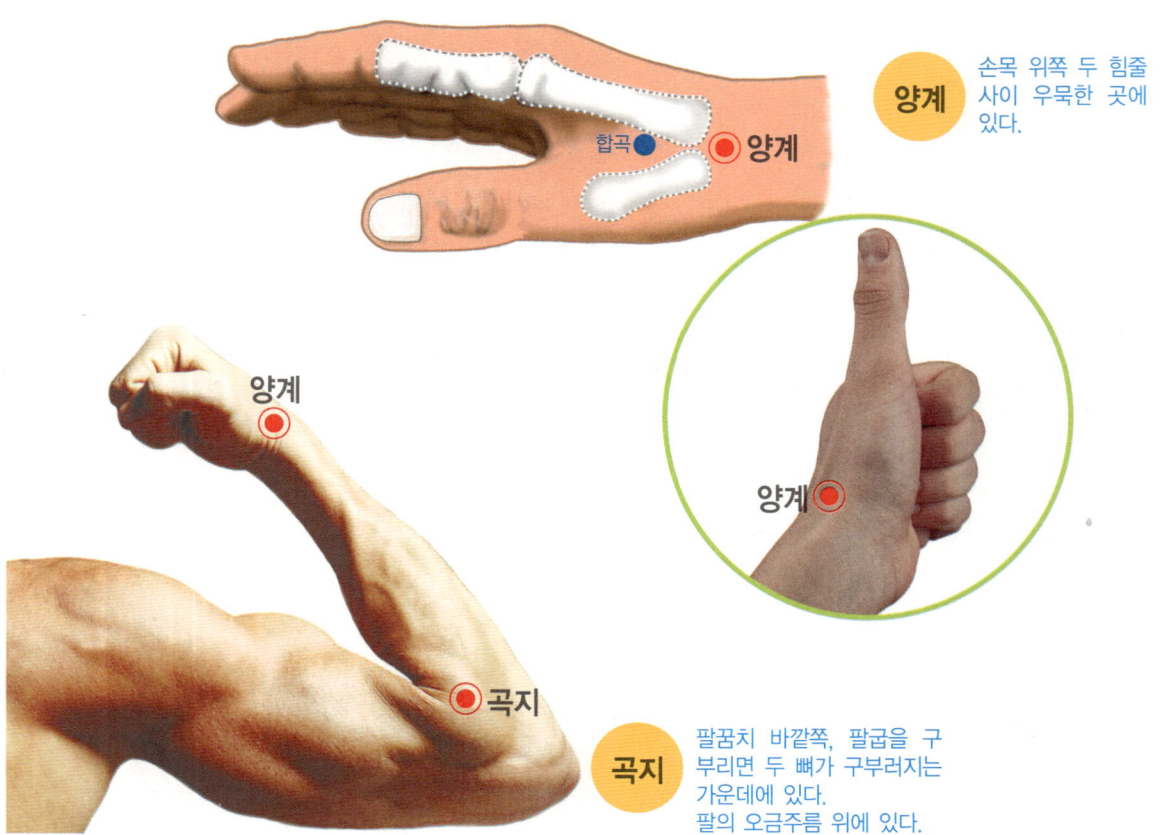

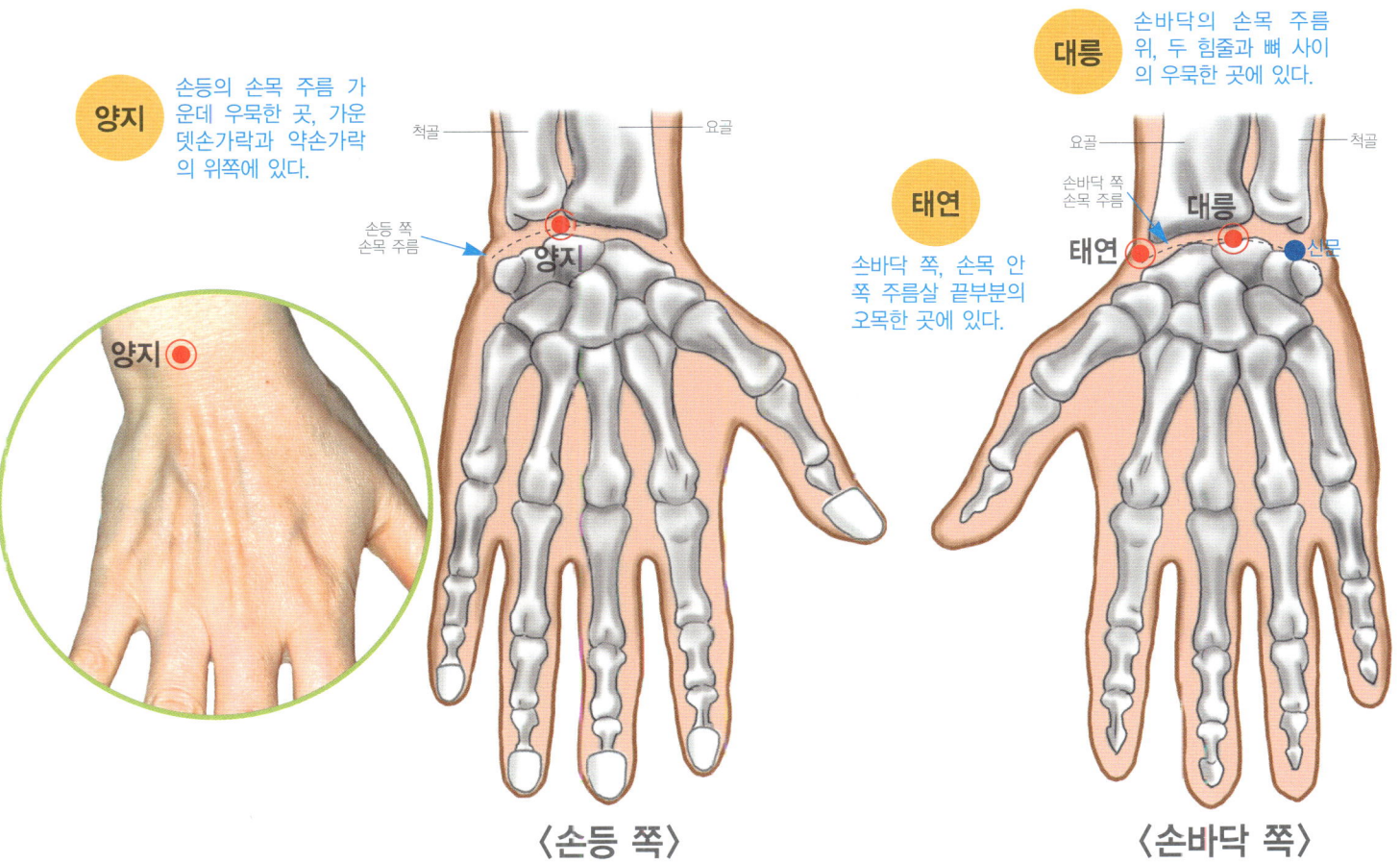

간질(癎疾)을 치료하는 경혈

간질은 진성(眞性) 간질과 증후성(症候性)으로 분류하는데, 진성 간질은 이름 그대로 진짜 간질이라는 뜻이지만 그 원인이나 머리 속의 여러 기능의 변화가 확실하지 않다. 증후성 간질은 다른 병이 원인이 되어 일어나는 간질을 말한다. 둘 다 대부분이 뇌 안에 종양이 있거나 또는 출생할 때 뇌에 받은 장애가 원인이 된다.

■ 경혈 치료법

우선 두통을 치료하는 백회혈·전정혈·후정혈·천주혈·풍지혈을 지압한다. 다음에는 팔다리가 굳어지고 뒤틀리는 발작을 진정시키기 위해서는 금문혈·폐유혈·심유혈·삼초유혈·신유혈 등을 치료한다.

그리고 간질에는 수족의 냉증이 따르기 때문에 이를 풀기 위해서는 팔에 있는 곡지혈, 다리의 족삼리혈·삼음교혈을 치료한다. 간질의 치료에는 뜸이 가장 효과적이다. 그리고 변비는 간질의 발작을 유발시키는 간접적인 요인이므로 중완혈·대거혈을 중심으로 전신의 마사지, 특히 복부의 마사지를 잘 해 준다.

● 주요 경혈

전정(前頂) 감기에 의한 두통, 뇌충혈·뇌빈혈을 고쳐 주는 경혈.
백회(百會) 두통·치질 등에 효험이 있는 무병 장수의 경혈.
후정(後頂) 두통 등을 다스리는 경혈.
풍지(風池) 감기 질환이 모이는 경혈.
천주(天柱) 목병·두통의 명혈(名穴)이라 불리는 경혈.
폐유(肺兪) 폐의 기능을 살리고 그 허약을 보완하는 경혈.
심유(心兪) 심장의 허약을 바로잡는 경혈.
삼초유(三焦兪) 몸의 용태를 조성하는 경혈.
신유(腎兪) 몸의 상태를 점검하고 원기(元氣)를 넣어 주는 경혈.
중완(中脘) 위의 소화를 돕는 경혈.
대거(大巨) 생리적 이상에 잘 듣는 경혈.
족삼리(足三里) 만능 무병 장수의 경혈.
삼음교(三陰交) 발·무릎이 피로할 때 잘 듣는 경혈.
금문(金門) 간질병 등의 급성 발작에 좋은 경혈.
곡지(曲池) 두통·설사 외에 만능 무병 장수의 경혈.

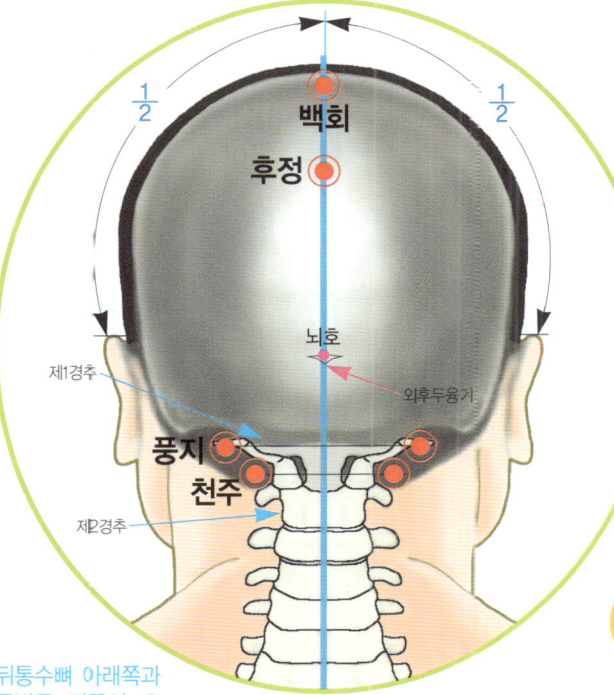

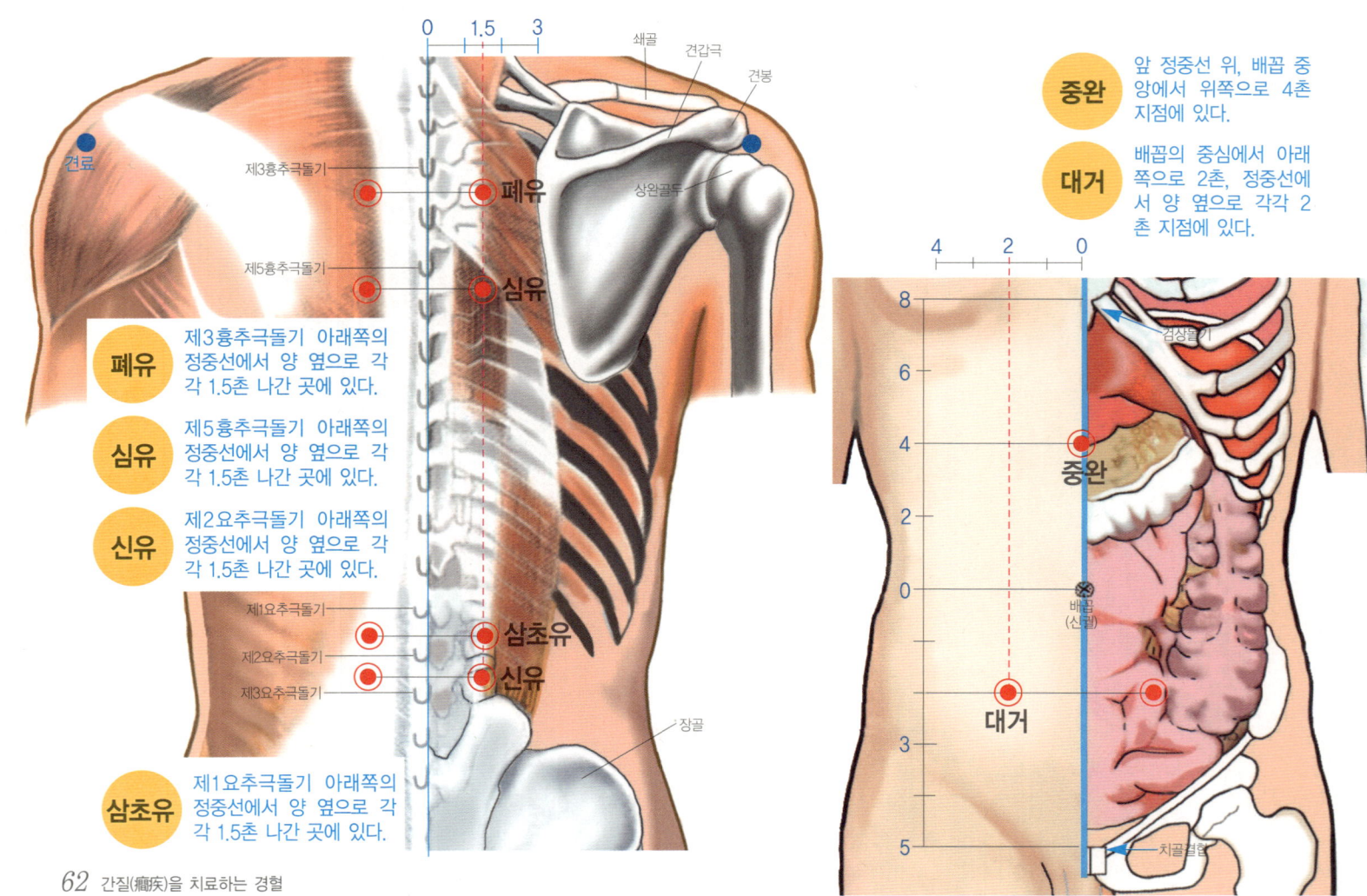

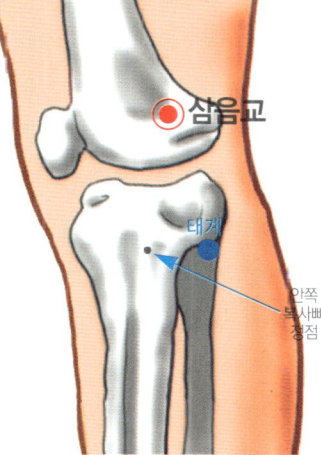
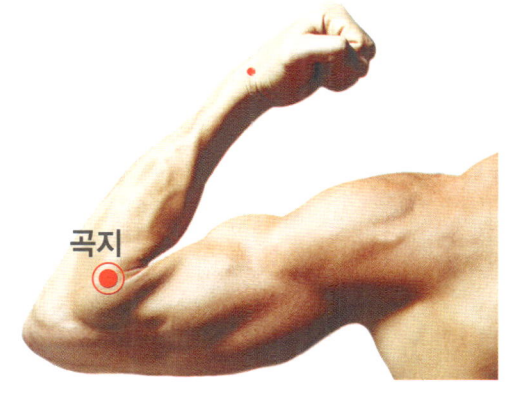
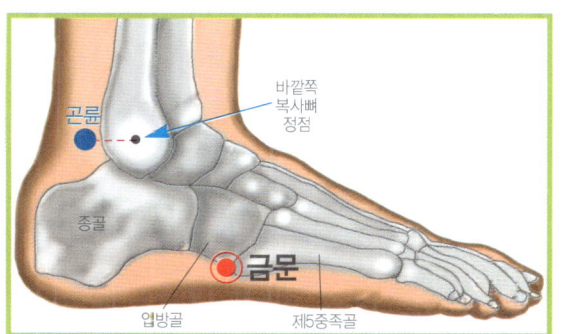

삼음교 — 안쪽 복사뼈에서 위로 3촌 올라가 굵은 정강이뼈(경골) 뒤쪽 우묵한 곳에 있다.

족삼리 — 무릎의 독비혈과 허계혈을 연결하는 선 아래로 3촌 내려가 정강이뼈 바깥쪽 모서리의 두 힘살 사이 우묵한 곳에 있다.

금문 — 새끼발가락 뒤쪽 입방골 아래쪽의 살갗이 붉은색을 띠는 경계선의 우묵한 곳에 있다.

곡지 — 팔꿈치 바깥쪽, 팔굽을 구부리면 두 뼈가 구부러지는 가운데에 있다. 팔의 오금주름 위에 있다.

멀미를 치료하는 경혈

버스나 배를 타면 멀미를 하는 사람은 여행을 하기가 싫어져서 여행을 포기하는데, 이러한 사람은 배나 버스를 타기만 하면 멀미가 난다는 강박관념이 있어서 곤란한 경우가 많다.

위 상태가 나쁘거나 수면 부족, 뱃속이 비어 있을 때에도 멀미를 하는데, 이 멀미는 신체의 평형 감각에 이상을 느꼈을 때 생기므로 이 감각이 예민한 사람에게 특히 심하다. 치료법은 멀미가 나지 않는 체질을 만들어 주는 것이 중요하므로 배를 타기 일주일 전부터 틈이 날 때마다 그림의 경혈에 뜸을 뜨거나 지압을 해 준다.

■ 경혈 치료법

머리의 백회혈·천주혈·풍지혈 등의 경혈은 심(心)을 잡아 주는 경혈이다. 귀의 평형을 관장하고 있는 예풍혈과 규음혈·간유혈·기문혈을 지압한다. 또한 배를 타면 가능하면 움직임이 적은 곳에서 멀미 걱정을 잊고 창 밖의 먼 곳을 바라보거나 노래를 부르거나 하면서 기분을 전환한다.

● 주요 경혈

백회(百會) 두통·치질 등에 효험이 있는 **무병 장수의 경혈.**
두규음(頭竅陰) 현기증·이명(耳鳴)에 잘 듣는 경혈.
예풍(翳風) 두통과 현기증에 효험이 있는 경혈.
풍부(風府) 두통·머리의 신경이 모이는 경혈.
천주(天柱) 목병·두통의 명혈(名穴)이라 불리는 경혈.
간유(肝兪) 간장의 약화를 보완하는 경혈.
기문(期門) 가슴과 옆구리의 통증을 없애 주는 경혈.

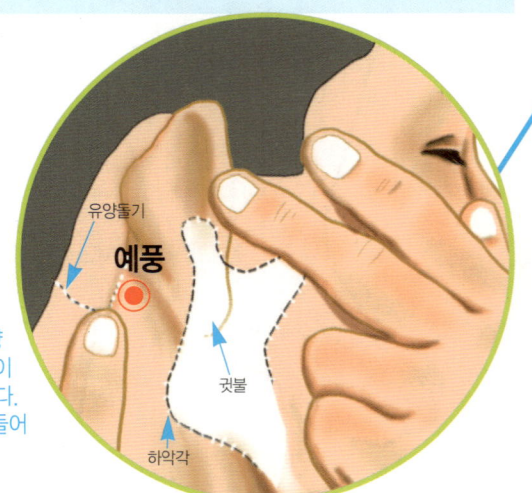

예풍
귀 뒤쪽 아래 유양돌기와 아래턱 사이의 우묵한 곳에 있다. 입을 벌리면 쑥 들어가는 지점이다.

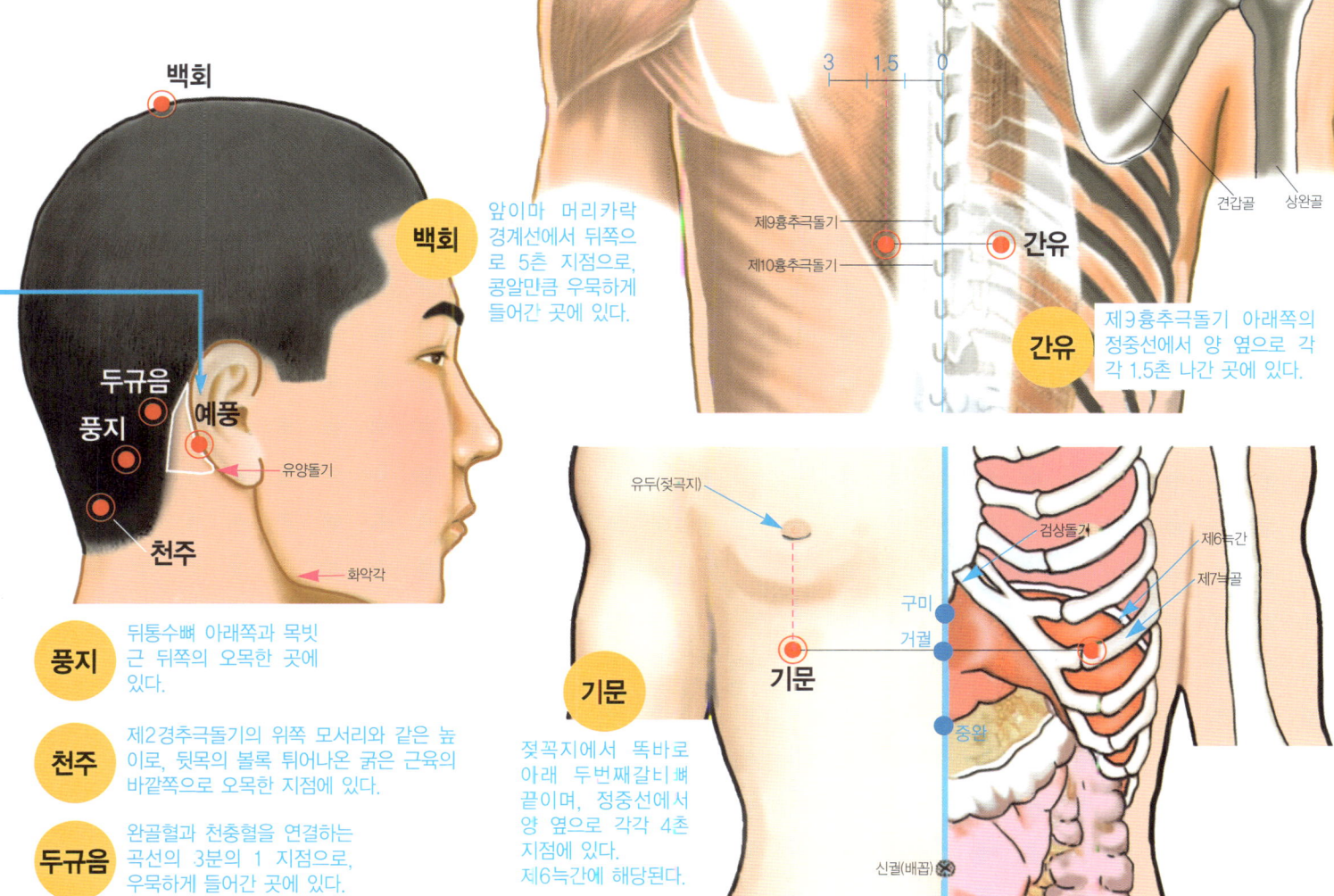

코 막힘을 치료하는 경혈

코가 막히는 것은 콧병이 원인일 경우가 많은데 장기간 코를 쿵쿵거리고 코먹은 소리를 내면 빨리 이비인후과에 가야 한다.

그러나 특별히 병이 없는 데도 감기 기운이 있거나 잠을 설쳐서 머리가 무거우면서 코가 막힐 때, 또는 알레르기 체질인 사람도 콧물이 나오거나 코가 막히거나 재채기를 하거나 반대로 코가 자꾸 마르는 증상으로 괴로움을 당한다. 이럴 때 지압을 해 주면 효과를 볼 수 있다.

■ 경혈 치료법

중요한 경혈은 목 뒷덜미의 천주혈·풍지혈을 손가락으로 꾹 누르면 눈이 상쾌해지며 동시에 코가 통하는 듯한 느낌이 난다. 계속해서 코의 양옆에 있는 영향혈과 이마의 머리카락 경계선에 있는 곡차혈, 뒤통수의 통천혈 등을 잘 지압하면 막힌 것이 점점 통한다. 그 밖에 발의 바깥쪽 복사뼈 위의 비양혈과 곤륜혈, 머리의 백회혈·전정혈도 두통과 머리가 무거운 증상에 따르는 코 막힘에 특효인 경혈이다.

뜸은 천주혈·풍지혈·백회혈·전정혈·통천혈·곤륜혈 등에 뜬다.

● 주요 경혈

백회(百會) 두통·치질 등에 효험이 있는 무병 장수의 경혈.
전정(前頂) 감기에 의한 두통, 뇌충혈·뇌빈혈을 고쳐 주는 경혈.
곡차(曲差) 두통과 코가 막힌 것을 다스리는 경혈.
통천(通天) 코에 난 부스럼이나 콧물 등을 다스리는 경혈.
풍부(風府) 두통·머리의 신경이 모이는 경혈.
천주(天柱) 목병·두통의 명혈(名穴)이라 불리는 경혈.
영향(迎香) 코 막힌 곳을 뚫어 주는 경혈.
비양(飛陽) 코가 막혔을 때 잘 듣는 경혈.
곤륜(崑崙) 다리 질환에 잘 듣는 경혈.

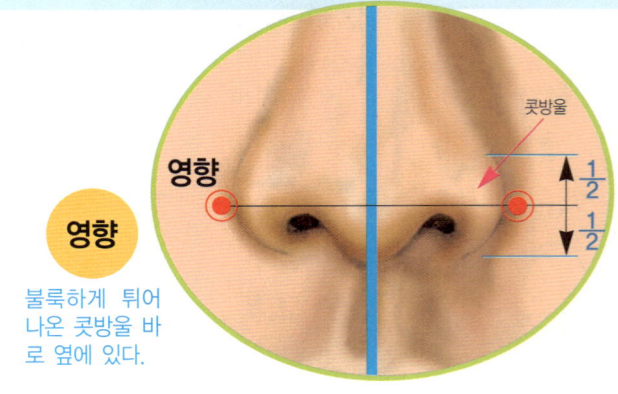

영향

불룩하게 튀어 나온 콧방울 바로 옆에 있다.

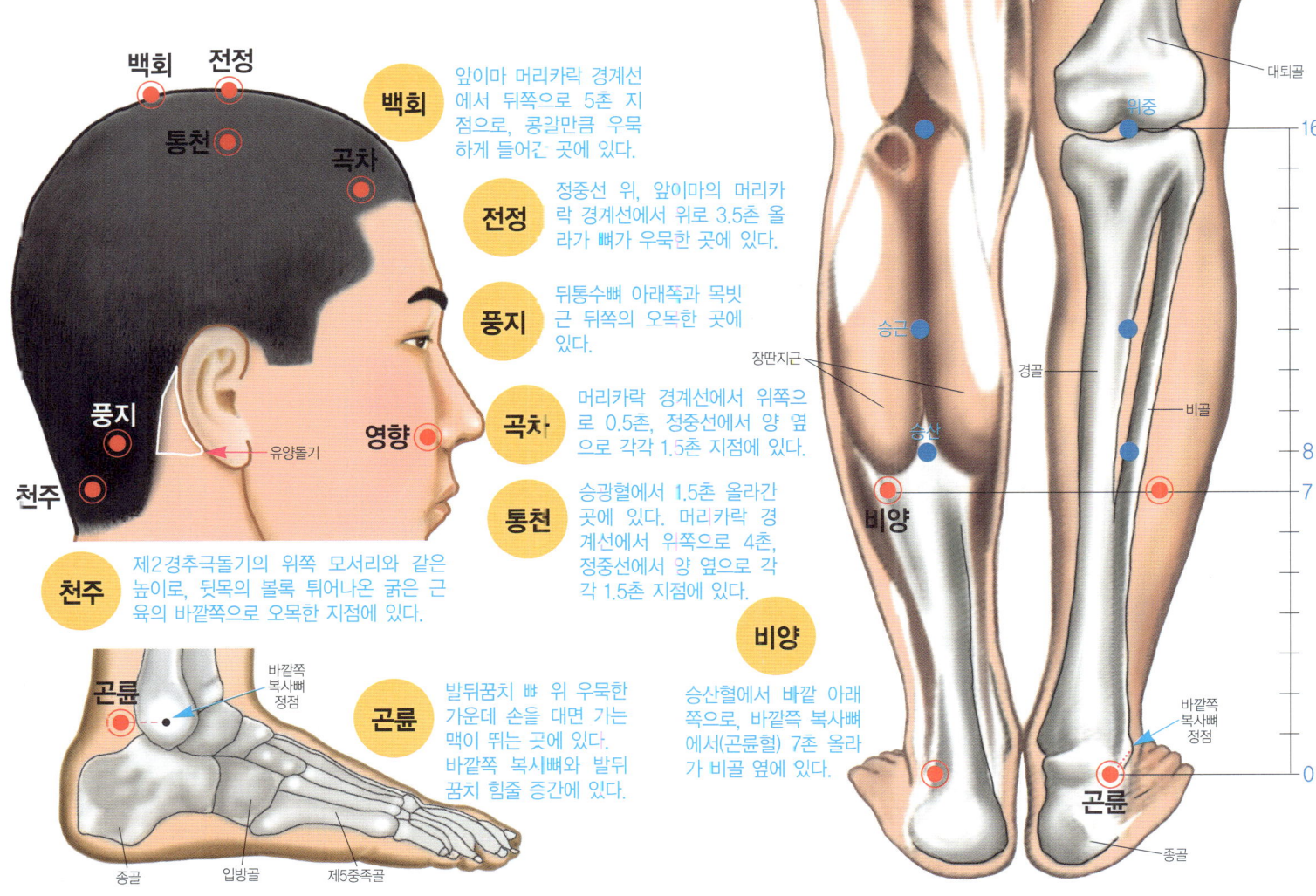

입술의 부스럼을 치료하는 경혈

 위의 상태가 나쁘면 입 주위가 헐거나 입술 끝에 부스럼 같은 것이 생기는데, 특히 어린이에게 많이 생긴다. 이럴 때는 명치 부근이 묵직하며 식욕이 없고 트림도 자주 난다. 어딘지 모르게 몸도 나른해진다. 이는 소화 기관에 이상이 있는 증거이므로 위와 관계된 기관을 치료해야 한다.

■ **경혈 치료법**

 우선 입술 부위의 지창혈·승장혈을 지압한다. 이어서 등의 간유혈·비유혈을 화살표 방향으로 지압한다. 보조혈로서 명치 아래의 거궐혈·중완혈·신궐혈(배꼽)·명치 옆의 불용혈·기문혈·천추혈 등이 있다. 그밖에 다리의 족삼리혈도 지압과 뜸을 뜨면 효과를 볼 수 있다.

● **주요 경혈**

지창(地倉) 입가의 습진에 잘 듣는 경혈.
승장(承漿) 입의 질환을 다스리는 경혈.
거궐(巨闕) 심장의 동계(動悸)를 멎게 하는 경혈.
불용(不容) 만성적인 위장의 허약을 고치는 경혈.
기문(期門) 가슴과 옆구리의 통증을 없애 주는 경혈.
중완(中脘) 위의 소화를 돕는 경혈.
천추(天樞) 배탈이 났을 때 잘 듣는 경혈.
간유(肝兪) 간장의 약화를 보완하는 경혈.
비유(脾兪) 약화된 췌장을 강화시키는 경혈.
위유(胃兪) 위의 활동을 다스리는 경혈.
족삼리(足三里) 만능 무병 장수의 경혈.

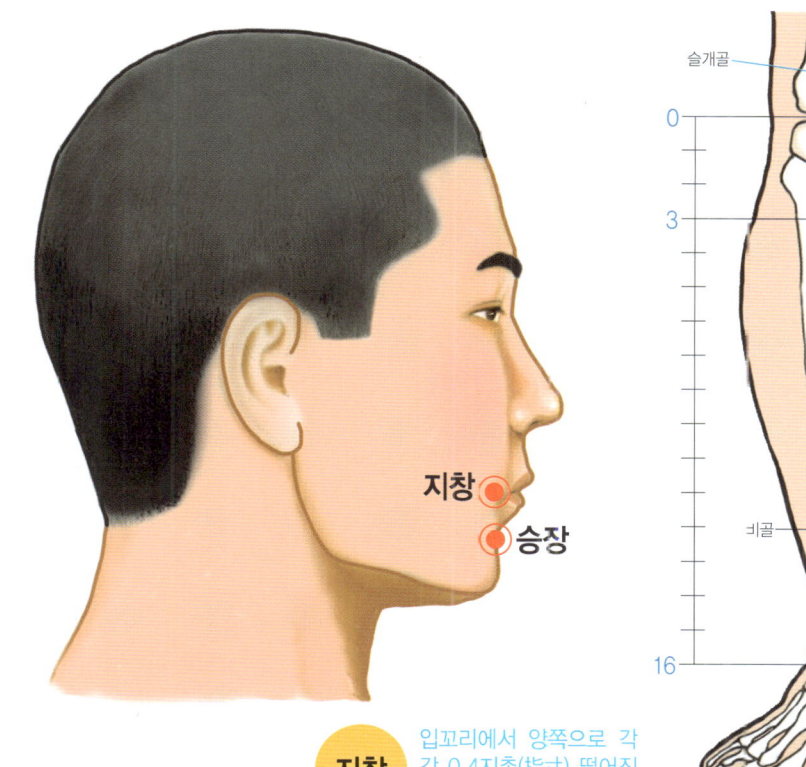

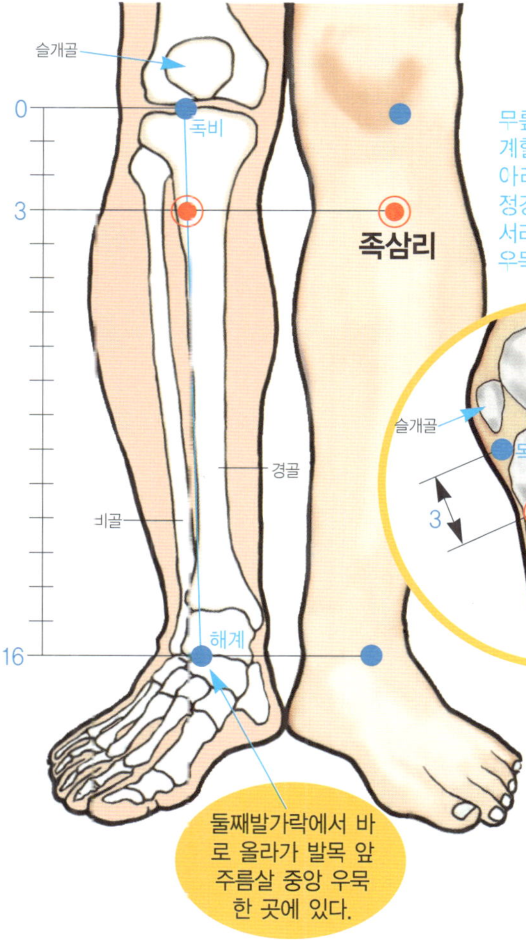

족삼리
무릎의 독비혈과 해계혈을 연결하는 선 다리로 3촌 내려가 정강이뼈 바깥쪽 모서리의 두 힘살 사이 우묵한 곳에 있다.

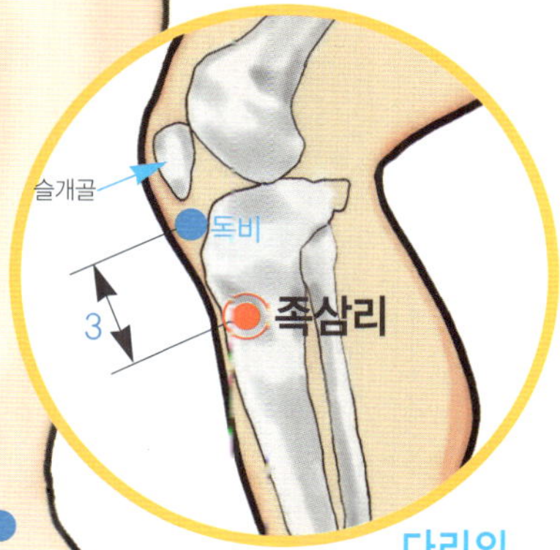

다리의 바깥쪽 모습

지창 입꼬리에서 양쪽으로 각각 0.4지촌(指寸) 떨어진 곳에 있다.

승장 정중선 위, 턱 앞 아랫입술 아래쪽의 우묵한 곳에 있다.

둘째발가락에서 바로 올라가 발목 앞 주름살 중앙 우묵한 곳에 있다.

증상별 맞춤 경혈 치료법 69

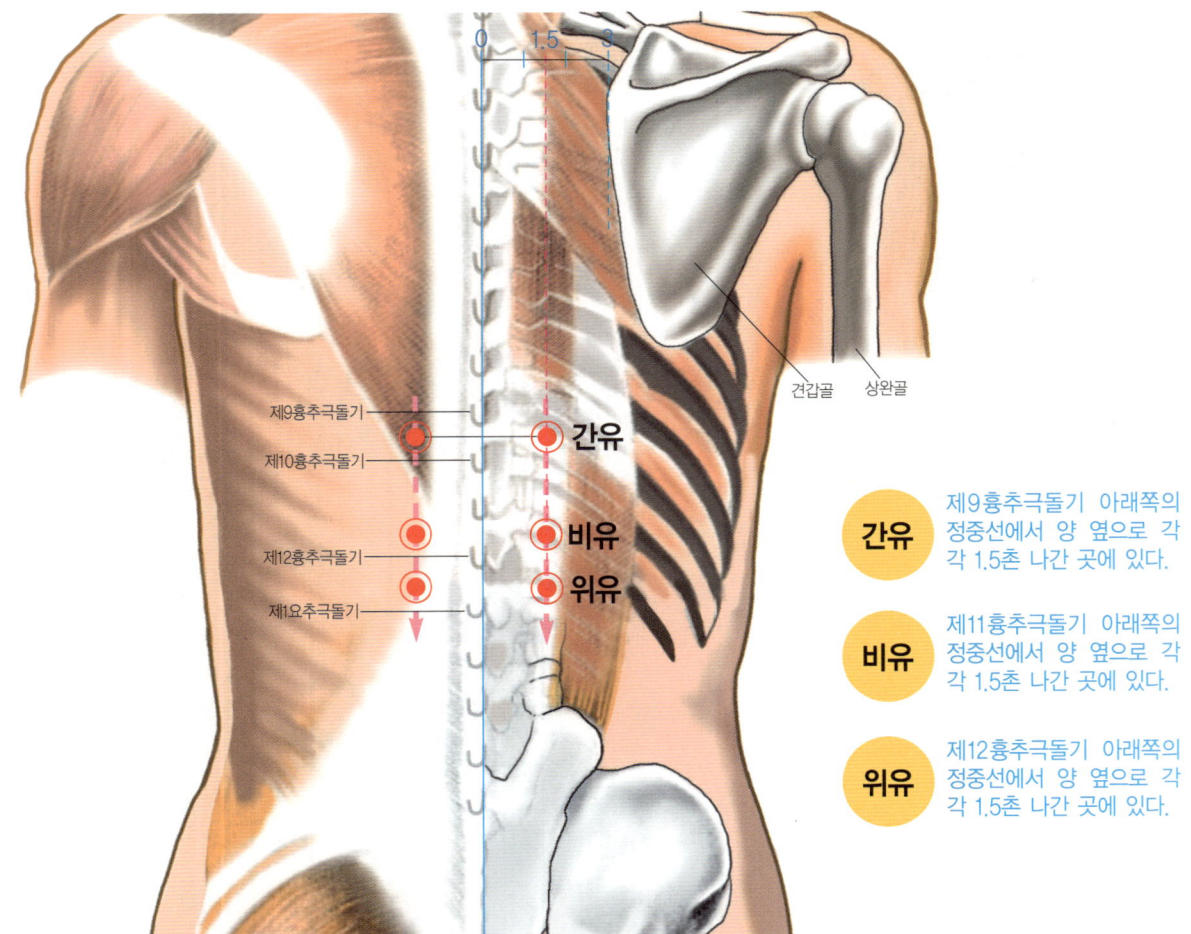

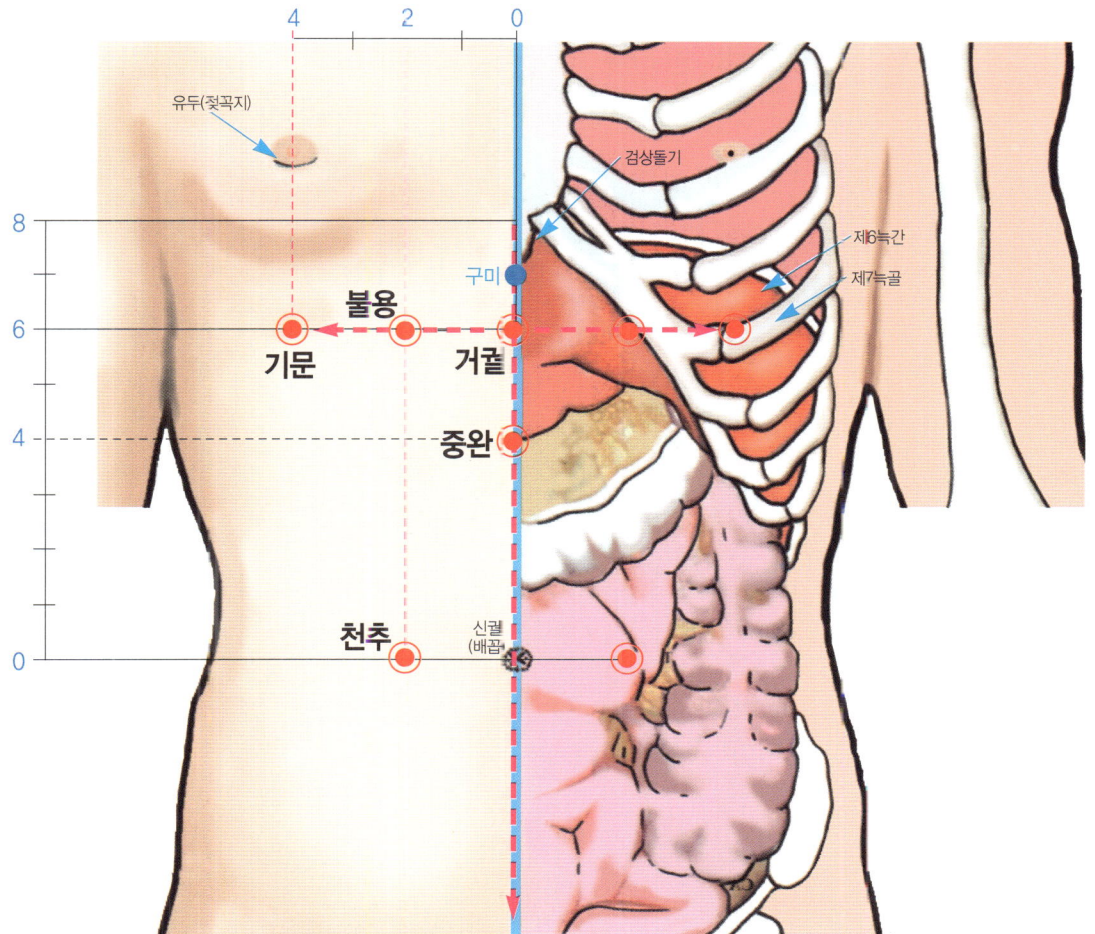

기문 젖꼭지에서 똑바로 아래 두번째갈비뼈 끝이며, 정중선에서 양 옆으로 각각 4촌 지점에 있다.
제6늑간에 해당된다.

불용 배꼽의 중심에서 위쪽으로 6촌, 정중선에서 양 옆으로 각각 2촌 지점에 있다.

거궐 앞 정중선 위, 배꼽 중앙에서 위쪽으로 6촌 지점에 있다.

중완 앞 정중선 위, 배꼽 중앙에서 위쪽으로 4촌 지점에 있다.

천추 배꼽의 중심에서 양 옆으로 각각 2촌 지점에 있다.

딸꾹질을 치료하는 경혈

딸꾹질을 멈추게 하려고 예로부터 등을 두드리거나 깜짝 놀라게 하거나 냉수를 마시게 하기도 했지만 이것들은 사실 효력이 없다. 딸꾹질은 가슴에 있는 횡격막의 경련으로 일어난다고 알고 있지만 아직 그 원인이나 치료법을 발견하지 못했다. 하지만 침술로 딸국질의 증상을 치료할 수 있는 방법이 발견되어 침으로 대부분 완치하기에 이르렀다. 침술은 일반인들이 시술하기에는 무리이므로 지압이나 마사지로도 동일한 효과가 있는 경혈 치료법을 알아보겠다.

■ 경혈 치료법

우선 등의 격유혈과 앞쪽 목 부분의 기사혈·천정혈을, 다음으로 복부의 구미혈·거궐혈·중완혈·불용혈·기문혈 등을 엄지손가락으로 차례로 마사지하듯이 지압한다. 침(針) 치료가 제일 좋지만 일반인들은 침을 놓을 수 없으므로 지압을 한다. 뜸보다는 지압이 효과가 좋다.

● 주요 경혈

- 격유(膈兪) 소화불량, 가슴·옆구리 통증에 잘 듣는 경혈.
- 천정(天鼎) 고혈압에 잘 듣는 경혈.
- 기사(氣舍) 목의 질환·위장의 각종 증상에 잘 듣는 경혈.
- 구미(鳩尾) 심장병·급성 위장병 등을 다스리는 경혈.
- 거궐(巨闕) 심장의 동계(動悸)를 멎게 하는 경혈.
- 기문(期門) 가슴과 옆구리의 통증을 없애 주는 경혈.
- 불용(不容) 만성적인 위장의 허약을 고치는 경혈.
- 중완(中脘) 위의 소화를 돕는 경혈.

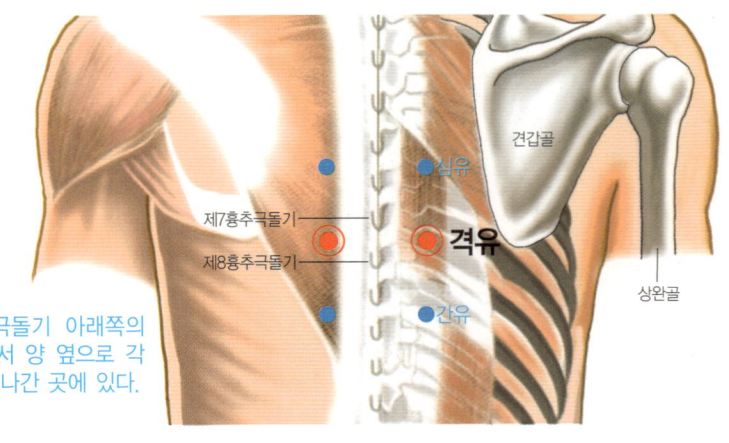

격유 제7흉추극돌기 아래쪽의 정중선에서 양 옆으로 각각 1.5촌 나간 곳에 있다.

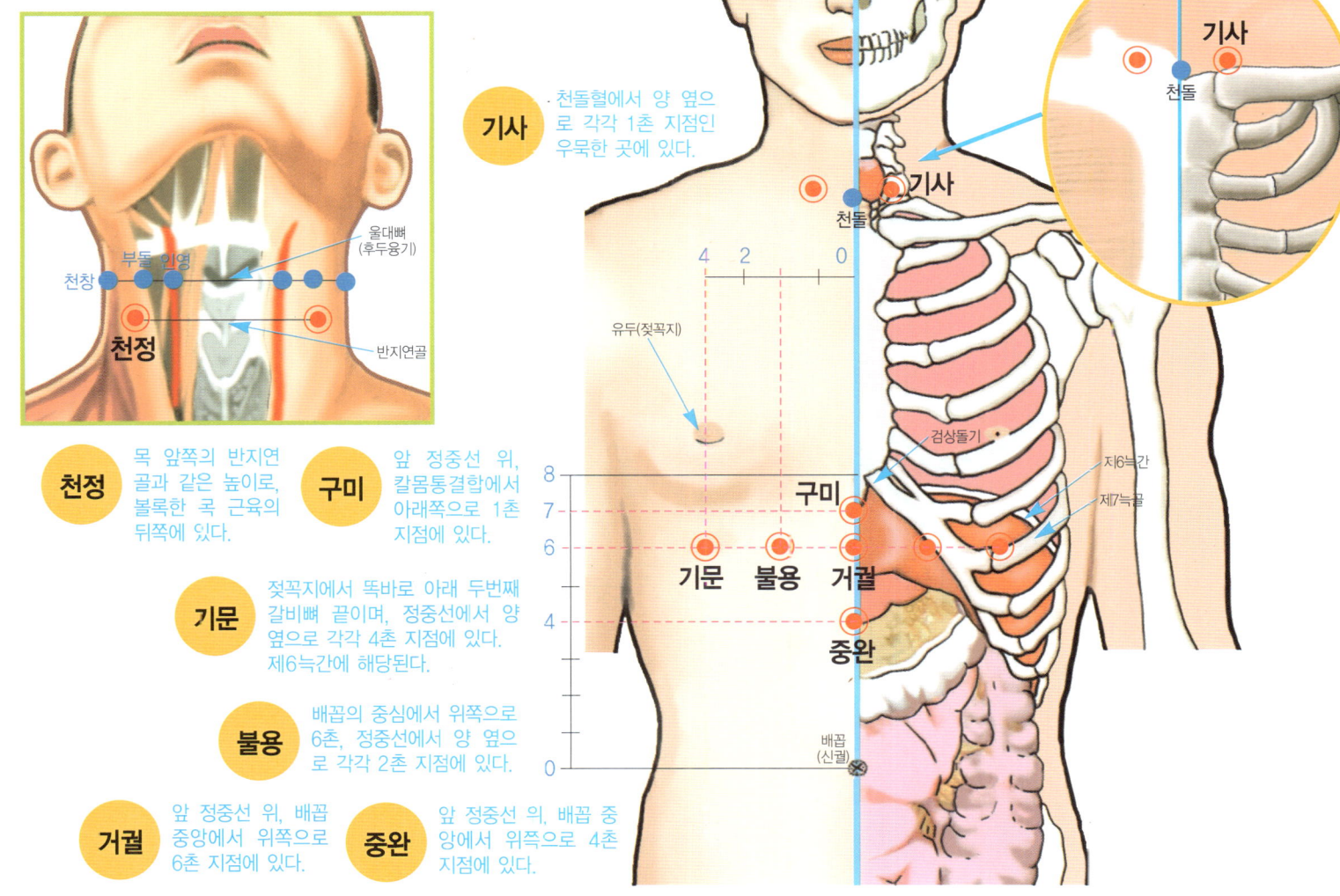

목구멍의 통증을 치료하는 경혈

목이 아픈 원인은 여러 가지가 있다. 감기가 들어 목이 건조하여 불편하거나 편도선이 부어서 침을 삼키면 목이 아픈 증상에서부터 폐결핵에 의한 후두(喉頭) 결핵·후두암·디프테리아 등 생목에 연관된 질병에서 오는 것도 있다. 목의 통증이 보통보다는 좀 다른 느낌이 오면 즉시 전문의한테 가야 한다.

하지만 정신적인 문제 등으로 목에서 침이 마르고 통증이 생길 경우에는 다음의 지압이나 마사지·침 치료로 효과를 볼 수 있다.

■ 경혈 치료법

목의 양쪽에 있는 인영혈, 그 아래에 있는 수돌혈·기사혈·천돌혈이 주된 치료 경혈이다. 편도선이 부어서 아플 때에는 천돌혈과 손의 합곡혈에 침을 놓아 통증을 없앤다. 이 경우 끝머리가 삼각형처럼 생긴 삼릉침(三稜針)으로 약간 피를 내면 효과 크다고 한다.

일반인들은 침을 놓을 수 없으므로 천돌혈·합곡혈·천주혈·풍지혈·천창혈·천정혈·인영혈·수돌혈·기사혈 등을 잘 마사지하고 지압해 준다.

● 주요 경혈

풍지(風池) 감기 질환이 모이는 경혈.
천주(天柱) 목병·두통의 명혈(名穴)이라 불리는 경혈.
천창(天窓) 쇄골 위쪽의 질환을 다스리는 경혈.
천정(天鼎) 고혈압에 잘 듣는 경혈.
인영(人迎) 혈압을 낮추는 경혈.
수돌(水突) 목의 병을 다스리는 경혈.
기사(氣舍) 목의 질환·위장의 각종 증상에 잘 듣는 경혈.
천돌(天突) 성대 질환, 인후병 등에 잘 듣는 경혈.
합곡(合谷) 위장 상태의 척도 외에 만능 무병 장수의 경혈.

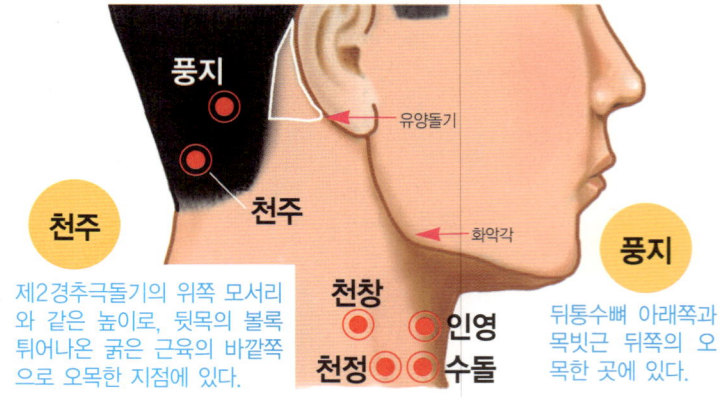

천주 제2경추극돌기의 위쪽 모서리와 같은 높이로, 뒷목의 볼록 튀어나온 굵은 근육의 바깥쪽으로 오목한 지점에 있다.

풍지 뒤통수뼈 아래쪽과 목빗근 뒤쪽의 오목한 곳에 있다.

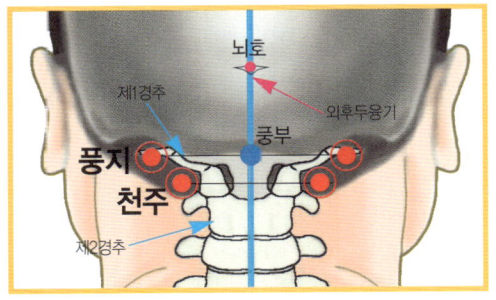
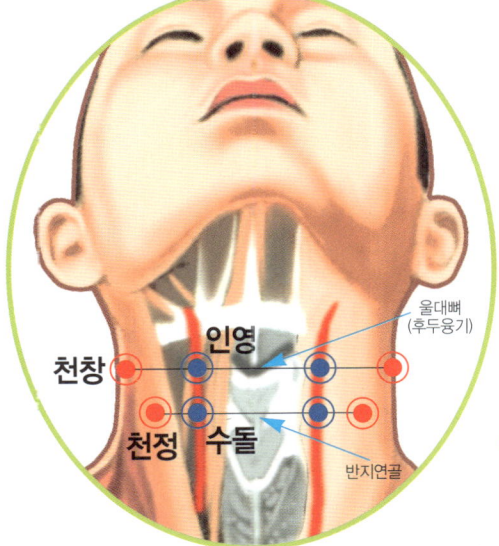
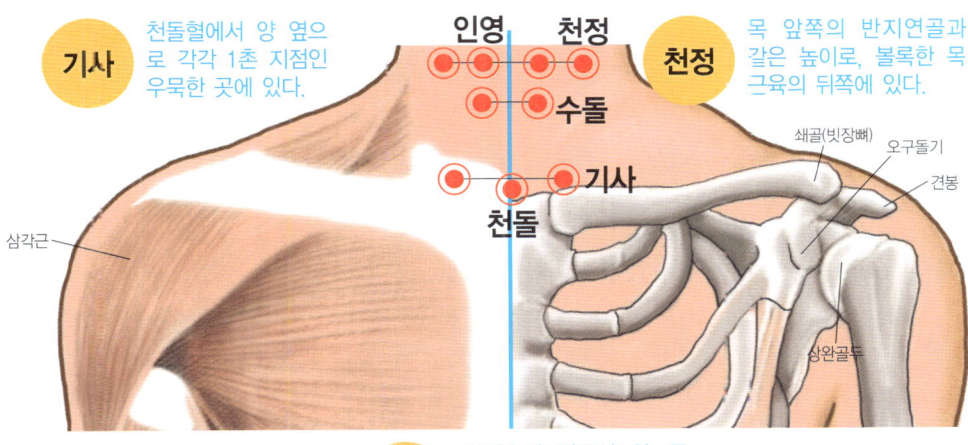

기사 천돌혈에서 양 옆으로 각각 1촌 지점인 우묵한 곳에 있다.

천정 목 앞쪽의 반지연골과 같은 높이로, 볼록한 목 근육의 뒤쪽에 있다.

천돌 앞가슴의 정중선 위, 목 아래패임 지점에 있다. 손가락 하나가 꼭 들어가는 가장 오목한 곳이다.

천창 목에 있는 혈자리로, 날핏줄이 만져지는 곳에 있다. 후두융기(울대뼈)의 양 옆에 부돌혈·인영혈과 같은 높이이며, 굵은 목 근육의 뒤쪽에 있다.

수돌 목에 있는 반지연골과 같은 높이로, 목 근육과 모서리의 바로 앞쪽에 있다.

합곡 엄지손가락과 집게손가락이 갈라진 뼈 사이 우묵한 곳에 있다.

인영 목의 울대뼈 양 옆 목 근육의 앞쪽, 목 동맥 위 동맥이 뛰는 곳에 있다.

숙취(宿醉)를 치료하는 경혈

술을 마시면 다음 날 아침에 머리가 지끈지끈하고 아프며 일어나기가 힘들어진다. 이것이 축취인데, 빨리 머리를 맑게 하고 싶으면 간단한 마사지 또는 지압을 하거나 탕(湯)에 들어가 있는 것도 숙취를 없애 주는 방법이다.

■ 경혈 치료법

우선 머리 위의 백회혈·천주혈·풍지혈·완골혈을 손가락으로 강하게 천천히 눌러 준다. 그런 다음 목 근육을 네 손가락으로 화살표 방형으로 눌러 준다. 이렇게 하면 얼굴의 충혈(充血)이 없어진다.

이번에는 베개를 등에 넣고 거궐혈·구미혈·중완혈을 중심으로 기문혈·장문혈을 화살표대로 네 손가락으로 천천히 찌르듯이 누른다. 이때 입을 천천히 벌리고 복부의 힘을 뺀다. 다시 천추혈·황유혈을 5~6분 꾹 누르고 한참 있는다. 참고로, 술을 마실 때는 발을 차게 하면 좋다.

기문(期門) 가슴과 옆구리의 통증을 없애 주는 경혈.
구미(鳩尾) 심장병·급성 위장병 등을 다스리는 경혈.
거궐(巨闕) 심장의 동계(動悸)를 멎게 하는 경혈.
중완(中脘) 위의 소화를 돕는 경혈.
천추(天樞) 배탈이 났을 때 잘 듣는 경혈.
장문(章門) 가슴과 옆구리의 통증을 없애 주는 경혈.
황유(肓兪) 정력 증강을 돕는 경혈.

● 주요 경혈

백회(百會) 두통·치질 등에 효험이 있는 무병 장수의 경혈.
완골(完骨) 두통이나 목의 통증을 다스리는 경혈.
천주(天柱) 목병·두통의 명혈(名穴)이라 불리는 경혈.
풍지(風池) 감기 질환이 모이는 경혈.

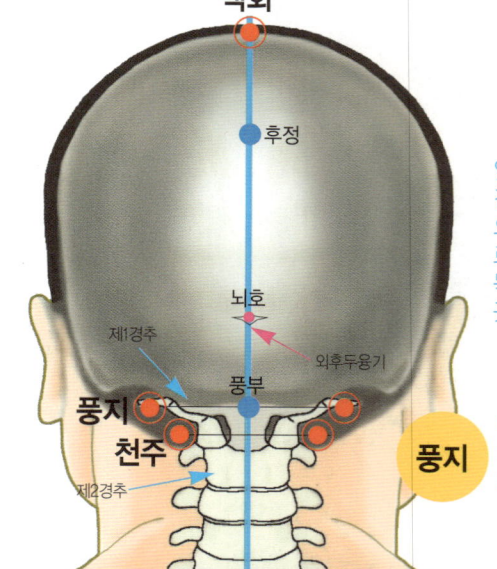

백회
앞이마 머리카락 경계선에서 뒤쪽으로 5촌 지점으로, 콩알만큼 우묵하게 들어간 곳에 있다.

풍지
뒤통수뼈 아래쪽과 목빗근 뒤쪽의 오목한 곳에 있다.

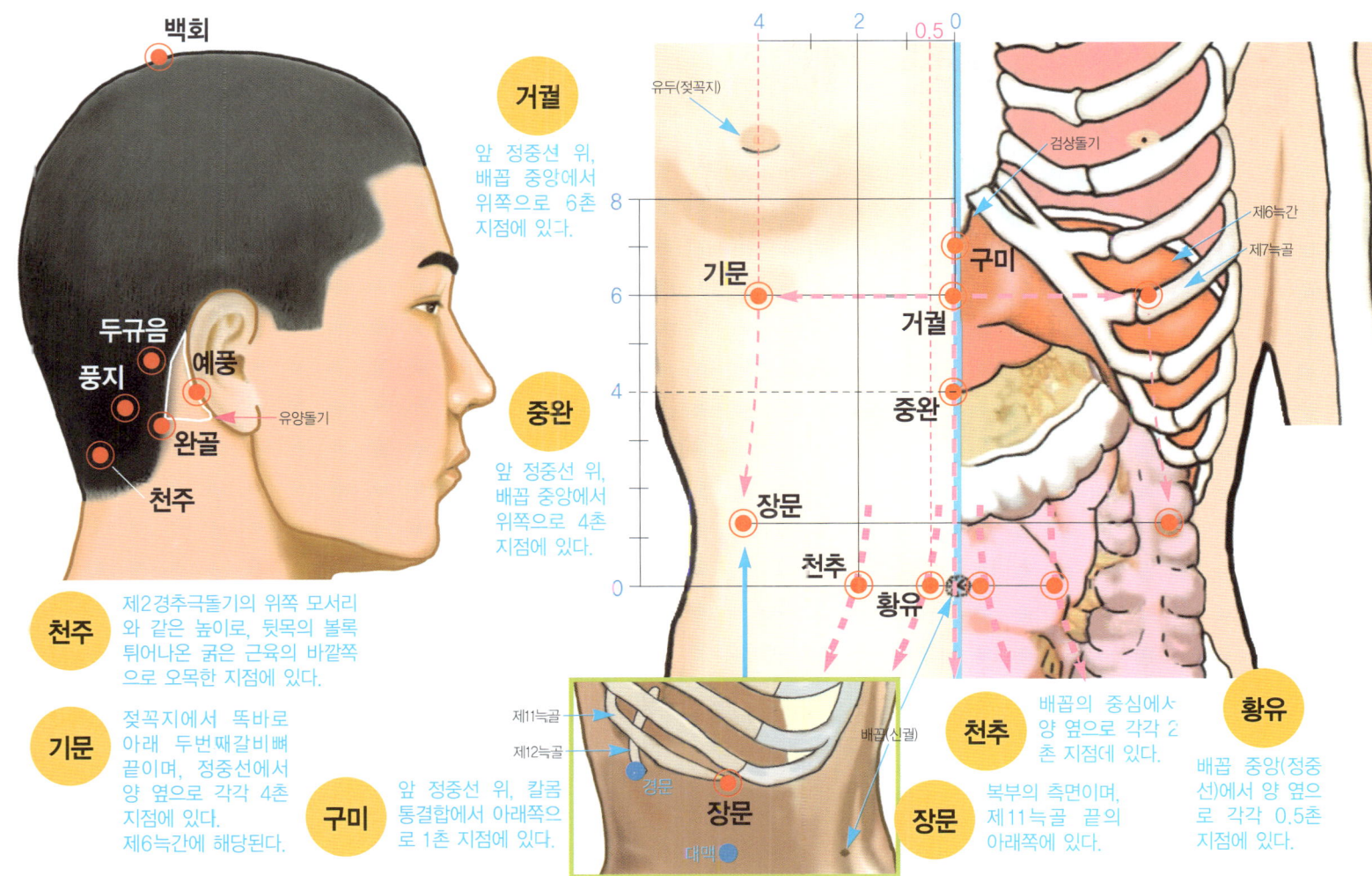

심장(心臟)의 동계(動悸)를 치료하는 경혈

갑자기 심장이 두근거리고 맥박이 빨라지며 심장 부위가 아프고 식은땀이 나며 숨이 끊어질 듯한 증상을 심장의 동계라고 한다. 심장의 고장이 원인이 아니기 때문에 아무리 조사를 해도 그 원인을 찾을 수 없다. 이것은 분노·불안·초조 등이 오랫동안 계속될 경우에 일어나는 정신적인 병으로 보고 병원에서는 신경안정제나 수면제 등을 처방해 주는 것으로 치료를 하고 있지만 약의 부작용 때문에 많은 문제가 제기되고 있다.

최근에는 정신요법이나 물리요법 외에 침이나 뜸으로 치료를 하여 효과를 올리기도 한다.

■ 경혈 치료법

등 쪽의 궐음유혈·심유혈·신당혈과 젖꼭지의 전중혈과 명치의 거궐혈 등이 중요한 경혈이다. 만성적인 경우에는 뜸 치료가 좋으며, 급성일 경우에는 앞에 열거한 경혈 외에 아래팔의 극문혈, 새끼손가락의 신문혈에 침을 놓으면 효과가 있다.

그림처럼 경혈을 중심으로 마사지나 지압을 해 준다. 심장의 동계(動悸)는 완치하기 어려운 병이므로 전문가와 가족의 꾸준한 보살핌이 중요하다.

• 주요 경혈

궐음유(厥陰兪) 심장의 동계(動悸)나 기력 쇠약에 잘 듣는 경혈.
신당(神堂) 심장에 잘 듣는 경혈.
심유(心兪) 심장의 허약을 바로잡는 경혈.
단중(膻中) 심장의 동계·해수·천식에 효험이 있는 경혈.
거궐(巨闕) 심장의 동계(動悸)를 멎게 하는 경혈.
극문(郄門) 겨드랑이의 체취를 없애 주는 경혈.
신문(神門) 심경(心經)의 증상을 알아내는 경혈.

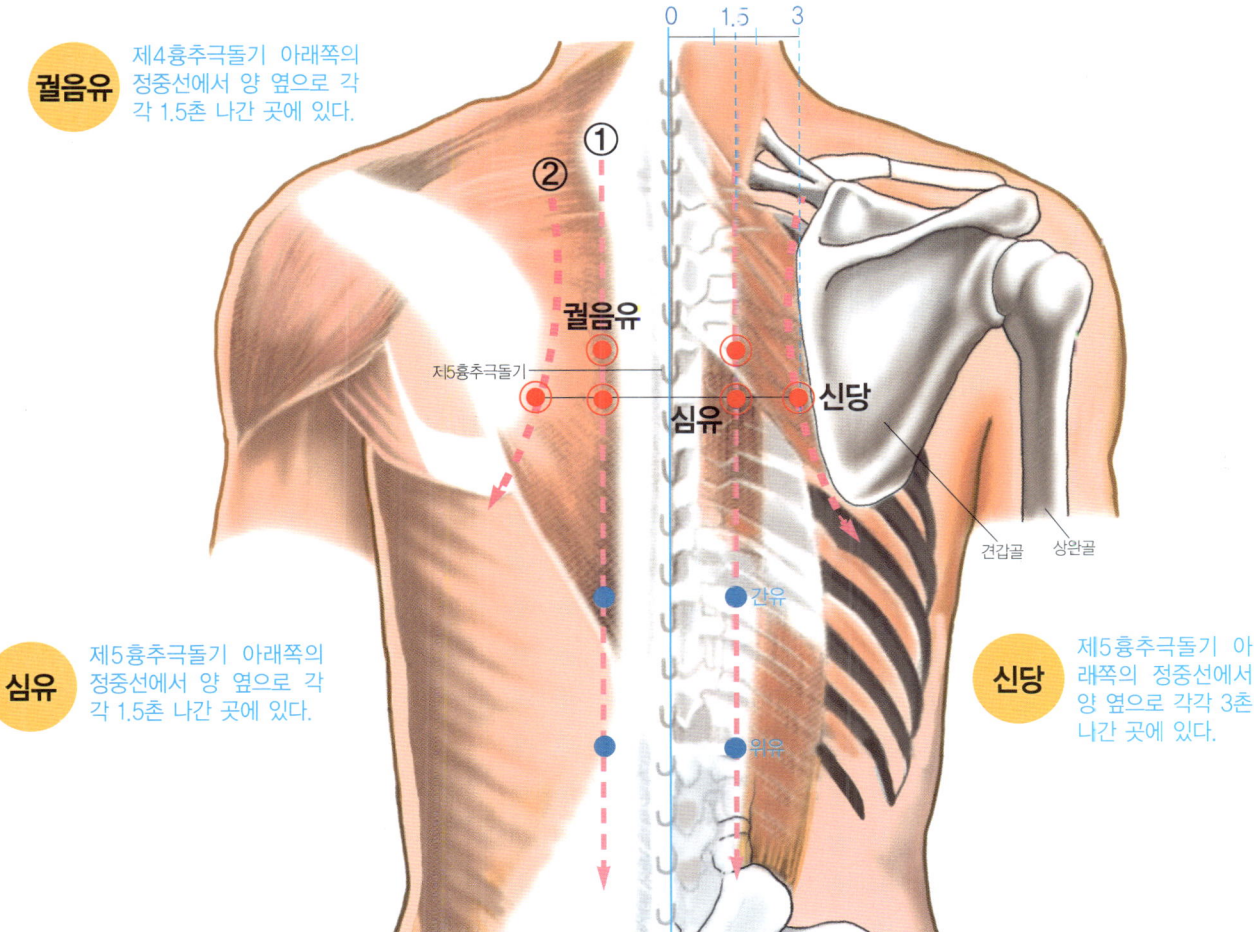

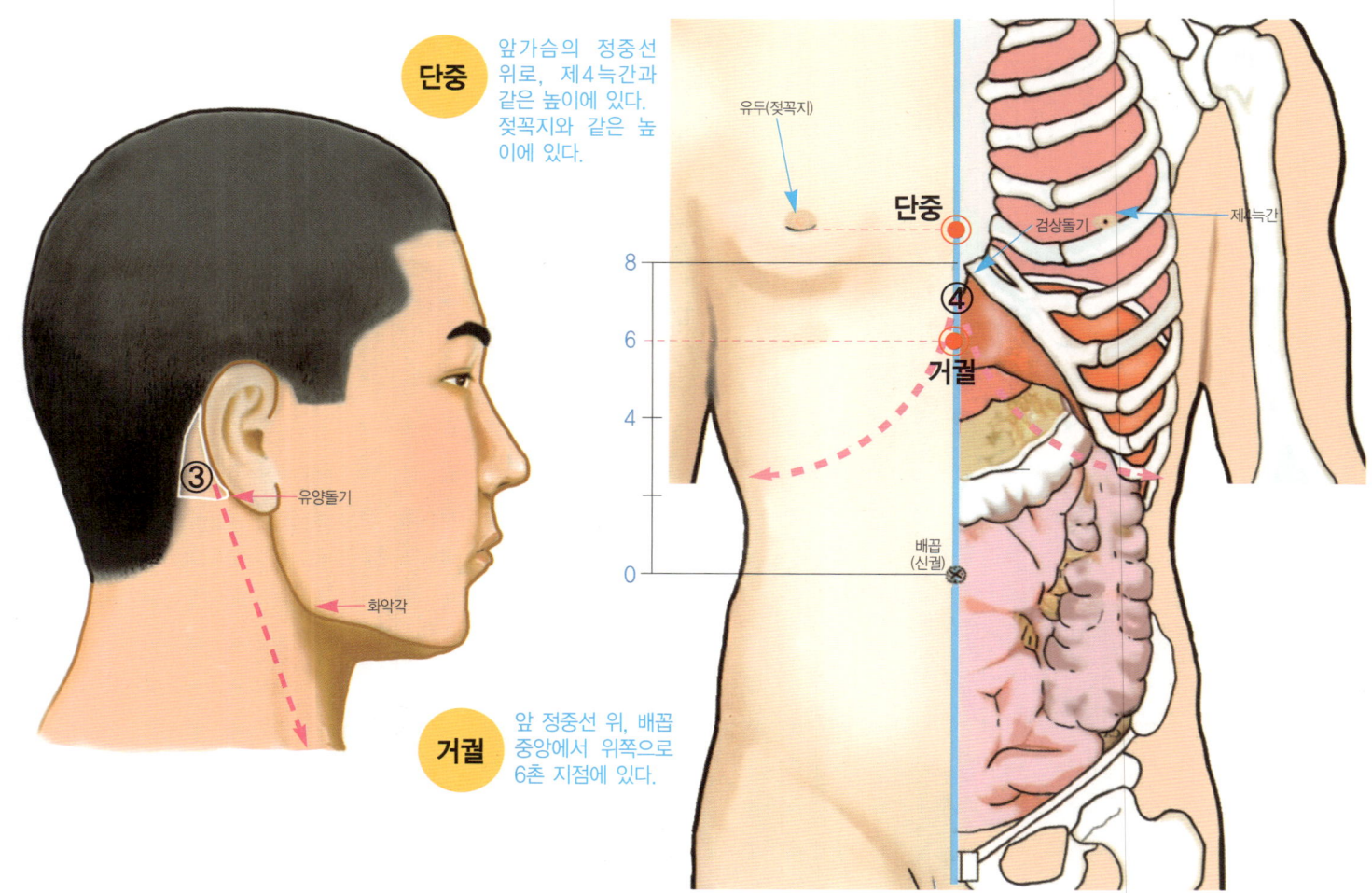

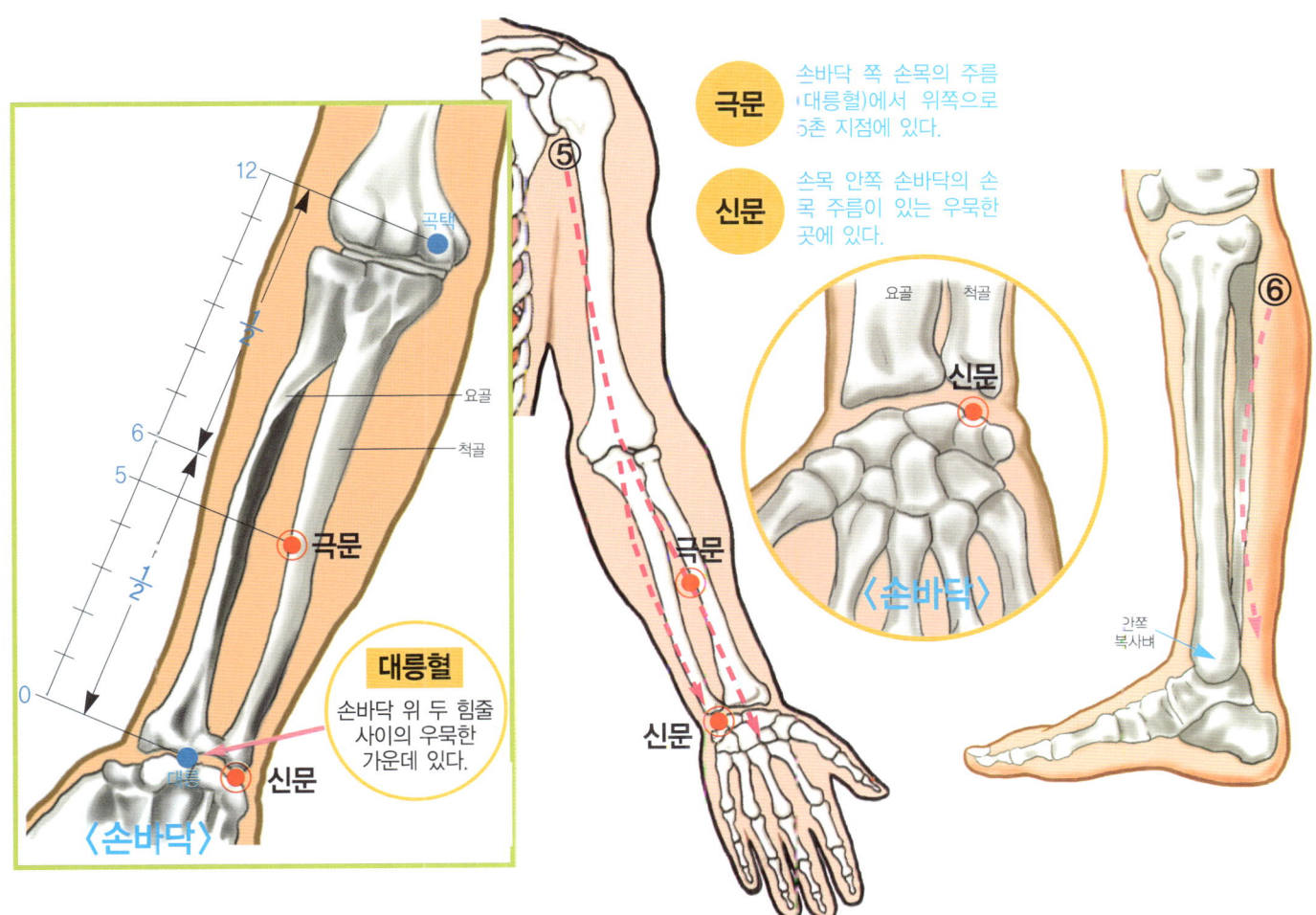

염좌(捻挫)를 치료하는 경혈

　자동차에 부딪히면 강한 충격 때문에 목의 뼈가 일시적으로 염좌 증상이 일어난다. 그 증상은 두통·어깨가 뻐근하고 이명(耳鳴)·팔의 마비·나른하고 몸이 무겁고 손발이 아프다. 이는 머리로 향하는 신경의 경로가 영향을 받았기 때문이다.

　염좌에 걸리면 4~5일간 안정을 취해야 하며, 열이 나거나 부기가 빠지면 목을 온습포하여 따뜻하게 하고 근육이나 인대의 긴장을 푸드럽게 풀어 주어야 한다.

■ 경혈 치료법

　먼저 뒷목의 경추(經椎) 양쪽의 ①을 화살표 방향으로 천천히 손가락으로 마사지한다. 완골혈·천주혈·풍지혈의 지압도 곁들이면 좋다. 이어서 귀 뒤에서 옆목으로 내려온 ②의 경로를 따라 잘 마사지한다. 팔의 통증이나 마비를 풀어 주려면 ③④의 경로로 마사지한다. 등이 아플 때에는 견정혈·견료혈·대추혈을 지압한다. 만성일 경우에는 각 경혈에 뜸 치료를 권한다.

● 주요 경혈

대추(大椎) 홍역이나 두드러기에 좋은 경혈.
견료(肩髎) 어깨 뼈를 다스리는 경혈.
견정(肩井) 어깨의 응어리에 잘 듣는 경혈.
풍지(風池) 감기 질환이 모이는 경혈.
완골(完骨) 두통이나 목의 통증을 다스리는 경혈.
천주(天柱) 목병·두통의 명혈(名穴)이라 불리는 경혈.
소해(少海) 팔의 통증을 가라앉히는 경혈.
곡택(曲澤) 팔의 신경통에 효험이 있는 경혈.
척택(尺澤) 팔이 아프거나 저리는 것을 제거하는 경혈.
곡지(曲池) 두통·설사 외에 만능 무병 장수의 경혈.
합곡(合谷) 위장 상태의 척도 외에 만능 무병 장수의 경혈.
극문(郄門) 손의 통증, 심장 질환을 다스리는 경혈.
대릉(大陵) 팔의 통증과 마비를 풀어 주는 경혈.
신문(神門) 심경(心經)의 증상을 알아내는 경혈.

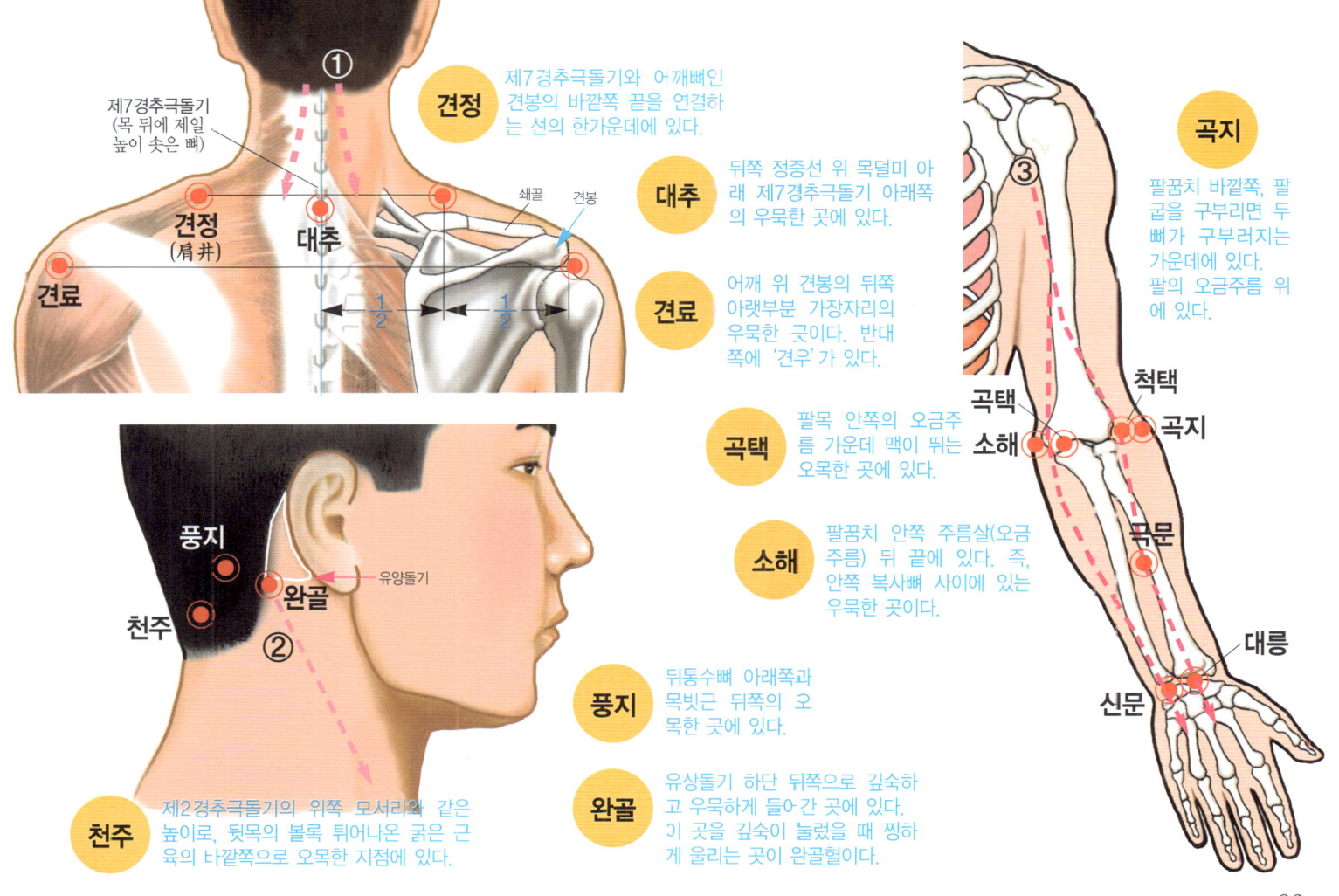

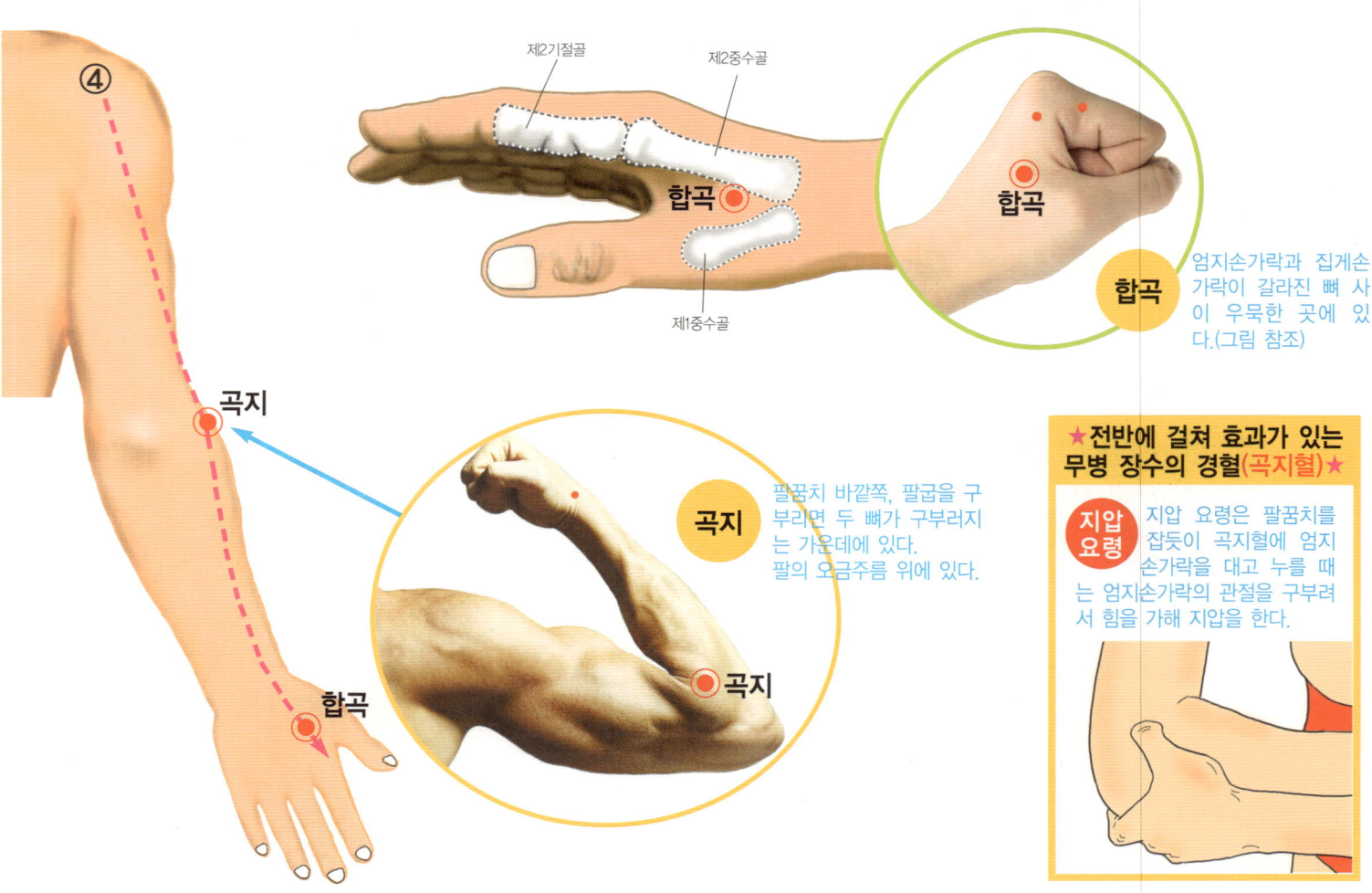

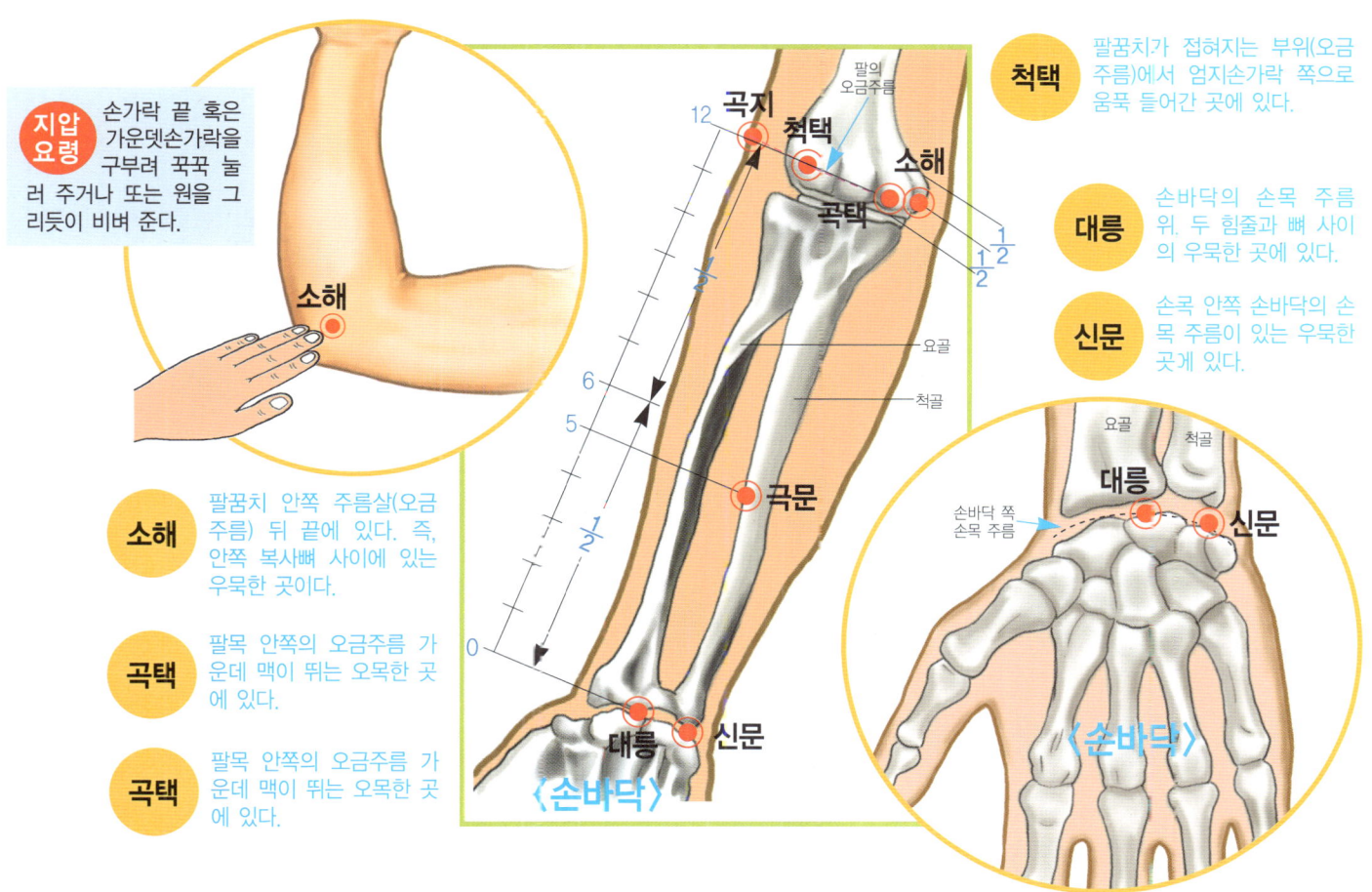

감기 (感氣)를 치료하는 경혈

감기는 외부의 추위나 냉기·습기 등으로 일어나는 가벼운 호흡장애이지만 만병의 근원이라고 할 만큼 안심해서는 안 되는 병이다. 예를 들면 코감기·목감기 등은 코의 점막이 약간 부어서 열이 나고 아프며, 콧물이 나고 재채기가 나오다가 이런 증상이 심해지면 후두염을 일으켜 목이 아프거나 기침이 나오게 된다. 더욱 악화되면 기관지염이나 폐렴으로 진행된다.

코감기나 목감기의 단계에서는 경혈 치료로 가능하다. 하지만 인플루엔자와 같은 병원균에 의한 감기는 제외한다.

■ 경혈 치료법

먼저 머리 뒤쪽의 풍부혈·풍지혈·풍문혈과 등의 폐유혈, 가슴의 중부혈, 팔꿈치의 공최혈 등을 뜸이나 지압으로 치료한다. 특히 공최혈은 기침이 심하고 열이 나고 숨이 가쁠 때 잘 듣는다. 매일 각 경혈에 중간형 뜸쑥을 2~3장 뜬다. 이 외에 몸을 따뜻하게 하는 식품을 섭취하면서 충분한 휴식을 취한다.

● 주요 경혈

풍부(風府) 두통·머리의 신경이 모이는 경혈.
풍지(風池) 감기 질환이 모이는 경혈.
폐유(肺兪) 폐의 기능을 살리고 그 허약을 보완하는 경혈.
풍문(風門) 감기에 걸렸을 때 효험을 보는 경혈.
중부(中府) 천식·발작에 잘 듣는 경혈.
공최(孔最) 감기에 잘 듣는 경혈.

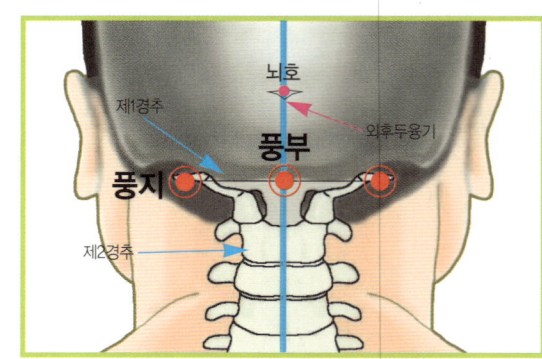

풍지 뒤통수뼈 아래쪽과 목빗근 뒤쪽의 오목한 곳에 있다.

풍부 뒤쪽 정중선 위 외후두융기 바로 아래쪽의 목부위로, 굵은 힘줄 사이의 우묵한 곳에 있다.

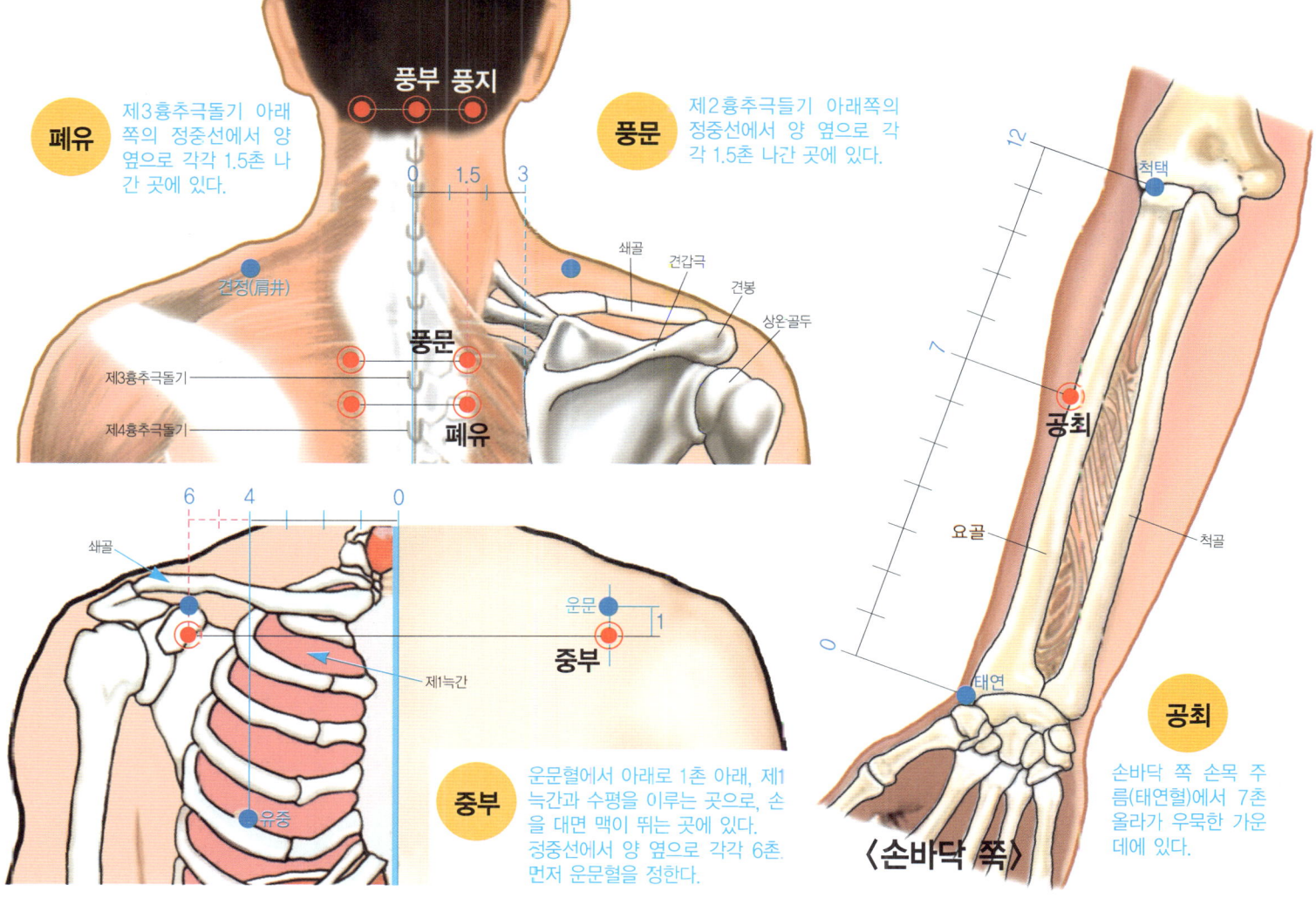

해수(咳嗽)를 치료하는 경혈

대개 만성 기관지염으로 불리는 해수는 여름철에는 괜찮다가 가을이 깊어지면 심해지고, 그것도 낮 동안에는 거의 나지 않다가 냉해지는 밤중이나 새벽녘이 되면 숨이 막힐 듯한 기침이 가래까지 섞여서 계속 나오거나 조금만 급히 걷거나 계단을 오르기만 해도 숨이 차서 견딜 수 없다. 심할 때에는 생명을 위협받기도 하기 때문에 병원에 가야 하지만 가벼울 때는 지압이나 마사지·침 등으로도 고칠 수 있다.

■ 경혈 치료법

주로 허약 체질인 사람에게 많이 나타나는데, 신유혈·지실혈·황유혈 등을 눌러 보면 응어리가 있거나 통증이 느껴지면 지압해 준다.

기침이나 가래를 없애 주려면 중부혈·폐유혈·협백혈·공최혈·태연혈을, 천식을 가라앉히려면 궐음유혈·심유혈·전중혈·거궐혈을 지압한다. 혹 장딴지 안쪽의 음릉천혈이나 삼음교혈 등의 경혈 주위에 굳은 응어리가 있을 때에도 마사지나 지압을 해 준다.

● 주요 경혈

폐유(肺兪) 폐의 기능을 살리고 그 허약을 보완하는 경혈.
궐음유(厥陰兪) 심장의 동계(動悸)나 기력 쇠약에 잘 듣는 경혈.
심유(心兪) 심장의 허약을 바로잡는 경혈.
신유(腎兪) 몸의 상태를 점검하고 원기(元氣)를 넣어 주는 경혈.
지실(志室) 스테미나를 증가시키는 경혈.
단중(膻中) 심장의 동계·해수·천식에 효험이 있는 경혈.
거궐(巨闕) 심장의 동계(動悸)를 멎게 하는 경혈.
황유(肓兪) 정력 증강을 돕는 경혈.
중부(中府) 천식·발작에 잘 듣는 경혈.
협백(俠白) 기침이나 숨이 찰 때 잘 듣는 경혈.
태연(太淵) 폐경의 이상을 알아보는 경혈.
공최(孔最) 감기에 잘 듣는 경혈.
음릉천(陰陵泉) 무릎이 아플 때 잘 듣는 경혈.
삼음교(三陰交) 발·무릎이 피로할 때 잘 듣는 경혈.

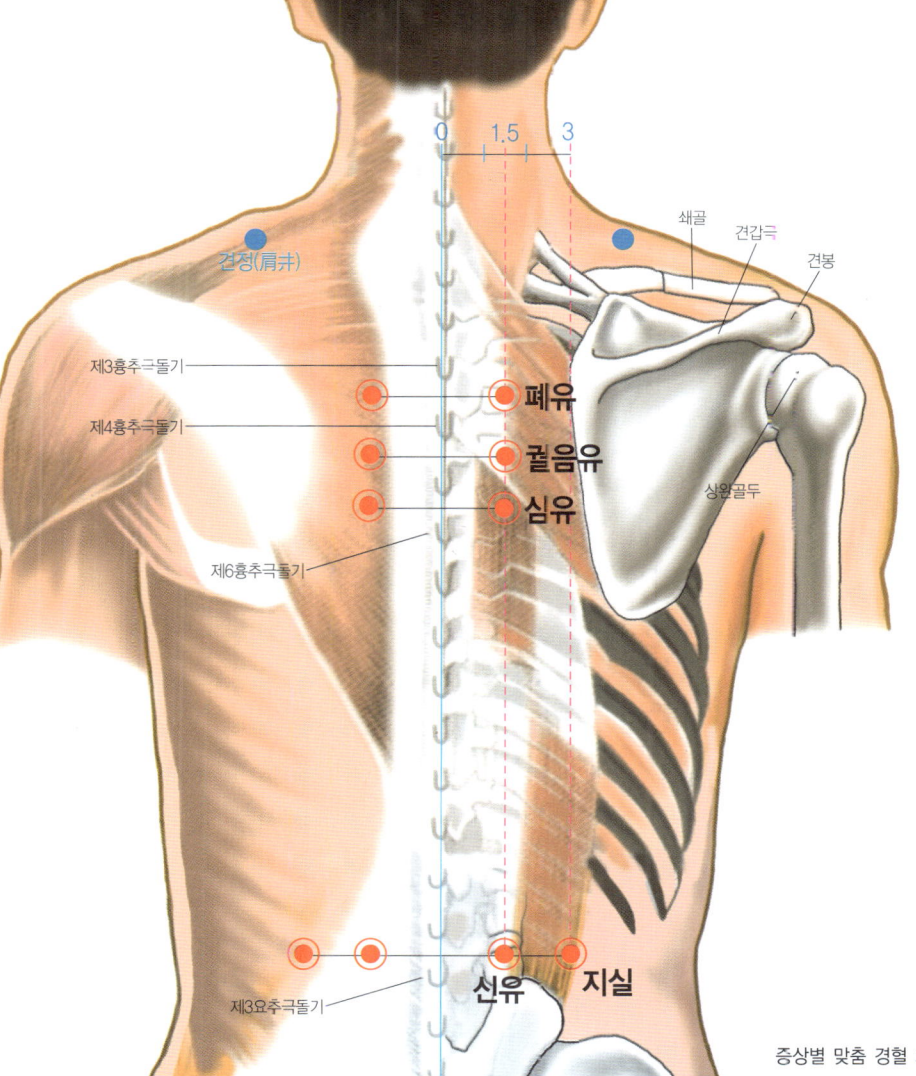

폐유
제3흉추극돌기 아래쪽의 정중선에서 양 옆으로 각각 1.5촌 나간 곳에 있다.

궐음유
제4흉추극돌기 아래쪽의 정중선에서 양 옆으로 각각 1.5촌 나간 곳에 있다.

심유
제5흉추극돌기 아래쪽의 정중선에서 양 옆으로 각각 1.5촌 나간 곳에 있다.

신유
제2요추극돌기 아래쪽의 정중선에서 양 옆으로 각각 1.5촌 나간 곳에 있다.

지실
제2요추극돌기 아래쪽의 정중선에서 양 옆으로 각각 3촌 나간 곳에 있다. 명문·신유혈과 같은 높이이다.

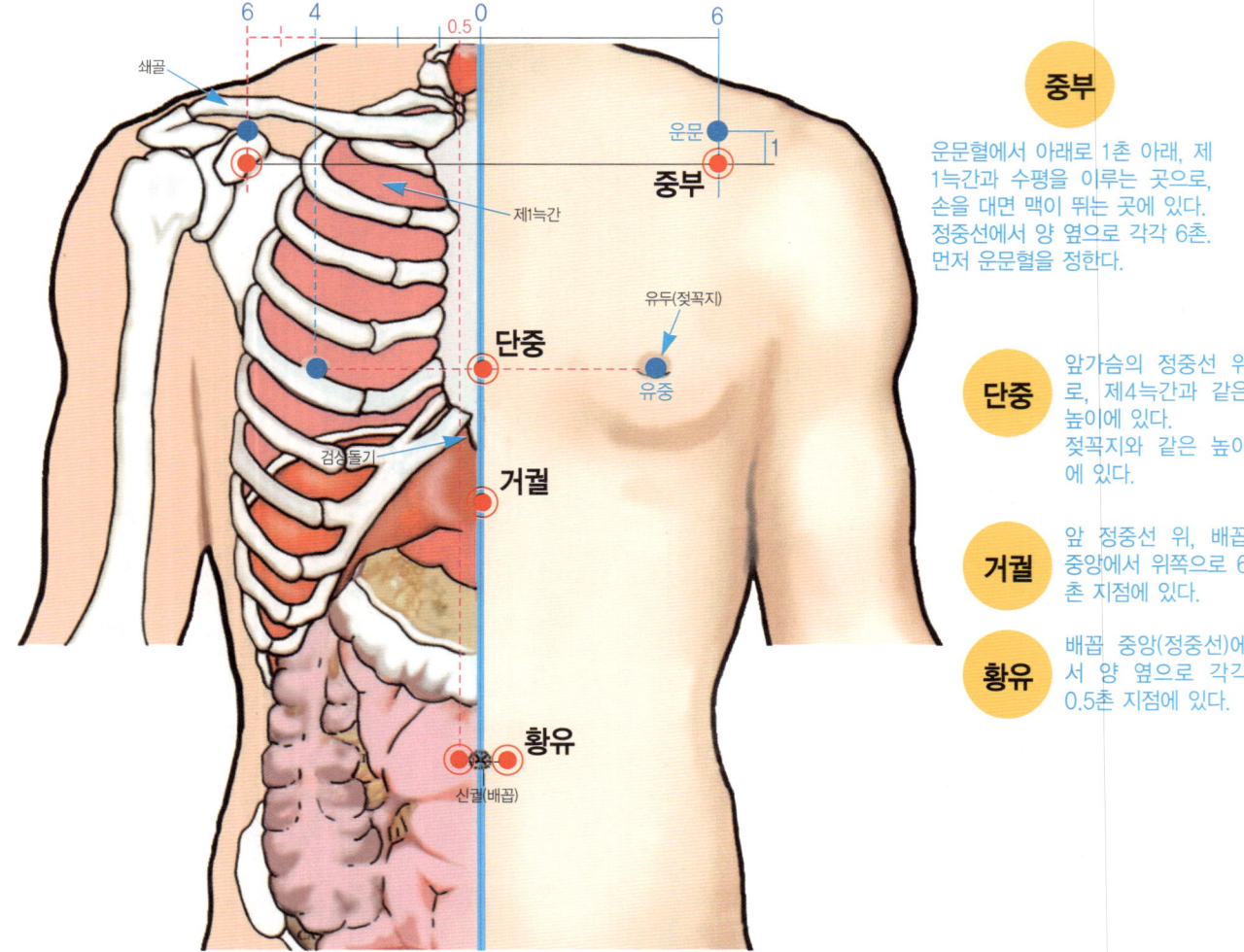

중부
운문혈에서 아래로 1촌 아래, 제1늑간과 수평을 이루는 곳으로, 손을 대면 맥이 뛰는 곳에 있다. 정중선에서 양 옆으로 각각 6촌. 먼저 운문혈을 정한다.

단중
앞가슴의 정중선 위로, 제4늑간과 같은 높이에 있다. 젖꼭지와 같은 높이에 있다.

거궐
앞 정중선 위, 배꼽 중앙에서 위쪽으로 6촌 지점에 있다.

황유
배꼽 중앙(정중선)에서 양 옆으로 각각 0.5촌 지점에 있다.

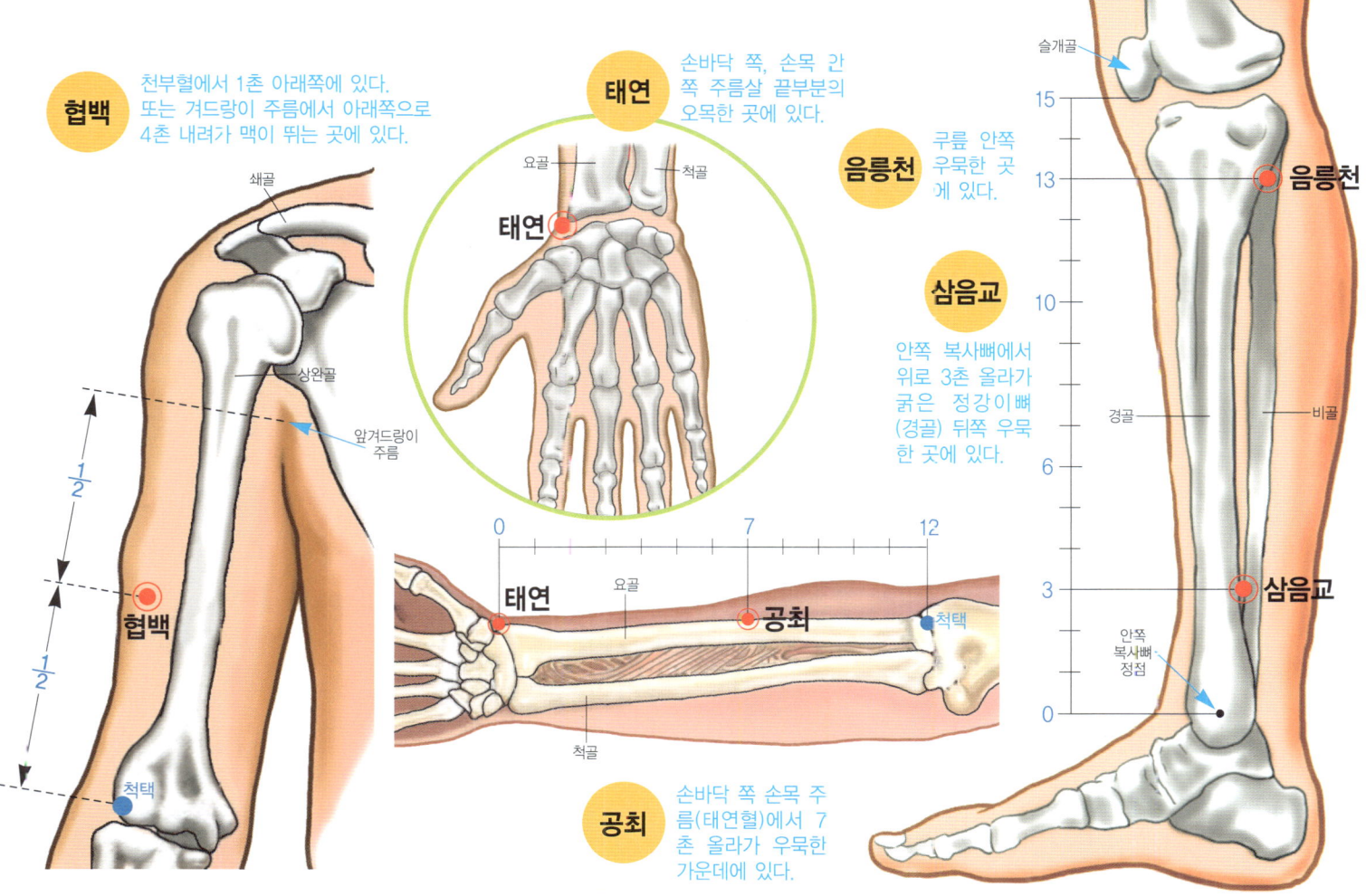

천식(喘息)을 치료하는 경혈

천식이 일어나면 '색색' 하는 천명(喘鳴)과 숨이 가빠서 때로는 누워 있을 수도 없어 앉아서 헤맨다. 안색은 창백해지고 입술은 보라색으로 변하는 등, 몹시 고통스러워한다. 천식의 3분의 1은 10세 이하의 어린이에게 일어난다.

견정(肩井) 어깨의 응어리에 잘 듣는 경혈.
협백(俠白) 기침이나 숨이 찰 때 잘 듣는 경혈.
공최(孔最) 폐경(肺經)을 다스리는 경혈.

■ 경혈 치료법

발작 전이나 발작이 일어나면 천식에 잘 듣는 뜸 치료의 경혈인 대추혈·폐유혈·심유혈·천돌혈·중부혈 등을 지압이나 뜸을 뜬다. 이어서 견정혈·협백혈·공최혈 등에 작은 뜸쑥으로 한 군데에 3~5회씩 3주일 정도 계속해 준다.

발작이 일어났을 때는 그림처럼 화살표의 표시대로 마사지나 지압을 하면 호흡이 편해진다. 또한 45도 정도의 따뜻한 물에 10분 정도 손을 펴서 담그고 있으면 가슴의 울혈이 풀려 숨이 편해진다.

• 주요 경혈

천돌(天突) 성대 질환, 인후병 등에 잘 듣는 경혈.
중부(中府) 천식·발작에 잘 듣는 경혈.
폐유(肺兪) 폐의 기능을 살리고 그 허약을 보완하는 경혈.
심유(心兪) 심장의 허약을 바로잡는 경혈.
대추(大椎) 홍역이나 두드러기에 좋은 경혈.

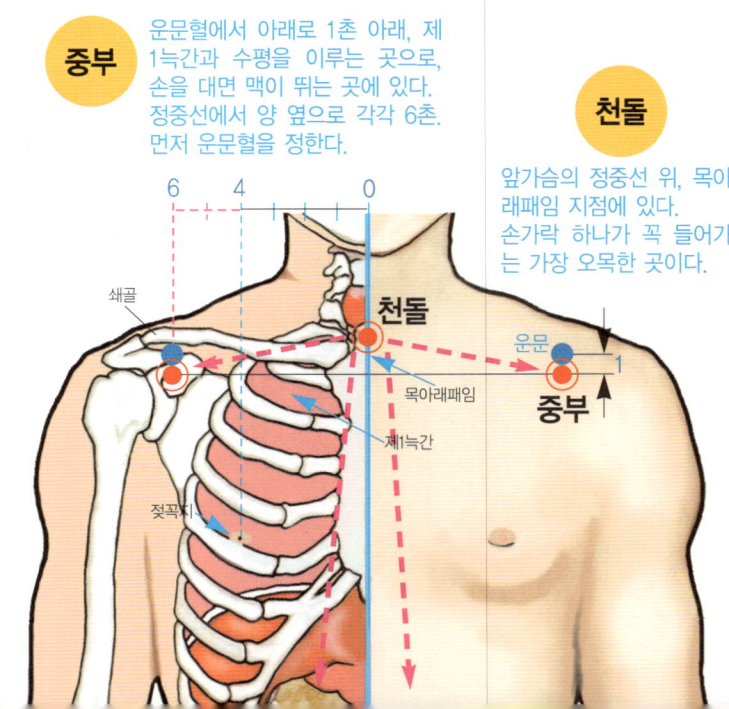

중부: 운문혈에서 아래로 1촌 아래, 제1늑간과 수평을 이루는 곳으로, 손을 대면 맥이 뛰는 곳에 있다. 정중선에서 양 옆으로 각각 6촌. 먼저 운문혈을 정한다.

천돌: 앞가슴의 정중선 위, 목아래패임 지점에 있다. 손가락 하나가 꼭 들어가는 가장 오목한 곳이다.

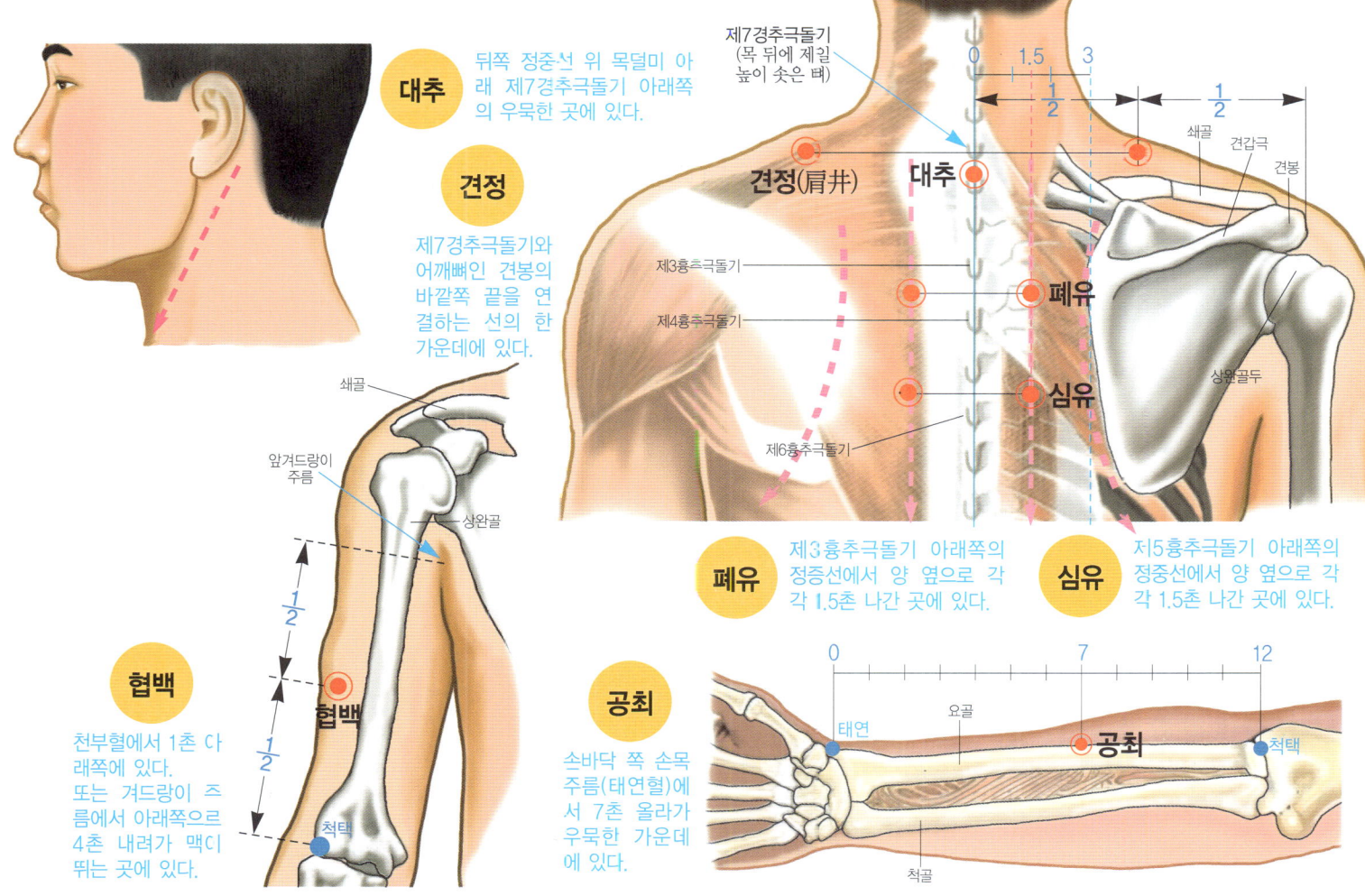

현기증·이명(耳鳴)을 치료하는 경혈

갑자기 의자에서 일어날 때 어지럽거나 귀에서 무슨 소리가 나거나 하는 증상은 잠이 부족하거나 과로(過勞)했을 때 가끔 일어난다. 이러한 증상은 몸의 평형을 유지하는 기능인 귀에서 대뇌 또는 소뇌의 기능에 장애가 일어날 때 생긴다. 이럴 때 간단히 할 수 있는 마사지나 지압을 해 주면 증상이 호전될 것이다. 그러나, 이런 증상이 30분에서 4~5시간 사이에 계속해서 일어날 때에는 병원에 가 봐야 한다.

■ 경혈 치료법

①의 경로대로 두규음혈을 중심으로 귀바퀴 둘레, ②의 경로인 눈끝에서 각손혈까지, ③의 경로인 이마 위쪽의 신정혈에서 백회혈·후정혈·천주혈까지, ④의 경로인 곡차혈에서 풍지혈까지, ⑤의 경로인 천주혈·풍지혈·예풍혈까지의 각 경로를 손가락으로 여러 번 쓰다듬은 후에 각 경혈을 순번에 따라 지압한다. 이 때 너무 강하지 않게 천천히 3~4회 눌러 준다.

다음으로 어깨의 견정혈, 등의 심유혈·간유혈·신유혈, 복부의 중완혈·황유혈, 옆구리의 경문혈, 발의 태계혈 등을 지압한다. 마지막으로 다시 한 번 천주혈·풍지혈의 목 뒷덜미를 눌러준다.

• 주요 경혈

백회(百會) 두통·치질 등에 효험이 있는 **무병 장수의 경혈**.
후정(後頂) 두통 등을 다스리는 경혈.
두규음(頭竅陰) 현기증·이명(耳鳴)에 잘 듣는 경혈.
신정(神庭) 정신병을 안정시키는 경혈.
각손(角孫) 눈·귀·치과 질환에 폭넓게 사용되는 경혈.
곡차(曲差) 두통과 코가 막힌 것을 다스리는 경혈.
풍지(風池) 감기 질환이 모이는 경혈.
천주(天柱) 목병·두통의 명혈(名穴)이라 불리는 경혈.
예풍(翳風) 두통과 현기증에 효험이 있는 경혈.
견정(肩井) 어깨의 응어리에 잘 듣는 경혈.
심유(心兪) 심장의 허약을 바로잡는 경혈.
간유(肝兪) 간장의 약화를 보완하는 경혈.
신유(腎兪) 몸의 상태를 점검하고 원기(元氣)를 넣어 주는 경혈.
경문(京門) 위장의 용태를 고르게 하는 경혈.
중완(中脘) 위의 소화를 돕는 경혈.
황유(肓兪) 정력 증강을 돕는 경혈.
태계(太谿) 정력 증강에 효험을 주는 경혈.

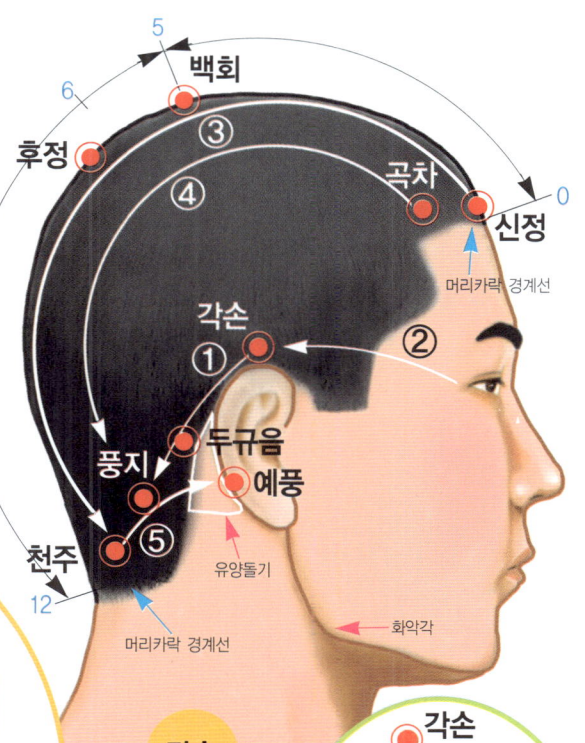
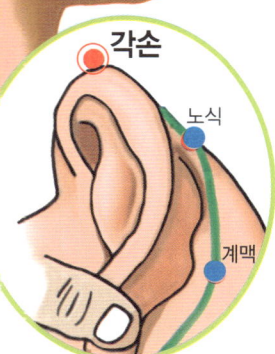

백회 앞이마 머리카락 경계선에서 뒤쪽으로 5촌 지점으로, 콩알만큼 우묵하게 들어간 곳에 있다.

두규음 완골혈과 천충혈을 연결하는 곡선의 3분의 1 지점으로, 우묵하게 들어간 곳에 있다.

뒤쪽 귓바퀴 뿌리의 모서리에서 수직으로 올라가 솔곡혈과 같은 높이의 우묵한 곳에 있다.

예풍 귀 뒤쪽 아래 유양돌기와 아래턱 사이의 으묵한 곳에 있다. 입을 벌리면 쏙 들어가는 지점이다.

유양돌기 하단 뒤쪽으로 깊숙하고 우묵하게 들어간 곳에 있다.

각손 귓바퀴 바로 위쪽 우묵한 곳에 있다. 귓바퀴를 접어 머리에 눌러 붙였을 때 귓바퀴 꼭대기가 닿는 지점이다.

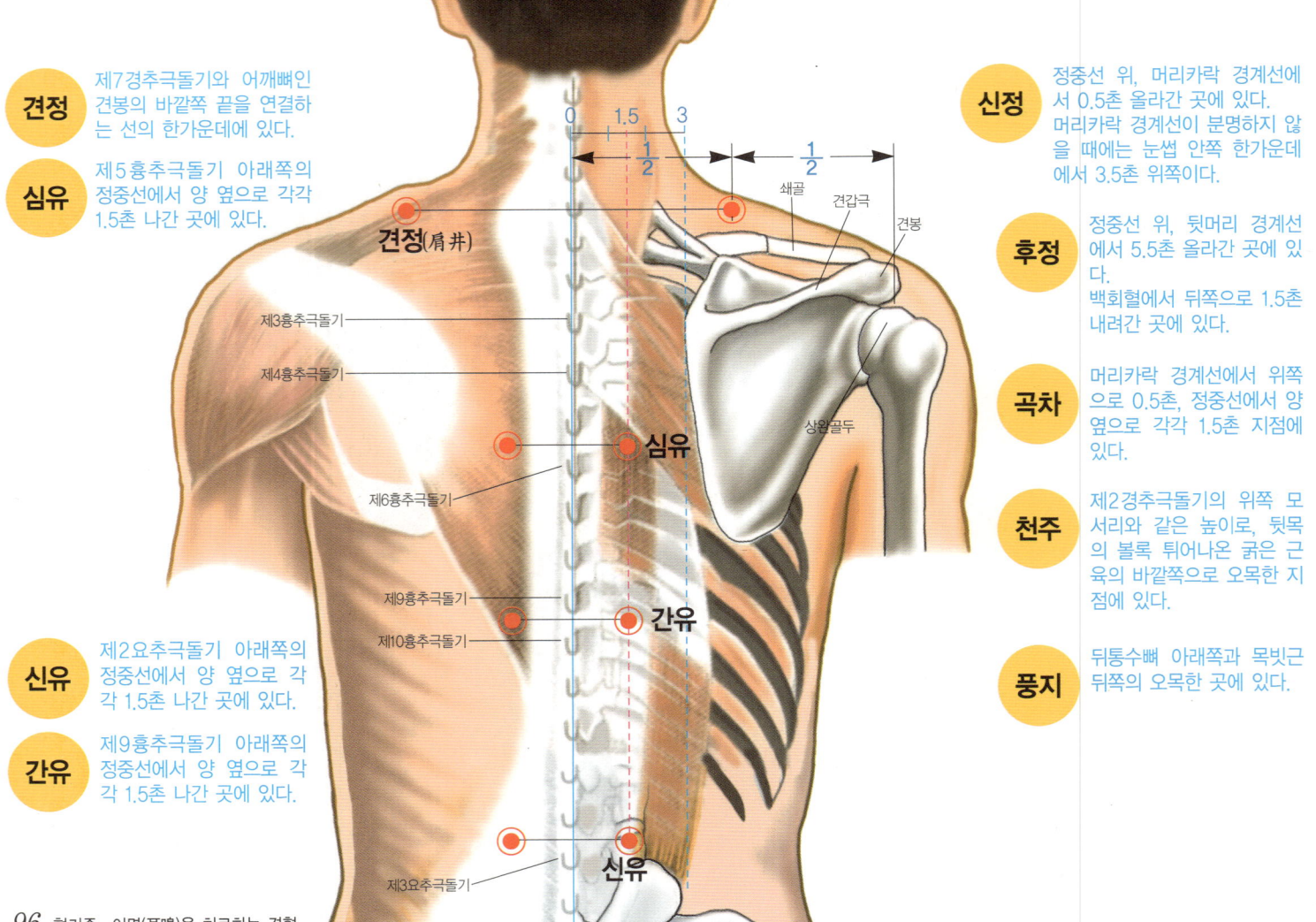

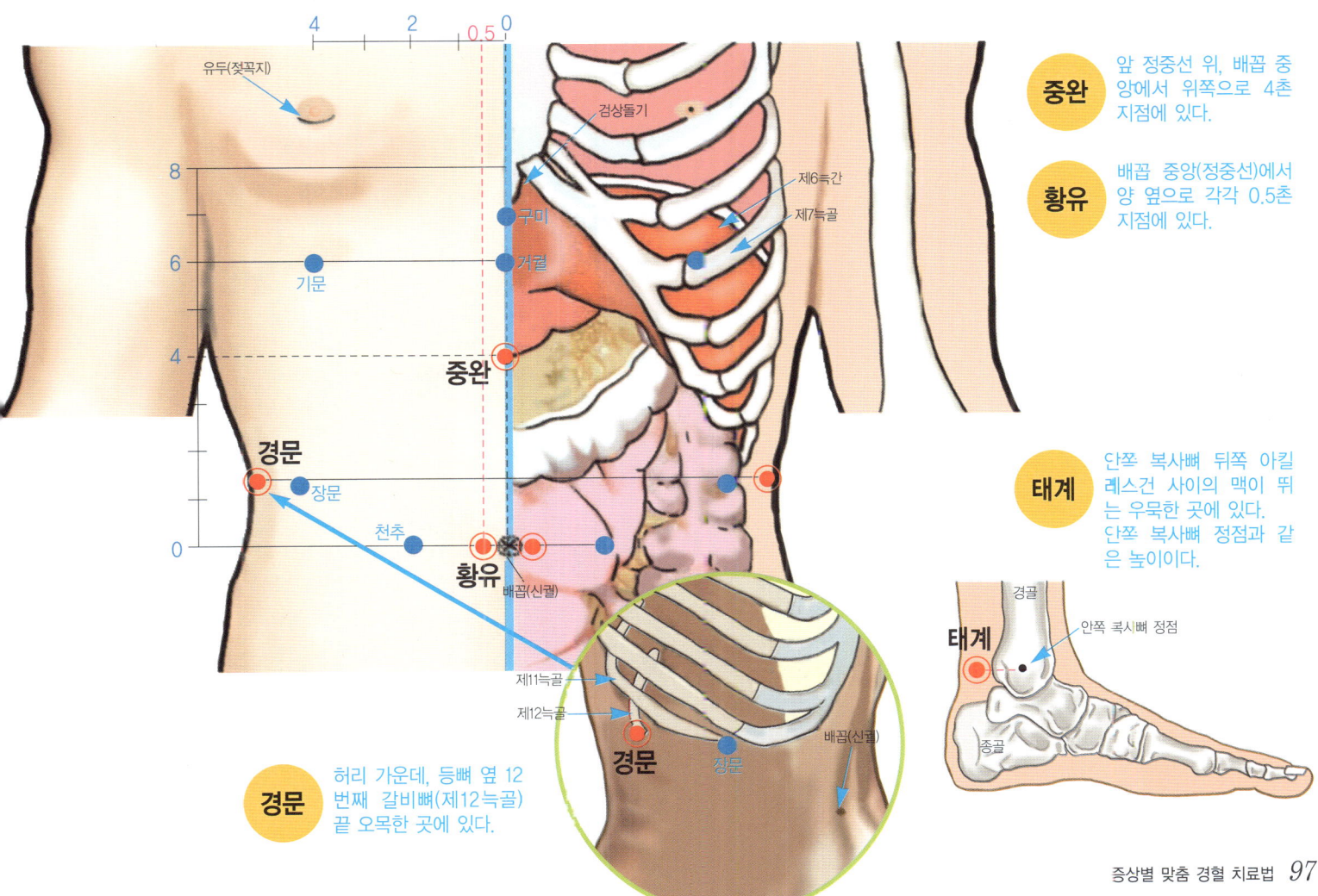

난청(難聽)을 치료하는 경혈

중국에서 침술로 귀가 들리게 되었다는 보도가 나온 적이 있는데, 침으로 치료할 수 있는 경우와 그렇지 못한 경우가 있다. 그러나 치료를 계속하면 조금씩 나아진다는 근거는 한방의 고전적인 문헌에도 기록되어 있으므로 장기 치료를 권장한다. 옛 문헌에 '귀는 신(腎)이 관장한다고 기록되므로 귀의 치료는 신경(腎經)에서 원인을 찾아내야 한다.

■ 경혈 치료법

먼저 허리의 신유혈·지실혈, 복부의 황유혈·경문혈 등의 경혈이 중요하다. 그리고 이런 증상의 사람들은 발이 냉(冷)하므로 발의 태계혈·곤륜혈·해계혈, 복부의 거궐혈·중완혈·관원혈·대거혈 등, 귀에 관계 있는 경혈들을 꾸준히 지압해 준다.

귀를 직접 치료하는 경혈은 이문혈·각손혈·계맥혈·규음혈·예풍혈·완골혈·천용혈·천정혈·기사혈 등이며, 두통이 따를 때에는 백회혈·천주혈·지풍혈 등을 중심으로 마사지나 지압을 한다. 뜸 치료는 어른은 뜸쑥으로 뜸을 권장하지만 어린이는 온구(溫灸)가 좋다.

● 주요 경혈

백회(百會) 두통·치질 등에 효험이 있는 무병 장수의 경혈.

각손(角孫) 눈·귀·치과 질환에 폭넓게 사용되는 경혈.
이문(耳門) 귀의 질환을 다스리는 경혈.
계맥(瘈脈) 광란 질환을 치료하는 경혈.
두규음(頭竅陰) 현기증·이명(耳鳴)에 잘 듣는 경혈.
예풍(翳風) 두통과 현기증에 효험이 있는 경혈.
천주(天柱) 목병·두통의 명혈(名穴)이라 불리는 경혈.
풍지(風池) 감기 질환이 모이는 경혈.
천용(天容) 목이 아플 때 풀어 주는 경혈.
천정(天鼎) 고혈압에 잘 듣는 경혈.
기사(氣舍) 목의 질환·위장의 각종 증상에 잘 듣는 경혈.
신유(腎兪) 몸의 상태를 점검하고 원기를 넣어 주는 경혈.
지실(志室) 스테미나를 증가시키는 경혈.
해계(解谿) 다리와 위장의 질환에 잘 듣는 경혈.
곤륜(崑崙) 다리 질환에 잘 듣는 경혈.
태계(太谿) 정력 증강에 효험을 주는 경혈.
거궐(巨闕) 심장의 동계(動悸)를 멎게 하는 경혈.
경문(京門) 위장의 용태를 고르게 하는 경혈.
중완(中脘) 위의 소화를 돕는 경혈.
황유(肓兪) 정력 증강을 돕는 경혈.
대거(大巨) 생리적 이상에 잘 듣는 경혈.
관원(關元) 정력 증강에 좋은 경혈.

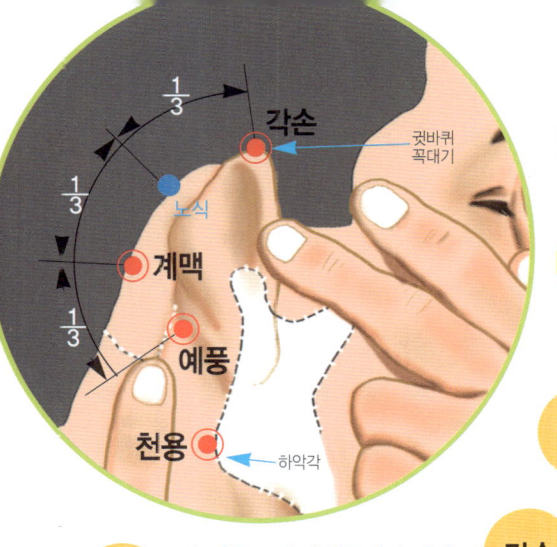

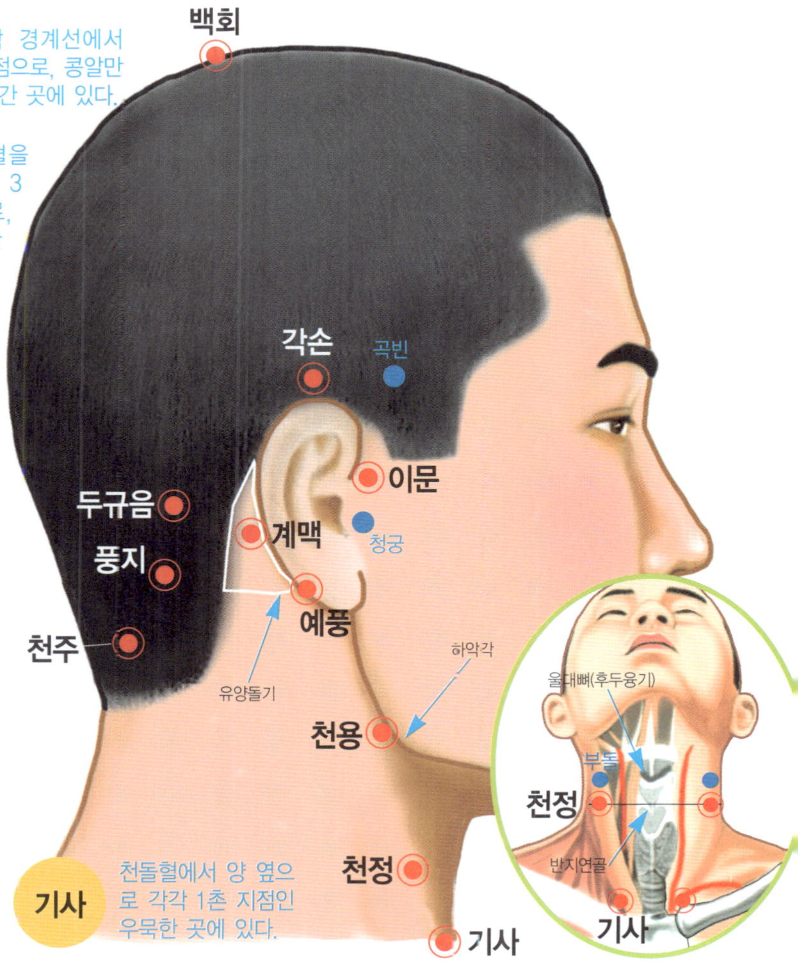

백회	앞이마 머리카락 경계선에서 뒤쪽으로 5촌 지점으로, 콩알만큼 우묵하게 들어간 곳에 있다.
두규음	완골혈과 천충혈을 연결하는 곡선의 3분의 1 지점으로, 우묵하게 들어간 곳에 있다.
풍지	뒤통수뼈 아래쪽과 목빗근 뒤쪽의 오목한 곳에 있다.
각손	귓바퀴 바로 위쪽 우묵한 곳에 있다. 귓바퀴를 접어 머리에 눌러 붙였을 때 귓바퀴 꼭대기가 닿는 지점이다.
이문	입을 벌렸을 때 우묵해지는 곳(청궁혈)의 바로 위쪽 우묵한 곳에 있다.
불용	배꼽의 중심에서 위쪽으로 6촌, 정중선에서 양 옆으로 각각 2촌 지점에 있다.
천정	목 앞쪽의 반지연골과 같은 높이로, 볼록한 목 근육의 뒤쪽에 있다.
기사	천돌혈에서 양 옆으로 각각 1촌 지점인 우묵한 곳에 있다.
예풍	귀 뒤쪽 아래 유양돌기와 아래턱 사이의 우묵한 곳에 있다. 입을 벌리면 쑥 들어가는 지점이다.
계맥	귓바퀴를 따라 예풍혈과 각손혈의 사이에서 아래쪽 3분의 1 지점에 있다.
천주	제2경추극돌기의 위쪽 모서리와 같은 높이로, 뒷목의 볼록 튀어나온 굵은 근육의 바깥쪽으로 오목한 지점에 있다.
천용	귓불 아래 하악각의 뒤쪽 맥이 뛰는 우묵한 곳에 있다.

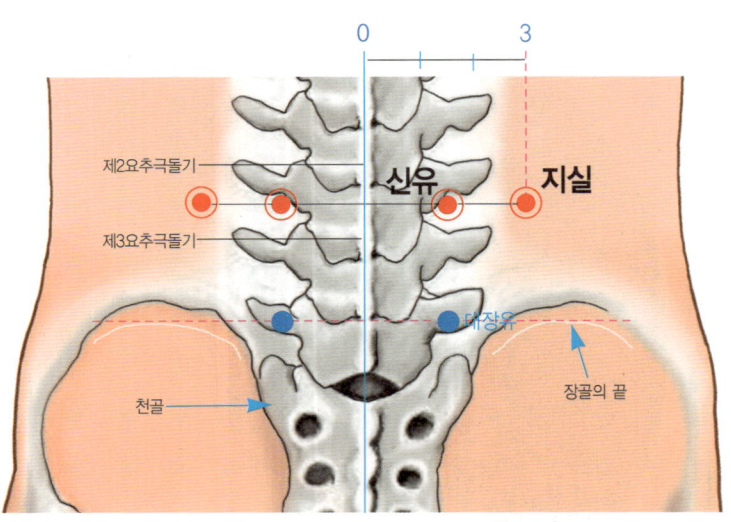

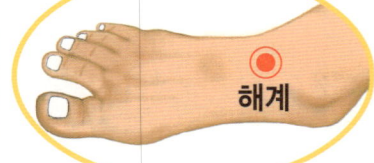

| 곤륜 | 발뒤꿈치 뼈 위 우묵한 가운데 손을 대면 가는 맥이 뛰는 곳에 있다. 바깥쪽 복사뼈와 발뒤꿈치 힘줄 중간에 있다. |

| 해계 | 둘째발 가락에서 바로 올라가 발목 앞 주름살 중앙 우묵한 곳에 있다. |

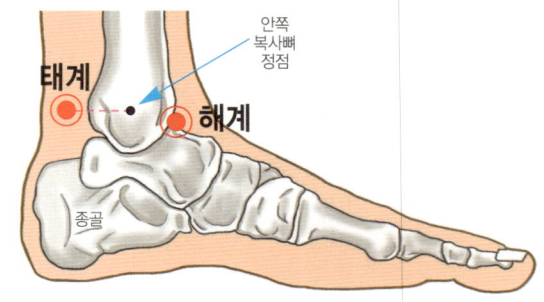

| 신유 | 제2요추극돌기 아래쪽의 정중선에서 양 옆으로 각각 1.5촌 나간 곳에 있다. |

| 지실 | 제2요추극돌기 아래쪽의 정중선에서 양 옆으로 각각 3촌 나간 곳에 있다. 명문·신유혈과 같은 높이이다. |

| 태계 | 안쪽 복사뼈 뒤쪽 아킬레스건 사이의 맥이 뛰는 우묵한 곳에 있다. 안쪽 복사뼈 정점과 같은 높이이다. |

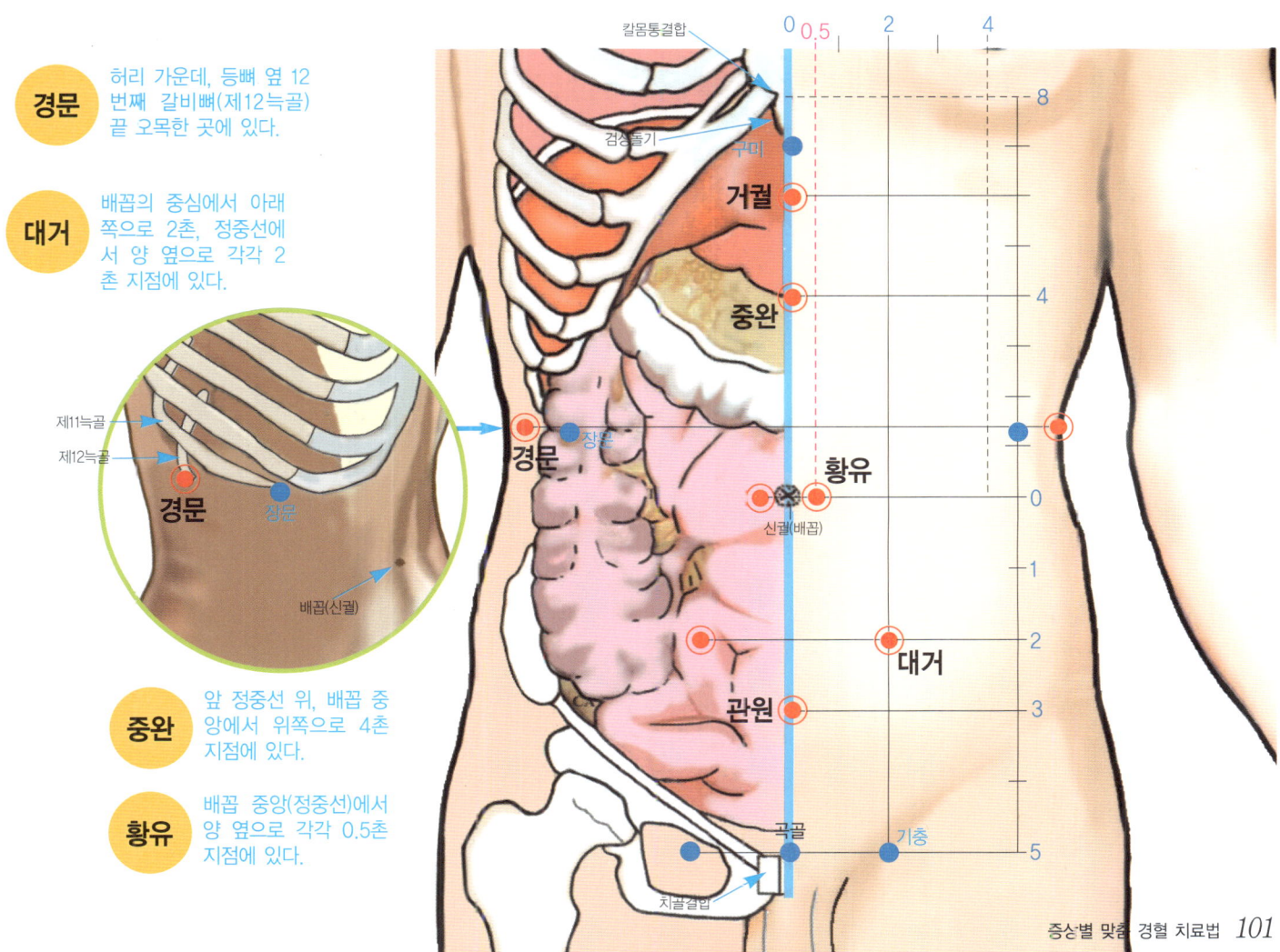

가슴·옆구리의 통증을 치료하는 경혈

일을 심하게 하거나 감기가 걸렸을 때, 그리고 격렬한 운동으로 상체를 무리하게 비틀었을 때에는 등뼈에서 옆구리에 걸쳐 심한 통증이 오는 경우가 있다. 특히 유방 근처 옆구리의 통증이 심할 때에는 반드시 전문의의 정밀 진단을 받아야 한다. 늑골골절·척추가리에스·흉부암에서도 이런 증상이 나타나기 때문이다.

그러나, 열도 없고 엑스레이에도 이상이 없으면 늑간신경통이라고 보아도 된다.

■ 경혈 치료법

이럴 때에는 아픈 옆구리를 위쪽으로 한 후 잘 온습포하면서 그림에 표시된 경로를 따라 마사지를 하면 편해진다. 손바닥으로 잘 문지르고 주무른 후 늑골을 따라서 가볍게 네 손가락으로 지압한다.

다음에는 등의 심유혈·간유혈·비유혈·삼초유혈·신유혈과 흉복부의 전중혈·천지혈·거궐혈·중완혈·수분혈·기문혈 등의 경혈을 조금 세게 꾹꾹 눌러 준다. 그런 후 일어나 앉은 자세로 심호흡을 하면서 양 겨드랑이의 아픈 신경을 5~6회 가볍게 눌러 준다. 늑간신경통에는 각 경혈에 대한 온구(溫灸) 요법이 매우 좋다.

● 주요 경혈

심유(心兪) 심장의 허약을 바로잡는 경혈.
격유(膈兪) 소화불량, 가슴·옆구리 통증에 잘 듣는 경혈.
간유(肝兪) 간장의 약화를 보완하는 경혈.
비유(脾兪) 약화된 췌장을 강화시키는 경혈.
삼초유(三焦兪) 몸의 용태를 조성하는 경혈.
신유(腎兪) 몸의 상태를 점검하고 원기(元氣)를 넣어 주는 경혈.
천지(天池) 겨드랑이 밑에 오는 통증을 제거하는 경혈.
단중(膻中) 심장의 동계·해수·천식에 효험이 있는 경혈.
거궐(巨闕) 심장의 동계(動悸)를 멎게 하는 경혈.
중완(中脘) 위의 소화를 돕는 경혈.
기문(期門) 가슴과 옆구리의 통증을 없애 주는 경혈.
수분(水分) 설사·위장병 등을 다스리는 경혈.

심유 제5흉추극돌기 아래쪽의 정중선에서 양 옆으로 각각 1.5촌 나간 곳에 있다.

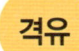
격유 제7흉추극돌기 아래쪽의 정중선에서 양 옆으로 각각 1.5촌 나간 곳에 있다.

간유 제9흉추극돌기 아래쪽의 정중선에서 양 옆으로 각각 1.5촌 나간 곳에 있다.

비유 제11흉추극돌기 아래쪽의 정중선에서 양 옆으로 각각 1.5촌 나간 곳에 있다.

삼초유 제1요추극돌기 아래쪽의 정중선에서 양 옆으로 각각 1.5촌 나간 곳에 있다.

신유 제2요추극돌기 아래쪽의 정중선에서 양 옆으로 각각 1.5촌 나간 곳에 있다.

증상별 맞춤 경혈 치료법

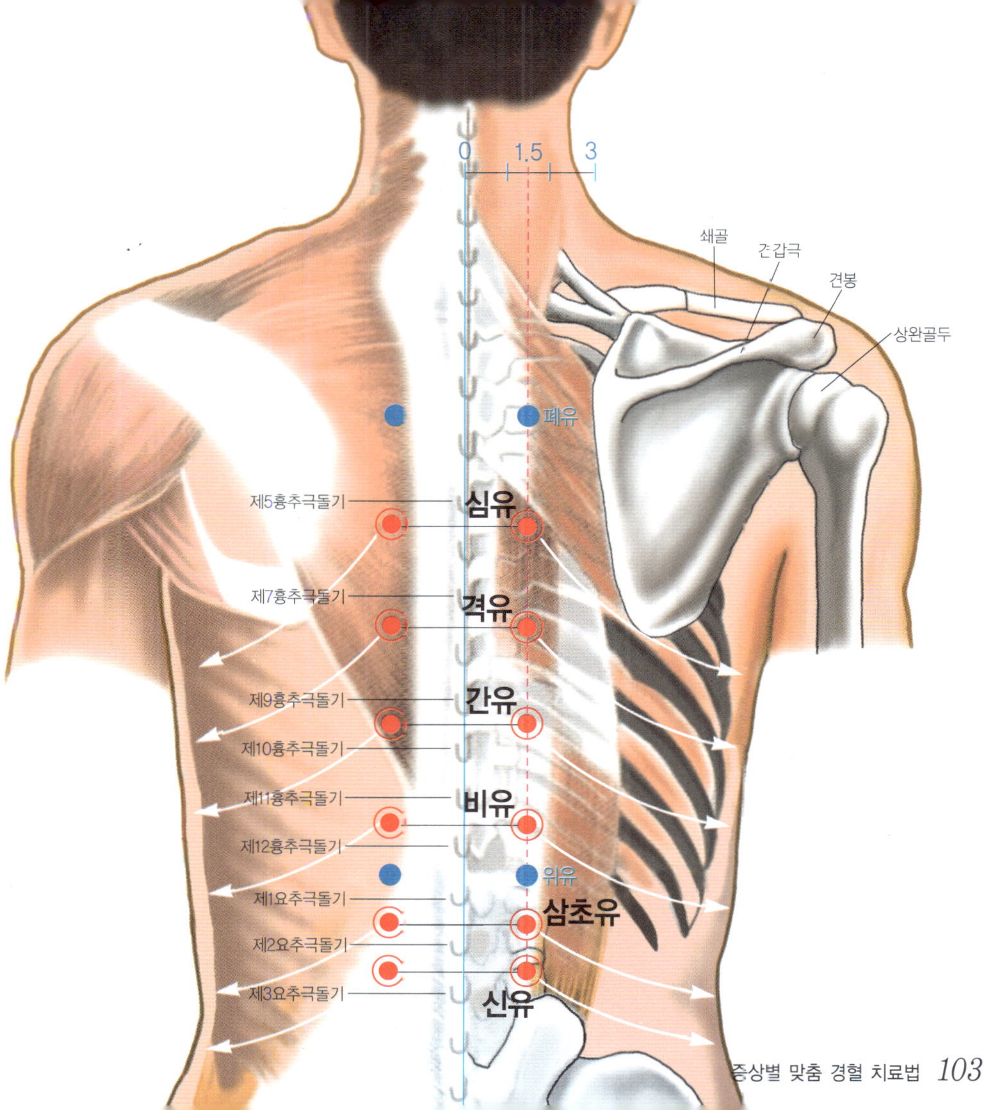

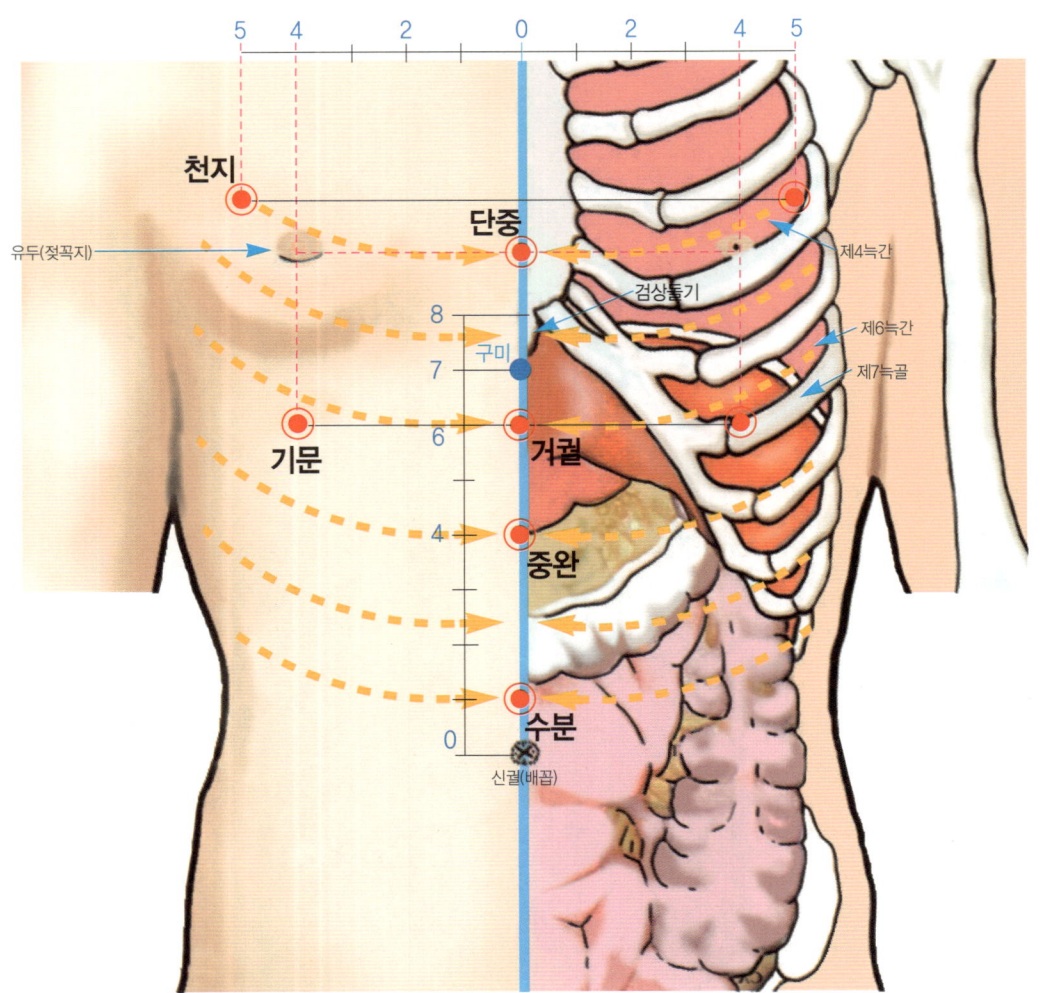

경락(經絡)이란?

신체의 안팎을 이어 주는 통로 "경락(經絡)"

경락(經絡)은 기(氣)와 혈(血)이 통하는 통로로서, 신체의 오장육부 외에 머리, 몸통, 사지 등을 연결한다.

기(氣)와 혈(血)을 통해 장기(臟器), 조직, 근육, 피부 등 신체 내부를 순환해서 영양을 보급하고 각각의 기능을 조절한다. 또, 각 장기에 있는 기(氣)도 경락을 통해 순환하므로 장기에 이상이 있을 때에는 그 반응이 경락에 나타난다. 이 때문에 신체 내 장기의 이상을 파악할 수 있으므로, 침구 등으로 치료하는 것이 가능한 것이다.

침구(鍼灸) 등으로 질병의 치료가 가능한 것은 경락을 통해서 침구의 신호(자극·충격 등)를 전달하여 장기의 상태를 조절하는 작용이 있기 때문이다.

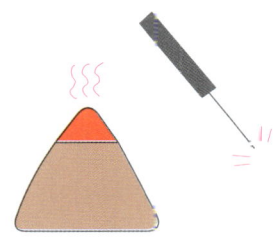

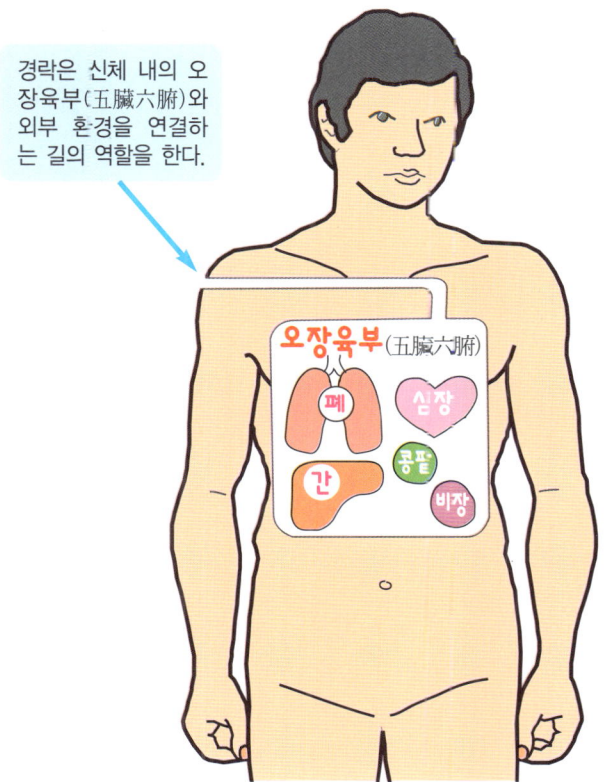

경락은 신체 내의 오장육부(五臟六腑)와 외부 혼·경을 연결하는 길의 역할을 한다.

만성 위염을 치료하는 경혈

식욕이 없고, 명치에서 배꼽에 이르는 위의 주위가 늘 묵직하고 때로는 쌀쌀 아플 뿐만 아니라 음식을 먹어도 소화가 되지 않으며 신 게트림이 올라오고, 가슴이 쓰리며 토할 것 같은 기분이 난다. 이런 증상은 위 점막의 염증, 특히 만성 위염이 원인인 경우가 대부분이다. 심할 경우에는 위내시경으로 진단을 받아야 한다.

■ 경혈 치료법

특히, 비유혈·위유혈과 배꼽의 한중간에 있는 중완혈을 가볍게 눌렀을 때 통증이 있으면 만성 위염이라고 보면 된다.

치료법은 격유혈·담유혈·비유혈·위유혈까지의 경로 ①, 명치에서 경문혈(옆구리)까지 이르는 늑골의 아래쪽 선의 경로 ②, 명치에서 배꼽을 거쳐서 곡골혈(하복부)까지의 경로 ③, 배꼽 양쪽의 천추혈을 통하는 선인 ④의 경로를 각기 그림에서 표시한 순서대로 손바닥이나 손가락으로 화살표 방향으로 마사지 또는 지압을 한다. 특히 등허리의 경혈은 엄지손가락으로 작은 원을 그리듯이 문지르면 좋다.

이들의 경혈에 중간 크기의 뜸쑥을 각각 3~5장씩 3주간 정도 하면 차차 식욕이 돌아올 것이다.

● 주요 경혈

- 격유(膈兪) 소화불량, 가슴·옆구리 통증에 잘 듣는 경혈.
- 담유(膽兪) 만성 담낭염과 위장병에 효험이 있는 주요 경혈.
- 비유(脾兪) 약화된 췌장을 강화시키는 경혈.
- 위유(胃兪) 위의 활동을 다스리는 경혈.
- 거궐(巨闕) 심장의 동계(動悸)를 멎게 하는 경혈.
- 경문(京門) 위장의 용태를 고르게 하는 경혈.
- 중완(中脘) 위의 소화를 돕는 경혈.
- 천추(天樞) 배탈이 났을 때 잘 듣는 경혈.
- 곡골(曲骨) 하복부를 다스리는 경혈.

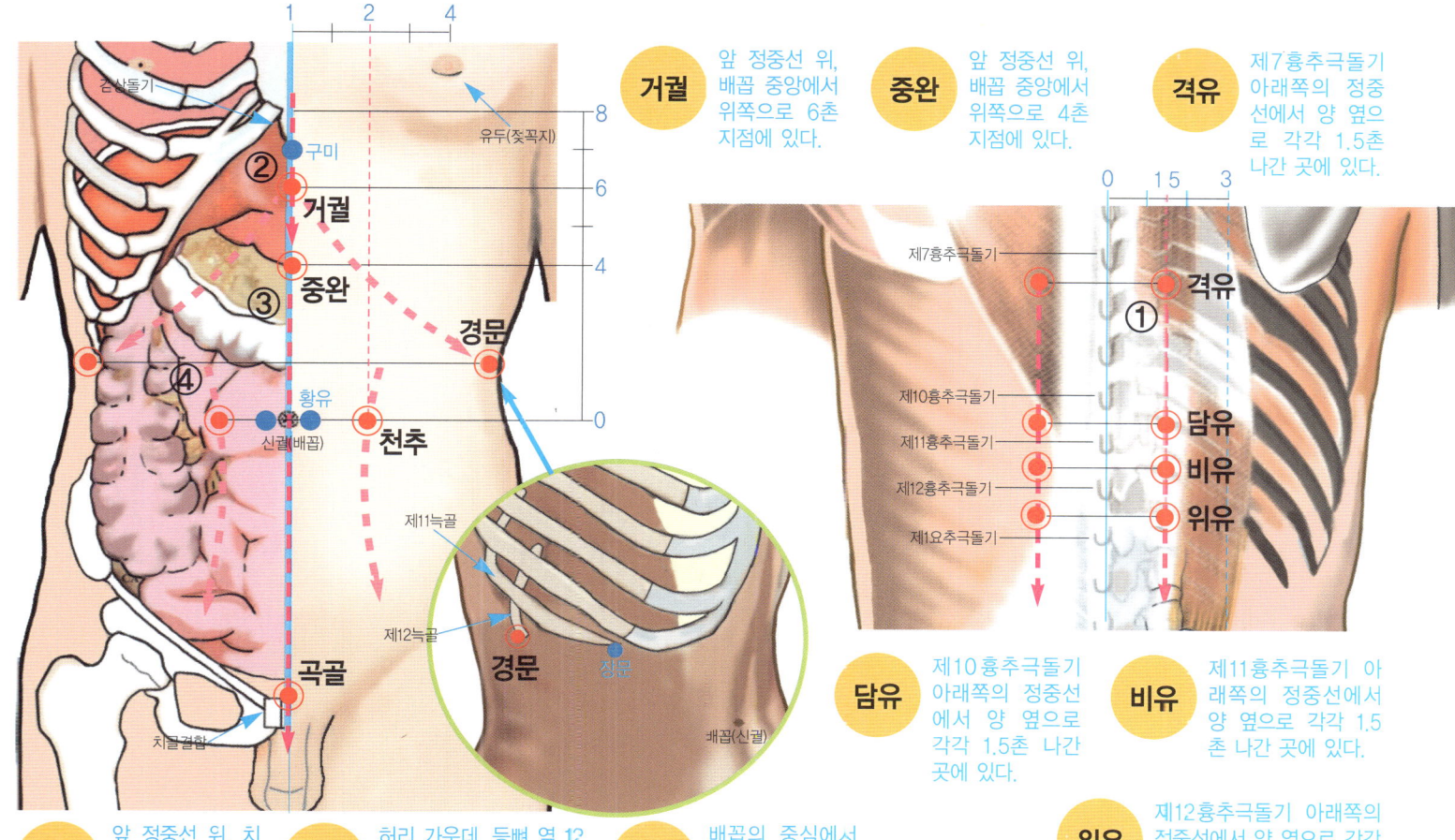

소화불량을 치료하는 경혈

식후(食後)에 위가 그득하고 소화가 안 되며 가슴이 쓰린 증상은 흔히 위가 약하여 소화불량이 온 것인데, 대부분 위의 신경증·위무력증·위하수 등 때문이다. 이들 증상은 만성적인 것이어서 소화제나 진통제 정도로는 치료할 수 없다. 따라서 몸의 용태를 변경시켜서 위의 기능을 활성화시키는 데는 한방의 치료법이 최적이라고 할 수 있다.

■ 경혈 치료법

우선 위를 보고 누워 배 전체를 양손바닥을 겹쳐서 가볍게 넓게 문지른다. 다음에는 그림의 ① 경로를 따라 5~6회 문지르고 다시 경로 ②를 오른손 바닥을 밑으로 왼손 바닥을 위로 겹치고 노를 젓듯이 문지른다. 다음에는 엎드려서 경로 ③을 양손의 엄지손가락으로 화살표 방향으로 원을 그리듯이 마사지하고 지압한다. 덧붙여서 다리의 양구혈과 족삼리혈을 가볍게 지압해 주면 된다.

이렇게 해도 좋아지지 않으면 그림의 각 경혈에 중간 정도의 뜸숙으로 3~5장을 3~5주간 계속 뜨면 위의 기능이 활발해지면서 속이 쓰리거나 위가 그득하고 아픈 증세가 신기하게 가셔 버린다.

● 주요 경혈

격유(膈兪) 소화불량, 가슴·옆구리 통증에 잘 듣는 경혈.
담유(膽兪) 만성 담낭염과 위장병에 효험이 있는 주요 경혈.
비유(脾兪) 약화된 췌장을 강화시키는 경혈.
위유(胃兪) 위의 활동을 다스리는 경혈.
신유(腎兪) 몸의 상태를 점검하고 원기(元氣)를 넣어 주는 경혈.
거궐(巨闕) 심장의 동계(動悸)를 멎게 하는 경혈.
불용(不容) 만성적인 위장의 허약을 고치는 경혈.
기문(期門) 가슴과 옆구리의 통증을 없애 주는 경혈.
장문(章門) 가슴과 옆구리의 통증을 없애 주는 경혈.
중완(中脘) 위의 소화를 돕는 경혈.
천추(天樞) 배탈이 났을 때 잘 듣는 경혈.
양구(梁丘) 위경련을 멈추게 하는 경혈.
족삼리(足三里) 만능 무병 장수의 경혈.

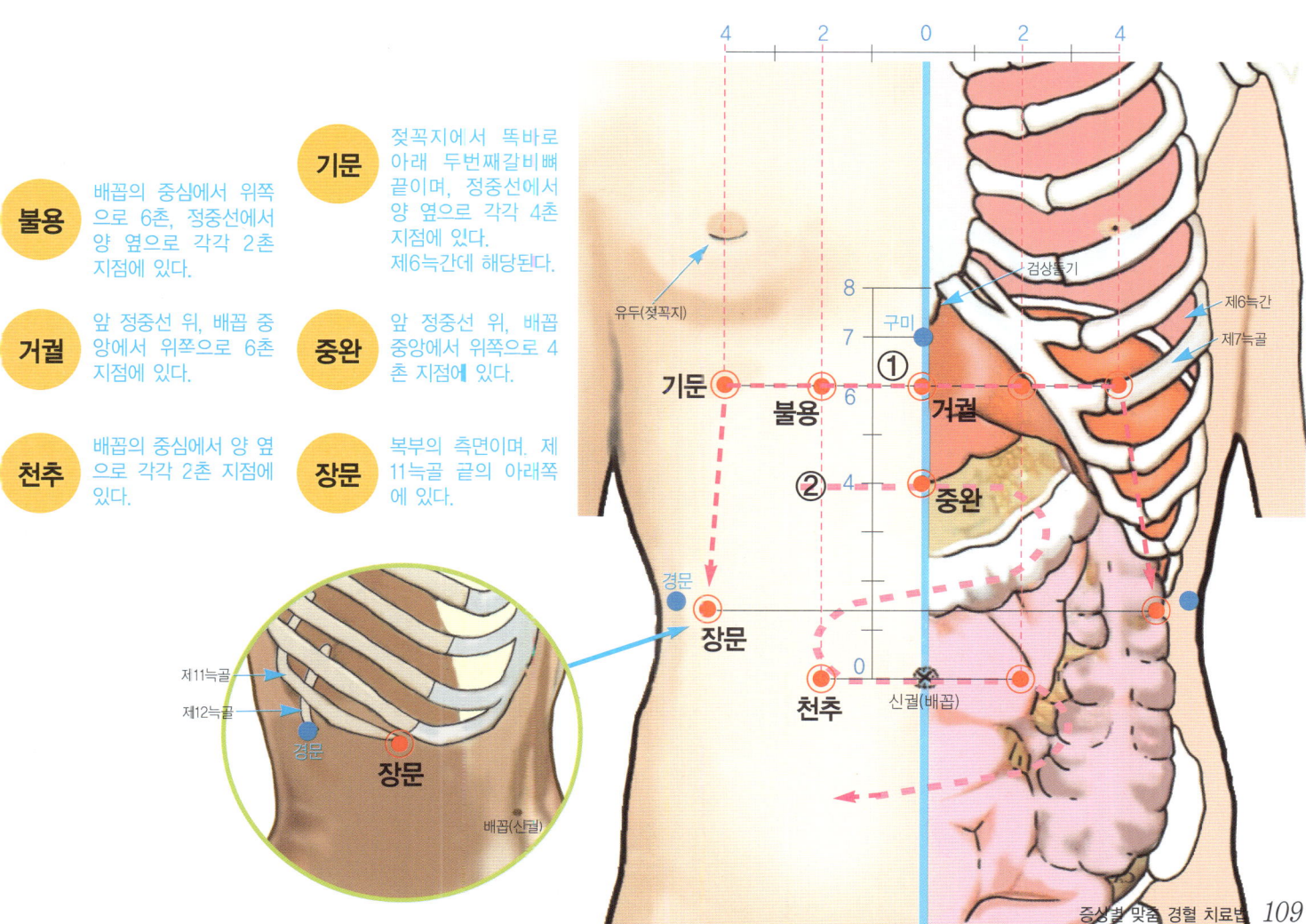

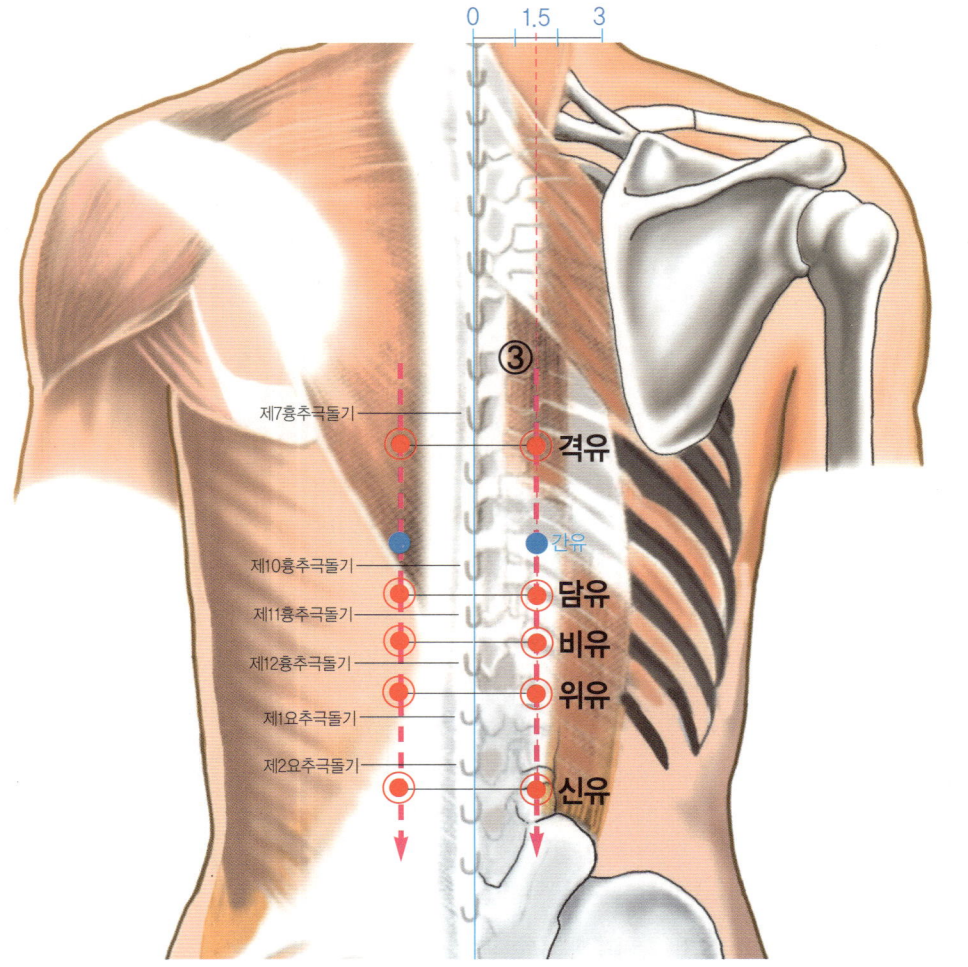

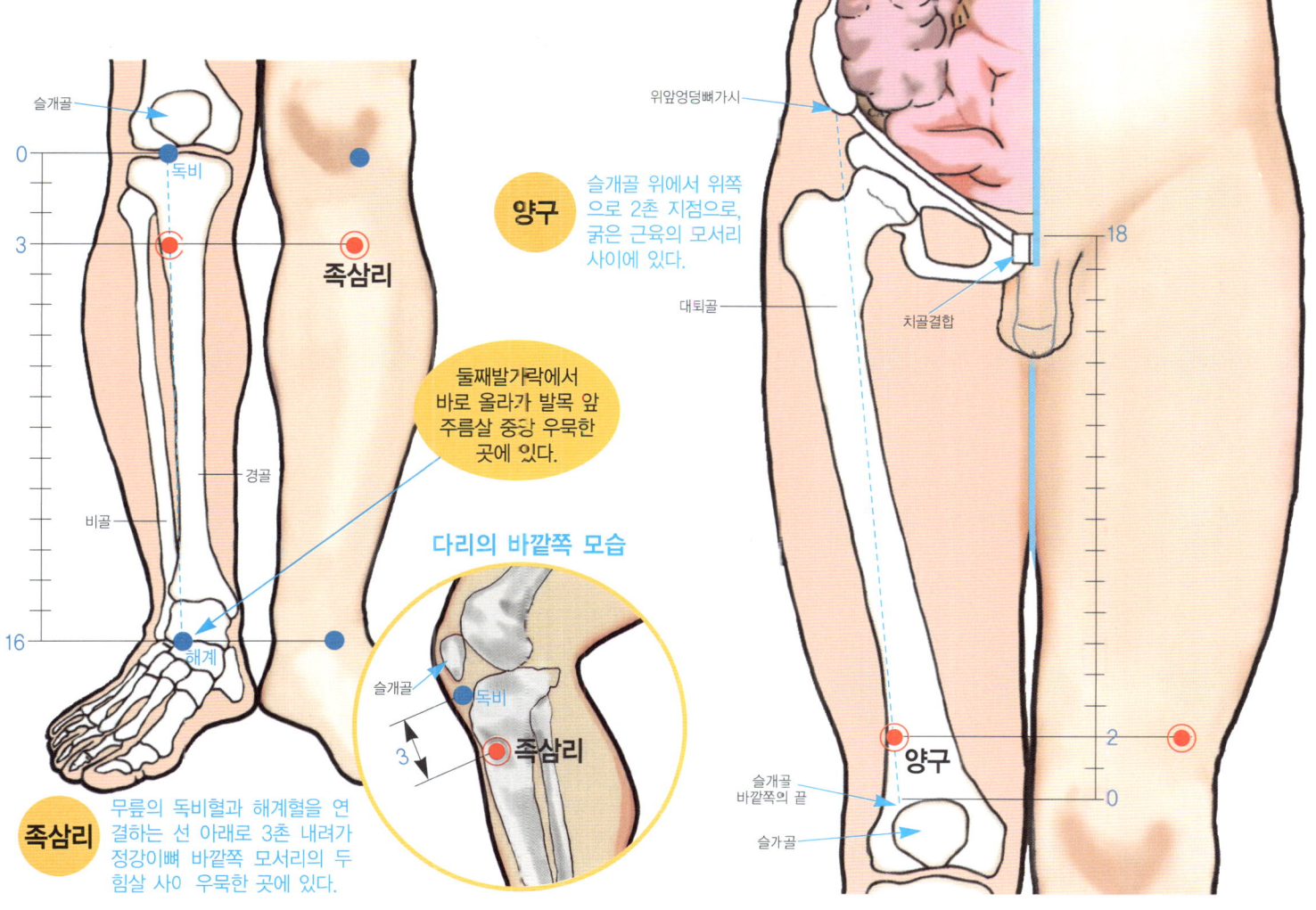

위경련 (胃痙攣)을 치료하는 경혈

위(胃)에 일어나는 여러 가지 증상 가운데서 발작적으로 오는 급격한 통증을 위경련이라고 한다. 원인으로는 부패한 것·소화가 잘 안 되는 것을 먹었다든가, 담석(膽石)·위궤양·십이지장궤양 등 물리적인 원인에 의한 것 외에, 신경 기능에 이상이 있어서 위의 벽을 수축시켜서 경련이 일어나는 것이다. 이럴 때는 병원에 가야겠지만 심신증(心身症)적인 경우에는 지압 경혈 요법으로 치료가 가능하다.

■ 경혈 치료법

그림처럼 등의 격유혈·간유혈·담유혈·비유혈을, 복부의 구미혈·거궐혈·불용혈·중완혈을 양손가락으로 지압하고 마사지한다.

경련이 일어나면, 먼저 등과 복부의 경혈을 마사지·지압함과 동시에 배를 따뜻하게 해 줘야 한다. 발작이 다소 가라앉으면 발을 펴고 다리의 양구혈과 족삼리혈을 지압한다. 또, 이 경혈에 침을 놓으면 더욱 효과가 있다. 위경련은 신경질적인 사람에게 많기 때문에 태평스럽게 생활하는 것이 중요하다.

● 주요 경혈

격유(膈兪) 소화불량, 가슴·옆구리 통증에 잘 듣는 경혈.
간유(肝兪) 간장의 약화를 보완하는 경혈.
담유(膽兪) 만성 담낭염과 위장병에 효험이 있는 주요 경혈.
비유(脾兪) 약화된 췌장을 강화시키는 경혈.
구미(鳩尾) 심장병·급성 위장병 등을 다스리는 경혈.
거궐(巨闕) 심장의 동계(動悸)를 멎게 하는 경혈.
불용(不容) 만성적인 위장의 허약을 고치는 경혈.
중완(中脘) 위의 소화를 돕는 경혈.
족삼리(足三里) 만능 무병 장수의 경혈.
양구(梁丘) 위경련을 멈추게 하는 경혈.

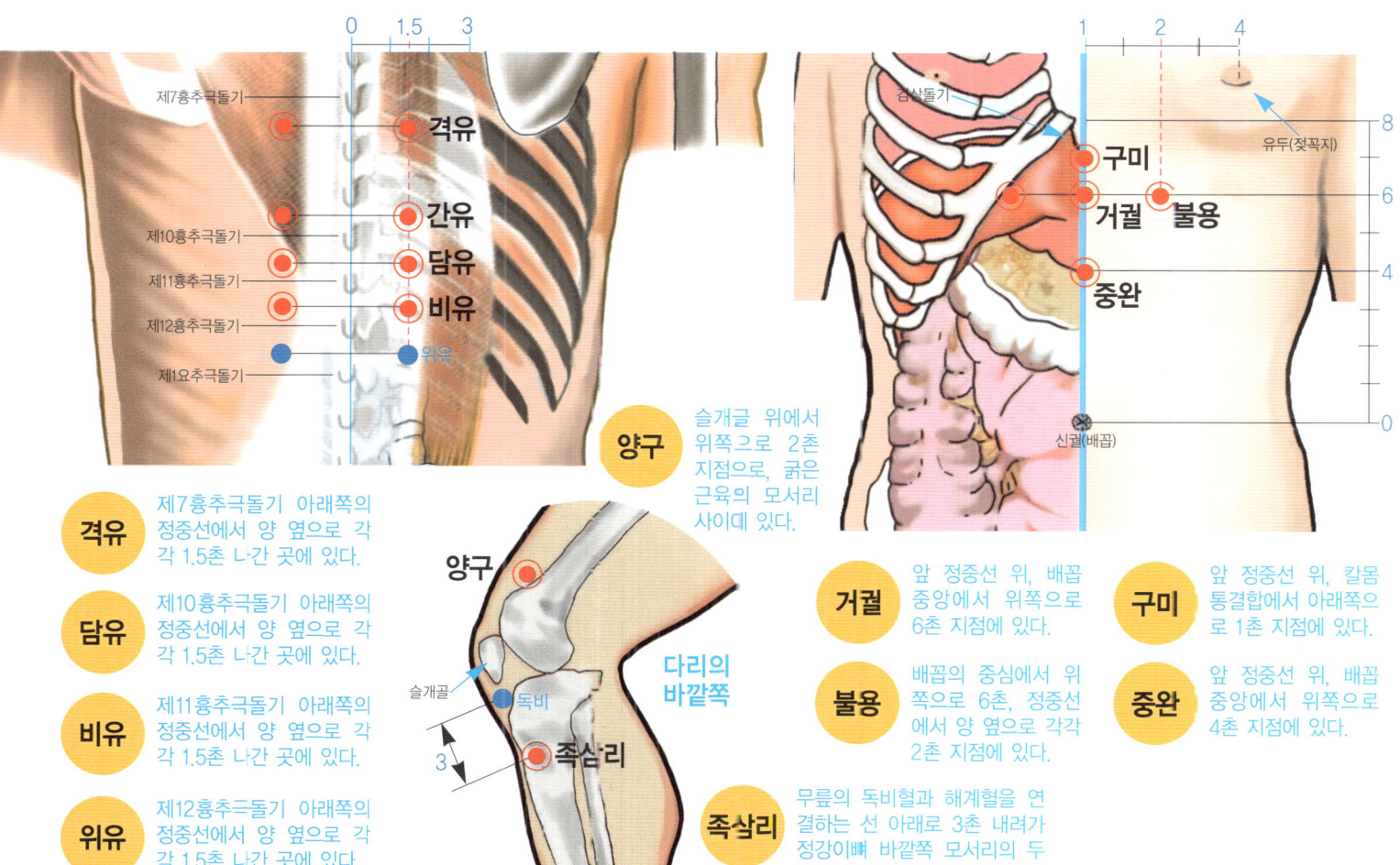

복부(腹部)가 땅길 때 치료하는 경혈

복부의 상태가 나쁠 때 설사와 통증 외에 배가 땅기는 증상이 생긴다. 이는 대장과민증의 하나로 하복부에 강한 긴장감과 함께, 특히 왼쪽 하복부에 잡아당기는 듯한 둔한 통증을 동반하면서 매우 불쾌한 증상으로 진전된다. 여성의 경우 발이 얼음처럼 차가운 증상이 따르기도 한다.

■ 경혈 치료법

이럴 때는 우선 그림 ①②의 경로, 심유혈에서 대장유혈까지 온습포하고, 다음에는 배도 온습포하고 등의 ①②의 경로를 가볍게 손바닥으로 화살표 방향으로 마사지하면서 심유혈·담유혈·비유혈·위유혈·대장유혈을 양손의 엄지손가락으로 지그시 눌러 준다. 특히 대장유혈은 중요한 경혈이므로 정성을 들여 지압하고 가능하면 뜸이나 침 치료를 하면 좋다.

이어서 복부의 경로 ③, 중완혈·관원혈의 경로 ④, 거궐혈·기문혈의 ⑤ 경로를 양손의 손바닥을 겹쳐서 네 손가락으로 가볍게 마사지하면서 각 경혈을 가볍게 지압해 준다. 특히 관원혈은 뜸이나 침 치료를 하면 효과가 더욱 좋다. 뜸은 중형의 뜸쑥을 한 곳에 3~7장쯤 뜬다. 발의 냉증이 심한 사람은 발의 경혈을 중심으로 온습포를 해 준다.

● 주요 경혈

심유(心兪) 심장의 허약을 바로잡는 경혈.
담유(膽兪) 만성 담낭염과 위장병에 효험이 있는 주요 경혈.
비유(脾兪) 약화된 췌장을 강화시키는 경혈.
위유(胃兪) 위의 활동을 다스리는 경혈.
대장유(大腸兪) 대장의 작용을 조정하는 경혈.
거궐(巨闕) 심장의 동계(動悸)를 멎게 하는 경혈.
기문(期門) 가슴과 옆구리의 통증을 없애 주는 경혈.
중완(中脘) 위의 소화를 돕는 경혈.
관원(關元) 정력 증강에 좋은 경혈.
족삼리(足三里) 만능 무병 장수의 경혈.
삼음교(三陰交) 발·무릎이 피로할 때 잘 듣는 경혈.
태계(太谿) 정력 증강에 효험을 주는 경혈.
해계(解谿) 다리와 위장의 질환에 잘 듣는 경혈.

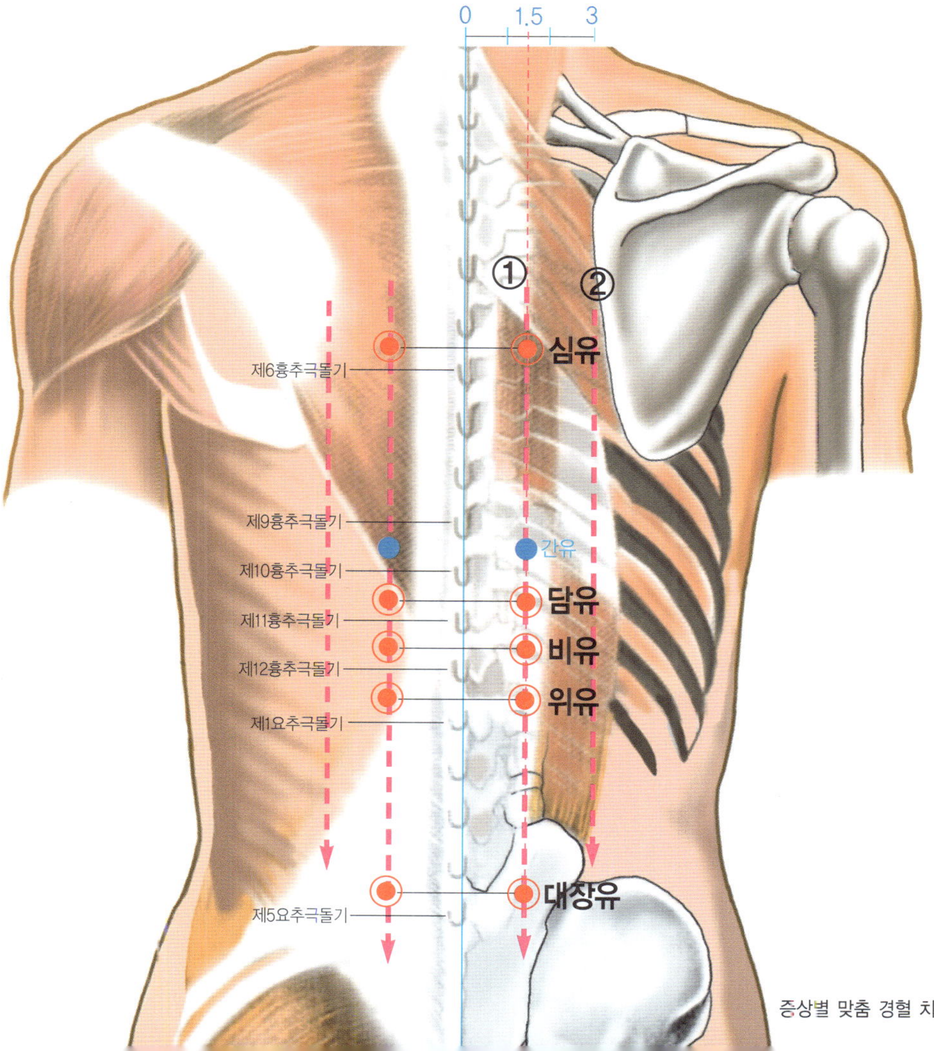

심유	제5흉추극돌기 아래쪽의 정중선에서 양 옆으로 각각 1.5촌 나간 곳에 있다.
담유	제10흉추극돌기 아래쪽의 정중선에서 양 옆으로 각각 1.5촌 나간 곳에 있다.
비유	제11흉추극돌기 아래쪽의 정중선에서 양 옆으로 각각 1.5촌 나간 곳에 있다.
위유	제12흉추극돌기 아래쪽의 정중선에서 양 옆으로 각각 1.5촌 나간 곳에 있다.
대장유	제4요추극돌기 아래쪽의 정중선에서 양 옆으로 각각 1.5촌 나간 곳에 있다.

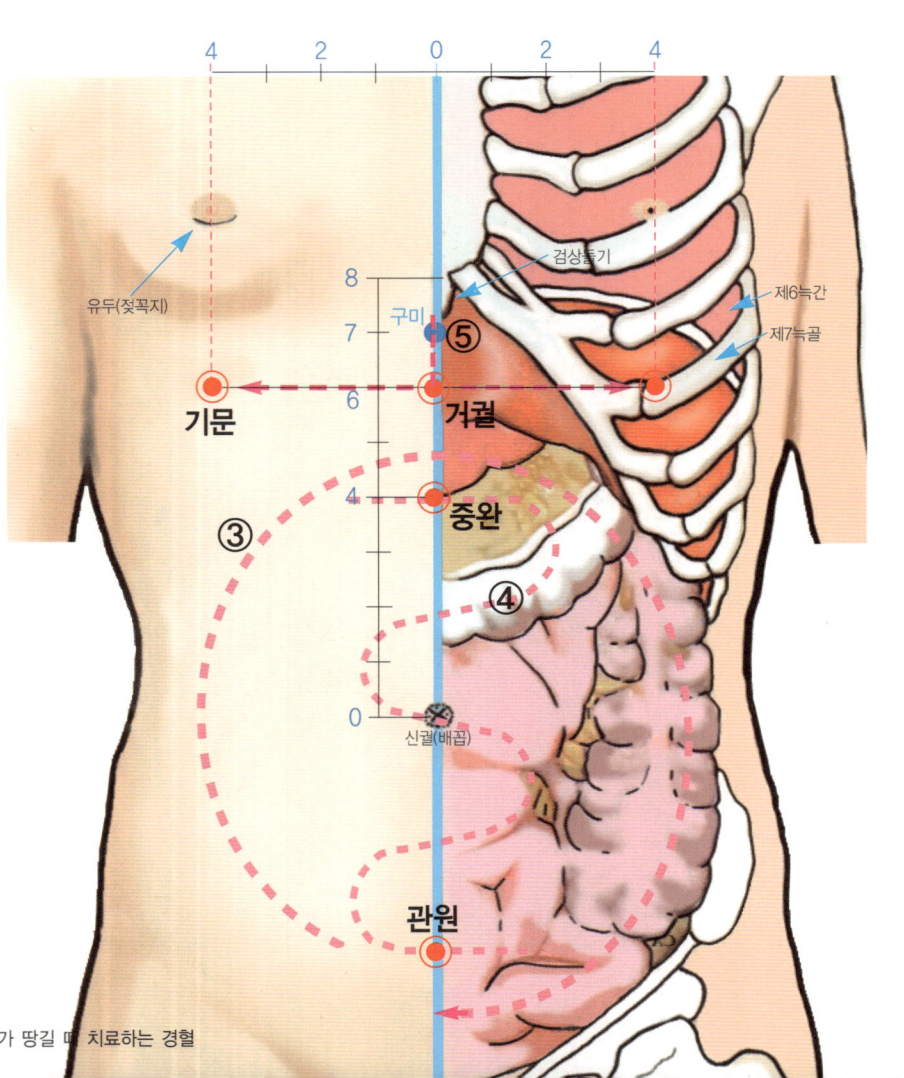

| 기문 | 젖꼭지에서 똑바로 아래 두번째갈비뼈 끝이며, 정중선에서 양 옆으로 각각 4촌 지점에 있다. 제6늑간에 해당된다. |

| 거궐 | 앞 정중선 위, 배꼽 중앙에서 위쪽으로 6촌 지점에 있다. |

| 중완 | 앞 정중선 위, 배꼽 중앙에서 위쪽으로 4촌 지점에 있다. |

| 관원 | 앞 정중선 위, 배꼽 중앙에서 아래쪽으로 3촌 지점에 있다. |

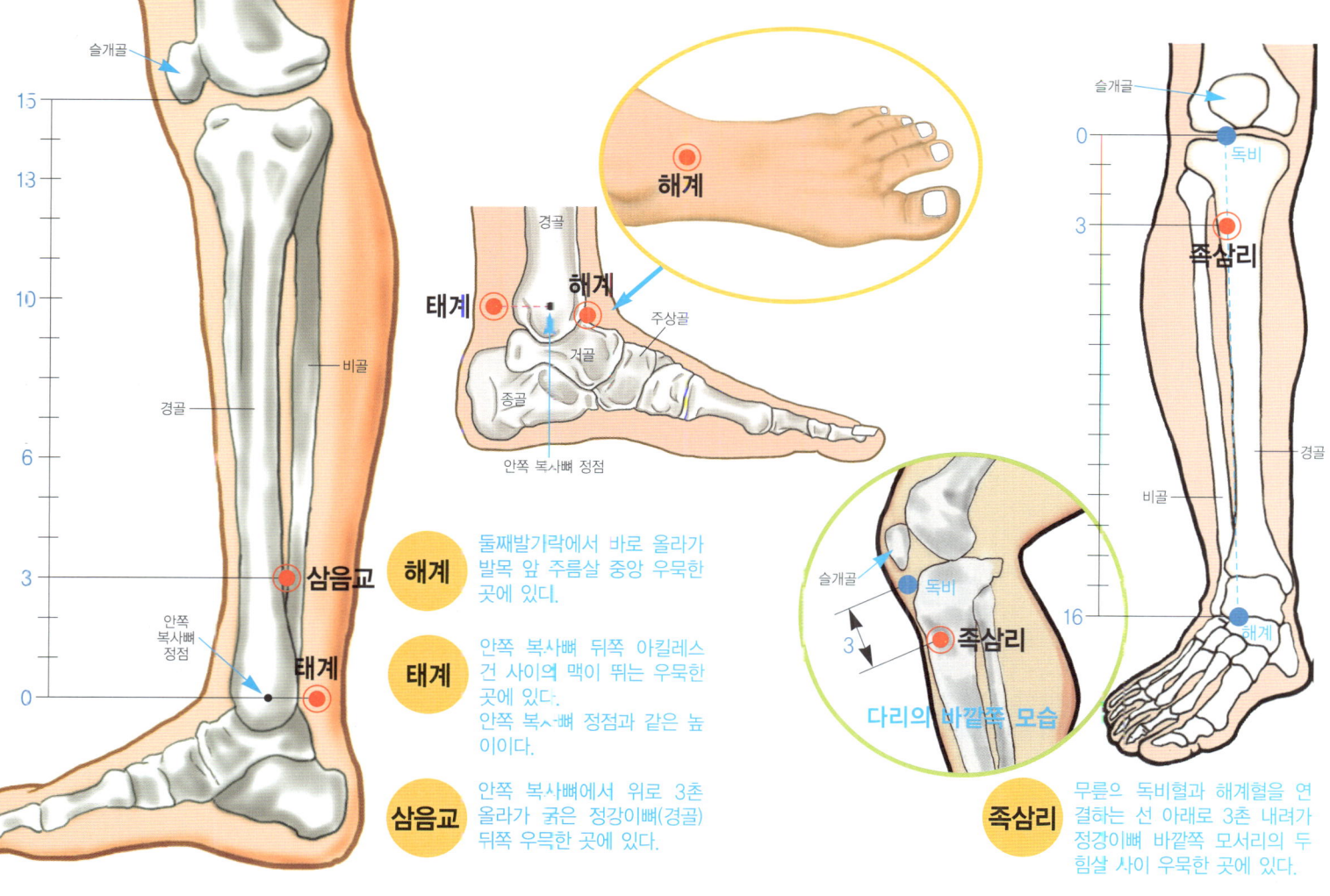

요통(腰痛)을 치료하는 경혈

 허리가 아프다고 해도 그 원인은 여러 가지이다. 허리뼈나 관절의 이상, 허리의 상처, 허리 근육이나 인대 등의 질병, 신경통·냉증·감기·부인병·비뇨기병이나 위장병까지 요통(腰痛)과 관련이 있다. 그러므로 여기서는 원인보다는 허리의 통증을 치료하는 데에만 중점을 두겠다.
 보통 일반 요통은 아침에 일어났을 때에는 통증이 강하지만 좀 움직이면 편해진다. 이런 요통은 목욕, 특히 염류천계(鹽類泉系)의 온천이 잘 듣는데 쉽게 낫지는 않는다.

■ **경혈 치료법**

 우선 허리의 경혈을 중심으로 온습포하여 20분쯤 허리를 따뜻하게 해 준다. 그런 다음에 ①의 경로를 오른손을 밑으로, 왼손을 위로 겹쳐 가볍게 손바닥으로 문지르며 누른다. 다시 ②③의 순으로 손바닥으로 작은 원을 그리듯이 마사지를 하고 ④의 경로를 화살표 방향으로 엄지손가락으로 지압하여 마지막으로 꼬리뼈 부분인 ⑤를 손바닥으로 좌우 동시에 큰 원을 그리듯이 문지른다.
 또, 복근을 강하게 하기 위해서는 복부의 경혈을 중심으로 마사지나 지압을 하는 것도 중요하다. 뜸을 뜰 때 감기나 냉증이 원인인 듯할 때에는 허리의 경혈을, 위장병이나 부인병에서 오는 요통일 때에는 복부의 경혈을 중심으로 치료를 한다. 뜸은 중형의 뜸쑥을 하루에 1번 한 곳에 5~7장씩 3주 정도 매일 계속하면 통증이 가라앉는다.

● 주요 경혈

삼초유(三焦兪) 몸의 용태를 조성하는 경혈.
신유(腎兪) 몸의 상태를 점검하고 원기(元氣)를 넣어 주는 경혈.
거료(居髎) 발과 무릎의 피로를 풀어 주는 경혈.
소장유(小腸兪) 소장의 기능을 원활하게 하는 경혈.
방광유(膀胱兪) 야뇨증을 치료하는 경혈.
지실(志室) 스테미나를 증가시키는 경혈.
대장유(大腸兪) 대장의 작용을 조정하는 경혈.
중완(中脘) 위의 소화를 돕는 경혈.
황유(肓兪) 정력 증강을 돕는 경혈.
천추(天樞) 배탈이 났을 때 잘 듣는 경혈.
족삼리(足三里) **만능 무병 장수의 경혈.**
음렴(陰廉) 생리 이상에 좋은 경혈.
혈해(血海) 여성의 특이한 증상에 잘 듣는 경혈.
음릉천(陰陵泉) 무릎이 아플 때 잘 듣는 경혈.
삼음교(三陰交) 발·무릎이 피로할 때 잘 듣는 경혈.

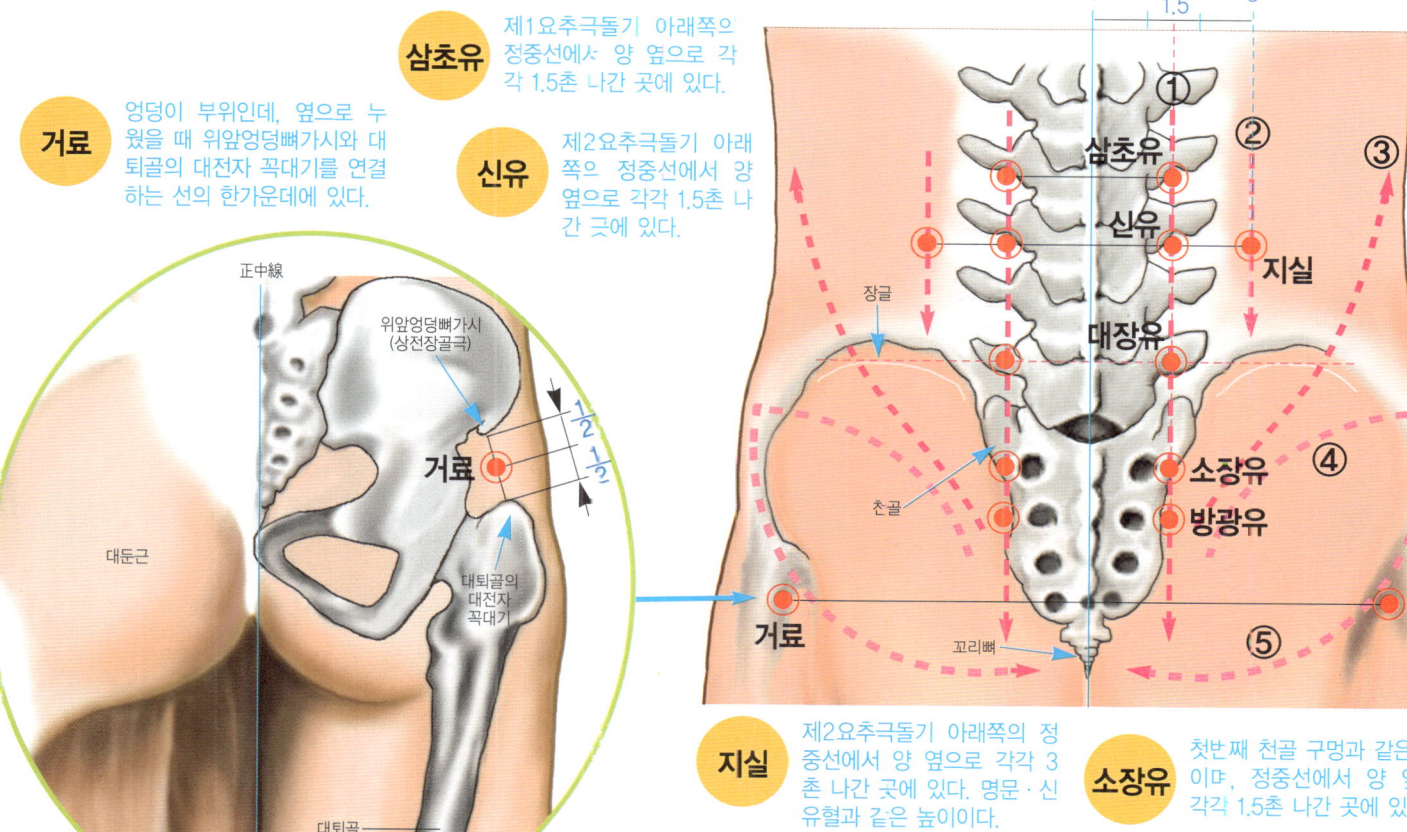

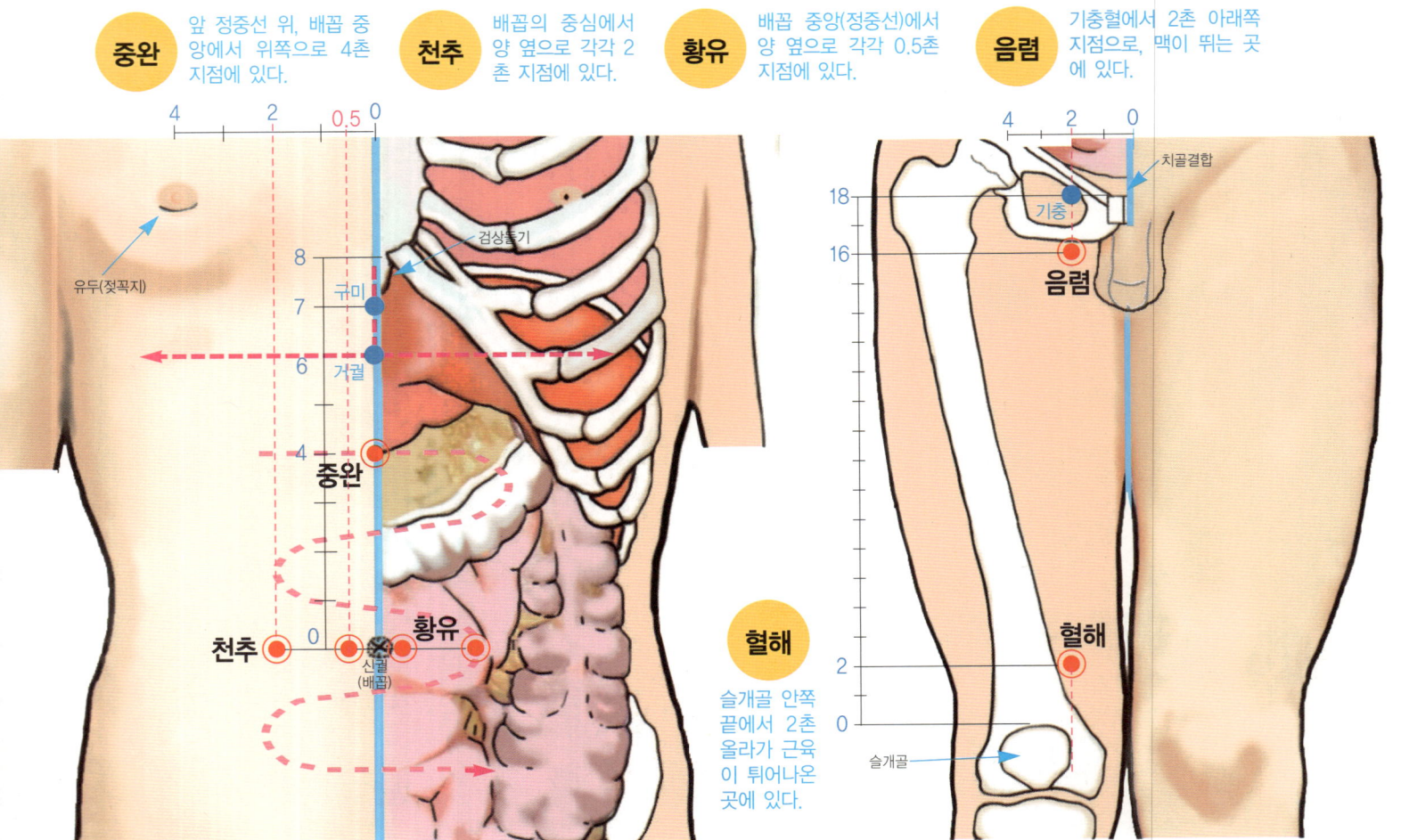

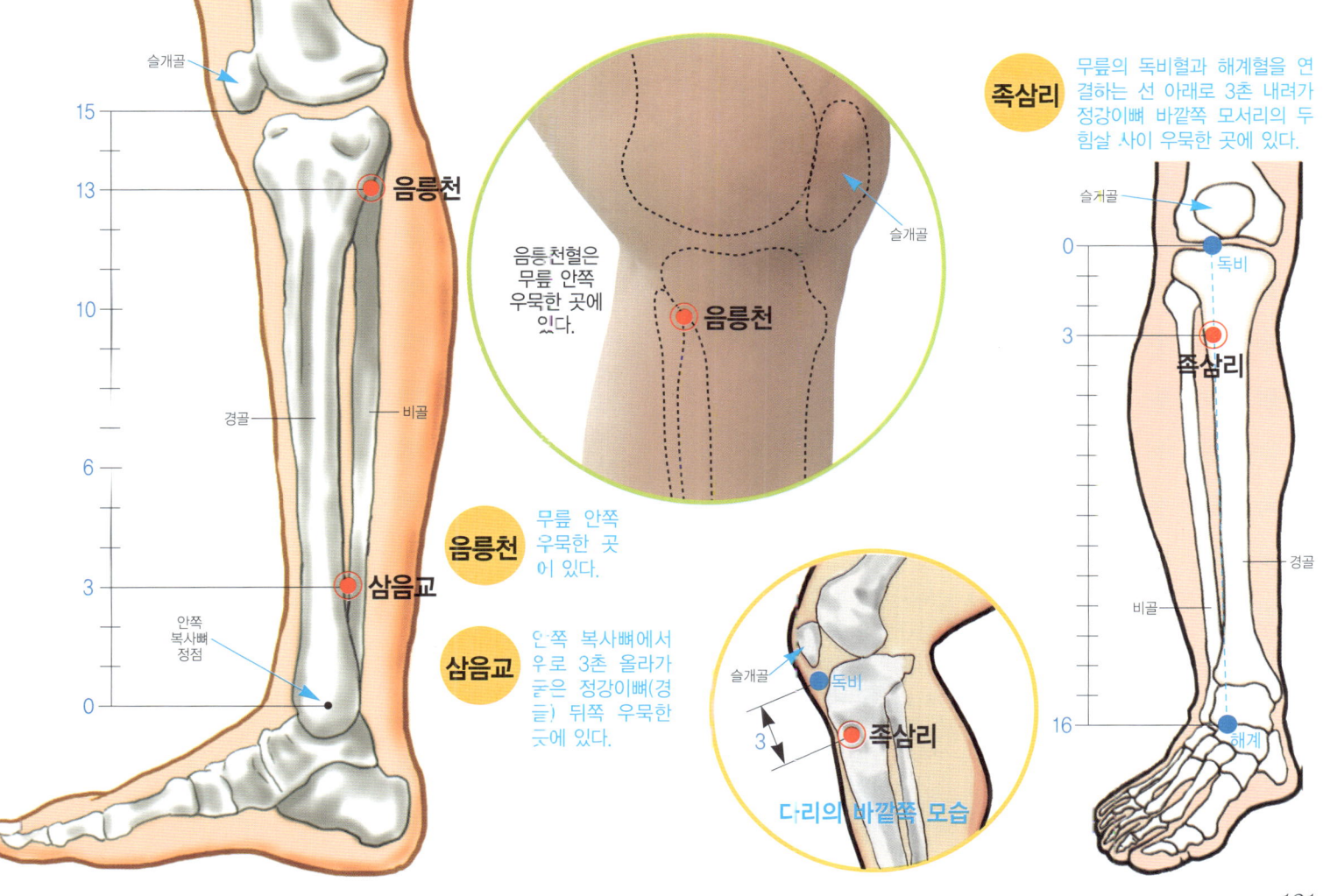

허리를 삐었을 때 치료하는 경혈

아침에 세수를 하려고 허리를 구부릴 때, 또는 무심코 물건을 들어올리려고 허리를 구부렸을 때 허리가 삐끗하면서 갑자기 아프거나 때로는 서 있지도 못할 정도로 고통스러울 수가 있다. 이를 허리를 삔다고 한다. 이는 대개 운동 부족 때문이기도 한데, 약간의 급격한 동작을 하면 이 증상이 나타나기도 한다.

■ 경혈 치료법

이럴 때에는 우선 아픈 부위에 손바닥을 얹고 열과 부기가 없는지를 조사해서 열이 나거나 부기가 있으면 냉습포를 하고, 없으면 온습포를 대어 담요 등을 덮고 20분 정도 안정한다.

이 정도의 응급 조치를 한 후에 우선 발등에 있는 양쪽의 혜계혈을 양손 엄지손가락으로 좀 강하게 순간적으로 꾹꾹 누른다. 이어서 다리의 족삼리혈·양구혈·승산혈을 지압한다. 다음에는 그림의 각 경로를 허리의 경혈(삼초유혈·견유혈·지실혈·대장유혈·상료혈·차료혈·거료혈)을 중심으로 마사지한다. 이 곳에 처음에는 소형 뜸쑥을 3~5장, 3일째부터는 7장, 매일 1회씩 뜸을 뜨면 효과가 난다. 침 치료도 잘 듣는다.

● 주요 경혈

삼초유(三焦兪) 몸의 용태를 조성하는 경혈.
신유(腎兪) 몸의 상태를 점검하고 원기(元氣)를 넣어 주는 경혈.
지실(志室) 스테미나를 증가시키는 경혈.
대장유(大腸兪) 대장의 작용을 조정하는 경혈.
상료(上髎) 여성의 생리에 효험이 있는 경혈.
거료(居髎) 발과 무릎의 피로를 풀어 주는 경혈.
차료(次髎) 요통 등을 지키는 경혈.
양구(梁丘) 위경련을 멈추게 하는 경혈.
승산(承山) 장딴지의 부종을 고치는 경혈.
족삼리(足三里) 만능 무병 장수의 경혈.
해계(解谿) 다리와 위장의 질환에 잘 듣는 경혈.

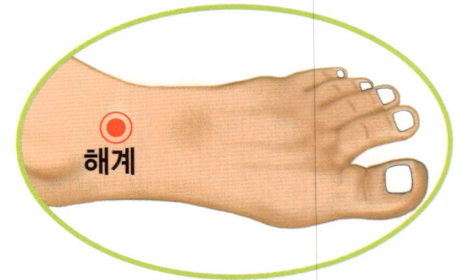
해계

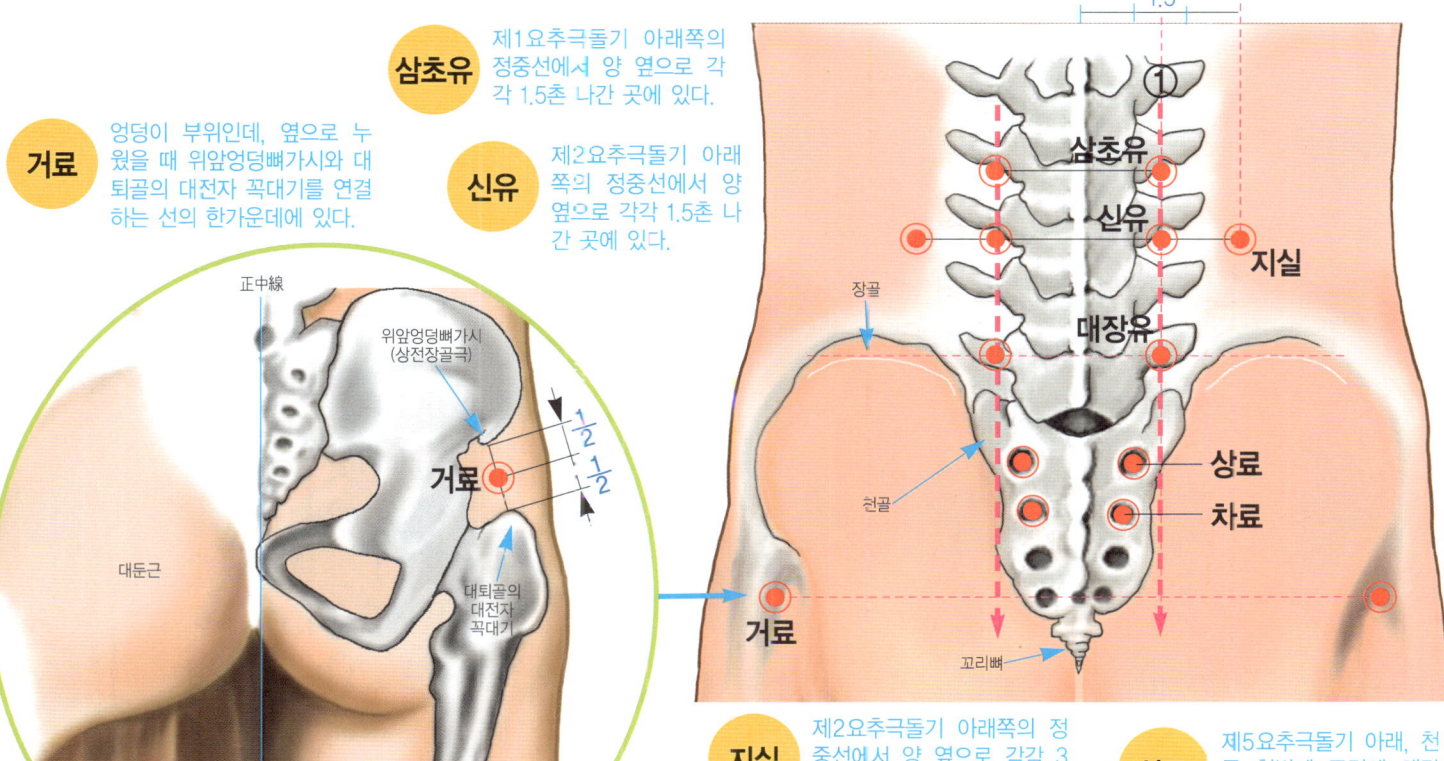

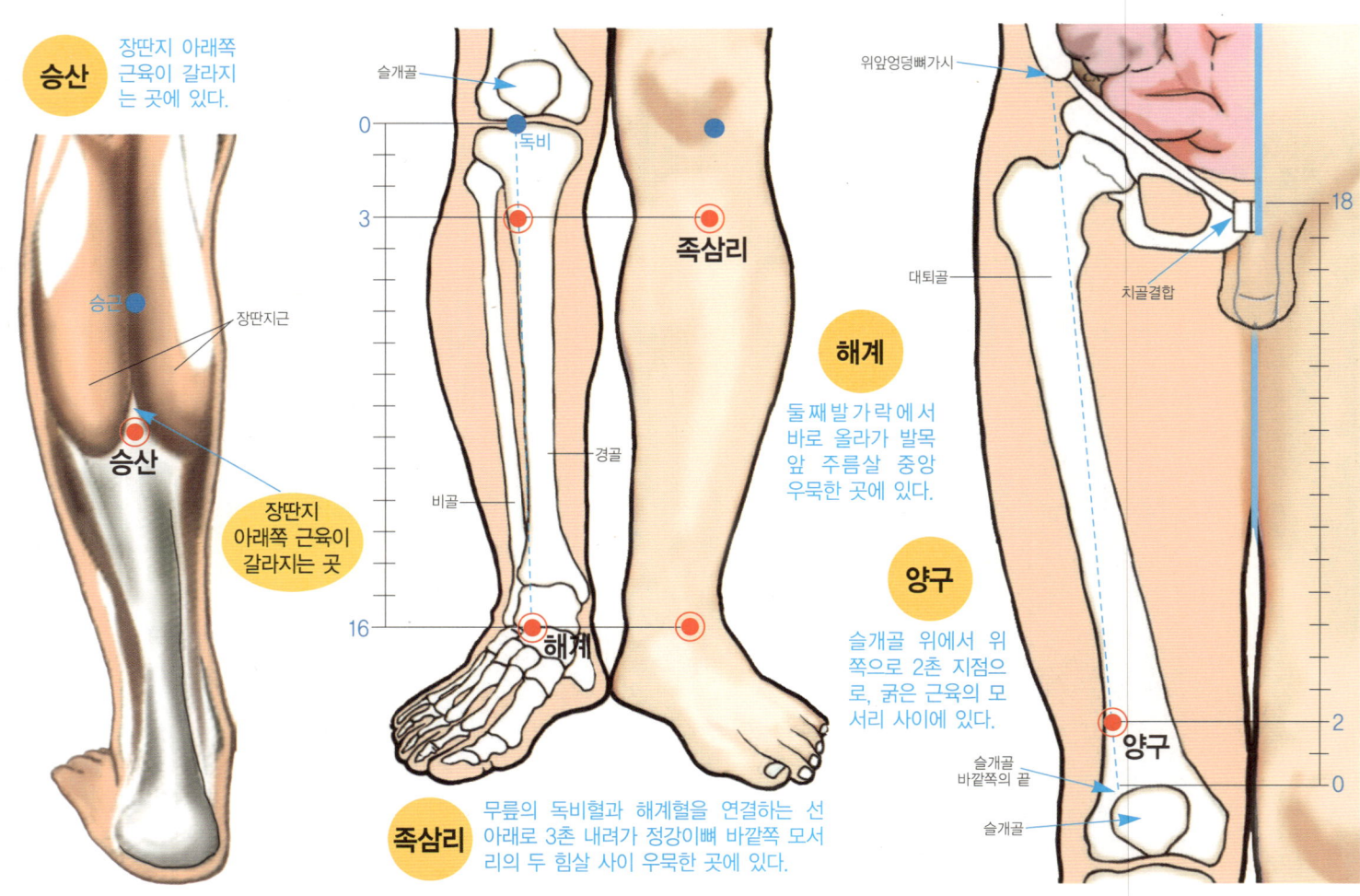

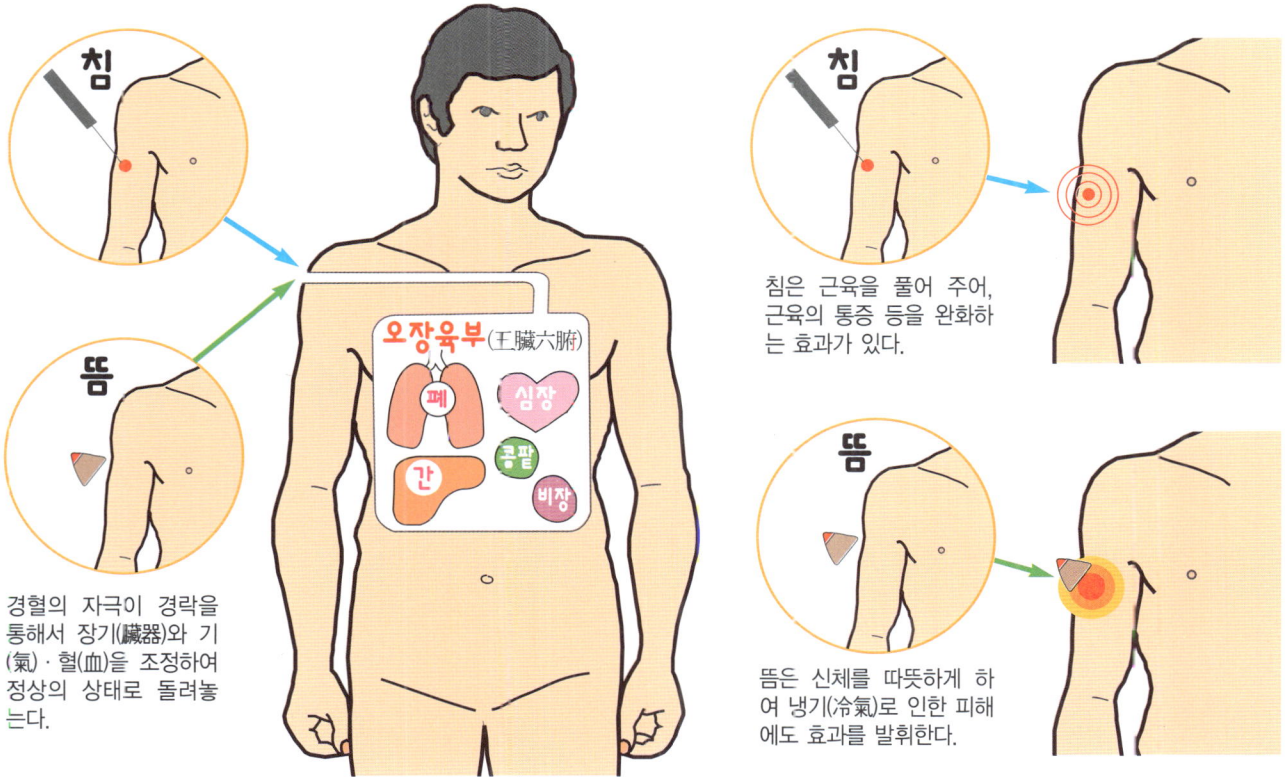

허리에서 발에 걸친 통증(變形性腰椎症 변형성 요추증)을 치료하는 경혈

허리가 아픈 증상은 허리뿐만 아니라 다리나 무릎에 통증이 확대되고 또한 저린 증상이 있는 경우가 있다. 이는 대부분의 경우 등뼈 사이에 있는 완충 역할을 하는 연골인 디스크가 변형됐기 때문이거나 변형성 요추증(變形性 腰椎症)이라고 하여 중년 이후의 뼈의 노화에 의해서 요추가 변형되었기 때문인 경우가 많다.

이 변형성 요추증은 특히 중년 이후의 여성에게 많이 발생한다. 하지만 노화가 원인이기 때문에 완전한 치료는 어렵다. 다만 통증이나 마비의 증상에 대처할 뿐이다.

■ 경혈 치료법

우선 등과 허리의 삼초유혈·신유혈·대장유혈·기해유혈·상료혈·차료혈·지실혈·거료혈을 중심으로 온습포를 실시하고 허리의 뼈를 따라 잘 마사지한다. 침 치료도 잘 듣는다. 그 후 허벅다리 뒤의 승부혈·은문혈·위중혈, 장딴지 뒤의 위중혈·승산혈, 무릎 주변의 족삼리혈·음릉천혈, 장딴지 내외측의 해계혈·삼음교혈 외에 발가락까지 헤어드라이어로 따뜻하게 해 주거나 마사지한다. 각 경혈에 대한 뜸 치료도 잘 듣는다.

특히 무릎의 통증이 심할 때는 무릎에 온습포를 하고 마사지를 끝낸 후 조금 높은 곳에 걸터앉아 발을 늘어뜨리고 무릎의 굴신 운동을 가볍게 해야 한다.

● 주요 경혈

삼초유(三焦兪) 몸의 용태를 조성하는 경혈.
신유(腎兪) 몸의 상태를 점검하고 원기(元氣)를 넣어 주는 경혈.
대장유(大腸兪) 대장의 작용을 조정하는 경혈.
기해유(氣海兪) 기를 바다처럼 모으는 경혈.
상료(上髎) 여성의 생리에 효험이 있는 경혈.
차료(次髎) 요통 등을 지키는 경혈.
지실(志室) 스테미너를 증가시키는 경혈.
거료(居髎) 발과 무릎의 피로를 풀어 주는 경혈.
승부(承扶) 좌골 신경통을 가라앉히는 경혈.
은문(殷門) 좌골신경통에 특효가 있는 경혈.
위중(委中) 발이 아플 때나 종아리의 경련에 잘 듣는 경혈.
승산(承山) 장딴지의 부종을 고치는 경혈.
족삼리(足三里) **만능 무병 장수의 경혈.**
해계(解谿) 다리와 위장의 질환에 잘 듣는 경혈.
음릉천(陰陵泉) 무릎이 아플 때 잘 듣는 경혈.
삼음교(三陰交) 발·무릎이 피로할 때 잘 듣는 경혈.

허리에서 발까지의 통증(坐骨神經痛 좌골신경통)을 치료하는 경혈

기침을 하거나 하품, 또는 무릎을 구부리면 엉덩이, 허벅다리의 뒤쪽과 무릎의 오금에서 발뒤꿈치까지 통증이 느껴지는 경우가 있거나 무릎을 편 채 발을 올려 보면 넓적다리에서 정강이와 종아리의 뒤쪽에 격렬한 통증이 온다면 좌골신경통이라고 생각해도 틀림없다. 좌골신경은 우리 몸에서 가장 굵고 긴 신경으로, 척추나 척수의 이상이나 당뇨병·골반 내의 질환·암 등의 압박 때문에 아픈 경우도 있다. 그러므로 좌골신경통이 일어나면 우선 정밀 검사를 하여 그 병의 원인을 찾아야 한다.

만약 척추의 노화에 위한 변형이 원인이거나 일시적인 경우에는 허리를 두꺼운 타월로 온습포하거나 핫팩으로 20분 정도 따뜻하게 한 후에 마사지하면 효과가 있다.

■ **경혈 치료법**

마사지는 등뼈의 양쪽에 있는 굵은 근육을 따라 하고, 엉덩이의 승부혈에서 아래쪽의 은문혈·위중혈, 종아리의 한가운데에 있는 승산혈을 마사지한다. 이어서 양릉천혈·족삼리혈·현종혈·해계혈을 손바닥으로 마사지한 후 다시 각 경혈들을 엄지손가락으로 3~5초간 지그시 지압해 준다. 가벼우나 묵직한 통증이 있을 때는 아픈 경로를 뜨거운 타월로 씌워서 헤어드라이어로 따뜻하게 해 준다.

또한 좌골신경통에는 침이나 뜸 치료가 잘 들으며 만성인 경우에는 뜸이 더 좋다. 뜸은 각 경혈들에 3~5장을 매일 3주일 정도 뜨면 좋아진다.

> ● **주요 경혈**
>
> 삼초유(三焦兪) 몸의 용태를 조성하는 경혈.
> 신유(腎兪) 몸의 상태를 점검하고 원기(元氣)를 넣어 주는 경혈.
> 대장유(大腸兪) 대장의 작용을 조정하는 경혈.
> 방광유(膀胱兪) 야뇨증을 치료하는 경혈.
> 지실(志室) 스테미너를 증가시키는 경혈.
> 거료(居髎) 발과 무릎의 피로를 풀어 주는 경혈.
> 승부(承扶) 좌골 신경통을 가라앉히는 경혈.
> 은문(殷門) 좌골신경통에 특효가 있는 경혈.
> 위중(委中) 발이 아플 때나 종아리의 경련에 잘 듣는 경혈.
> 승산(承山) 장딴지의 부종을 고치는 경혈.
> 양릉천(陽陵泉) 상열(上熱)·하한(下寒)에 좋은 경혈.
> 족삼리(足三里) **만능 무병 장수의 경혈.**
> 현종(懸鐘) 다리의 병에 잘 듣는 경혈.
> 해계(解谿) 다리와 위장의 질환에 잘 듣는 경혈.

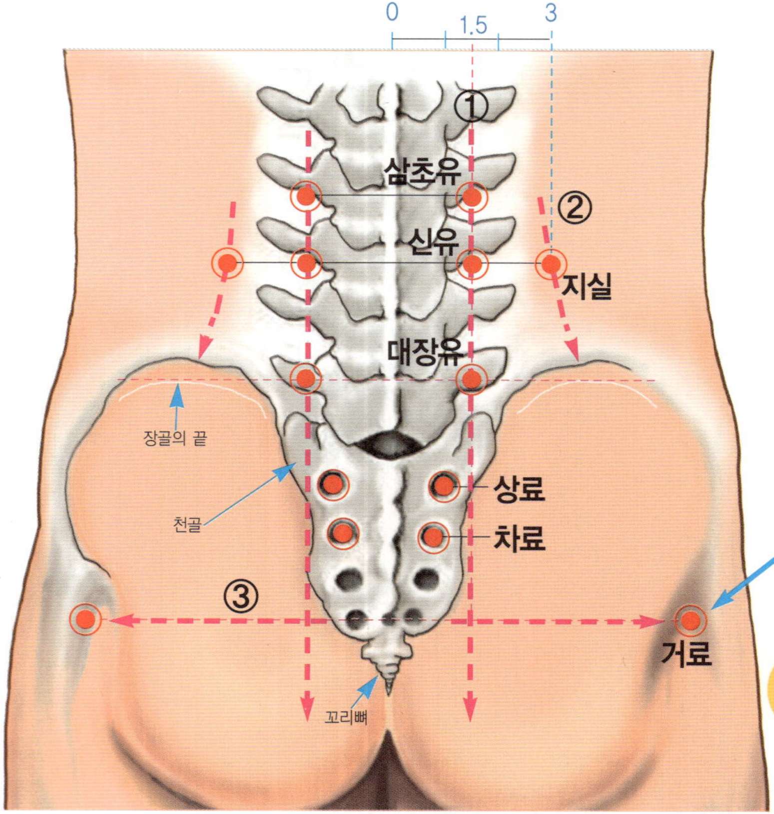

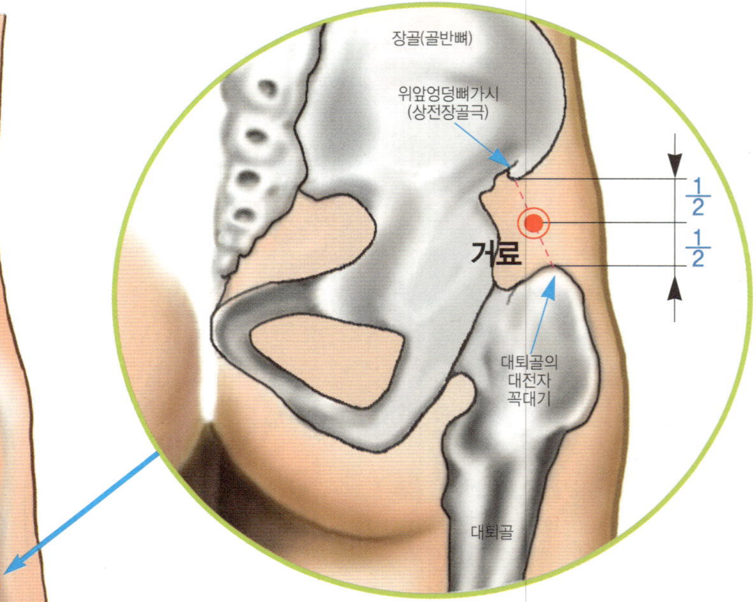

허리에서 발에 걸친 통증을 치료하는 경혈

삼초유(三焦兪)
제1요추극돌기 아래쪽의 정중선에서 양 옆으로 각각 1.5촌 나간 곳에 있다.

신유(腎兪)
제2요추극돌기 아래쪽의 정중선에서 양 옆으로 각각 1.5촌 나간 곳에 있다.

지실(志室)
제2요추극돌기 아래쪽의 정중선에서 양 옆으로 각각 3촌 나간 곳에 있다. 명문·신유혈과 같은 높이이다.

거료(居髎)
엉덩이 부위인데, 옆으로 누웠을 때 위앞엉덩뼈가시와 대퇴골의 대전자 꼭대기를 연결하는 선의 한가운데에 있다.

대장유(大腸兪)
제4요추극돌기 아래쪽의 정중선에서 양 옆으로 각각 1.5촌 나간 곳에 있다.

상료(上髎)
제5요추극돌기 아래, 천골 첫번째 구멍에 해당하는 우묵한 곳에 있다.

차료(次髎)
천골 두번째 구멍에 해당하는 우묵한 곳에 있다.

128 허리에서 발에 걸친 통증을 치료하는 경혈

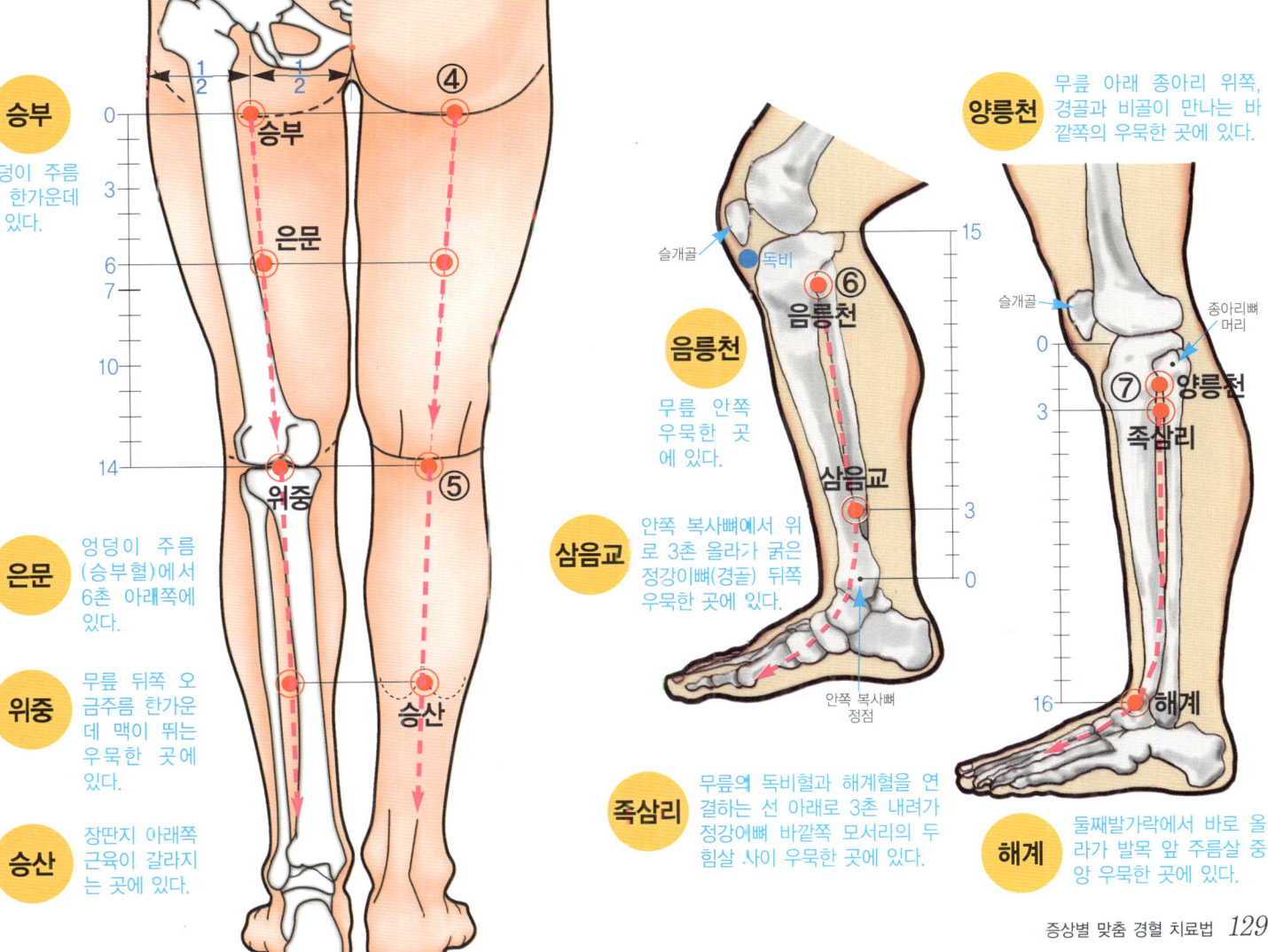

치질(痔疾)을 치료하는 경혈

치질은 크게 나누어 치핵(痔核), 열항(裂肛)·치루(痔瘻)의 3종류가 있다. 이 중에서 항문(肛門) 주위가 구멍이 뚫려서 나오는 치루는 주로 세균성이므로 전문의의 치료를 받아야 한다. 그리고 치핵·열항도 중증일 때는 병원에 가야 하지만 미리 예방을 하기 위해서는 경혈 치료법을 활용한다.

■ 경혈 치료법

우선 독맥경(督脈經)인 백회혈·장강혈을, 장강혈 옆의 회양혈, 등의 목뼈 아래의 대추혈, 허리의 위유혈·삼초유혈, 팔의 곡지혈·공최혈, 배의 천추혈, 다리의 족삼리혈을 지압한다. 백회혈과 팔다리의 경혈은 지압이나 뜸, 허리에서 엉덩이에 이르는 경혈에는 지압을 해 준다. 뜸 치료도 좋지만 지압을 권한다.

대체로 치질은 목욕탕에서 허리에서 엉덩이에 있는 경혈들을 중심으로 지압을 하여 피의 순환을 도와 주는 것이 좋다. 또, 허리나 손발을 차게 하지 않아야 하는데, 반신욕을 자주 하기를 권한다. 또한 치질과 변비는 불가분의 관계에 있으므로 변비에도 활용할 수 있다.

● 주요 경혈

백회(百會) 두통·치질 등에 효험이 있는 **무병 장수의 경혈.**
대추(大椎) 홍역이나 두드러기에 좋은 경혈.
위유(胃兪) 위의 활동을 다스리는 경혈.
삼초유(三焦兪) 몸의 용태를 조성하는 경혈.
장강(長强) 치질이나 임병(淋病)에 특효인 경혈.
회양(會陽) 양기를 다스리는 경혈.
공최(孔最) 폐경(肺經)을 다스리는 경혈.
곡지(曲池) 두통·설사 외에 **만능 무병 장수의 경혈.**
천추(天樞) 배탈이 났을 때 잘 듣는 경혈.
족삼리(足三里) **만능 무병 장수의 경혈.**

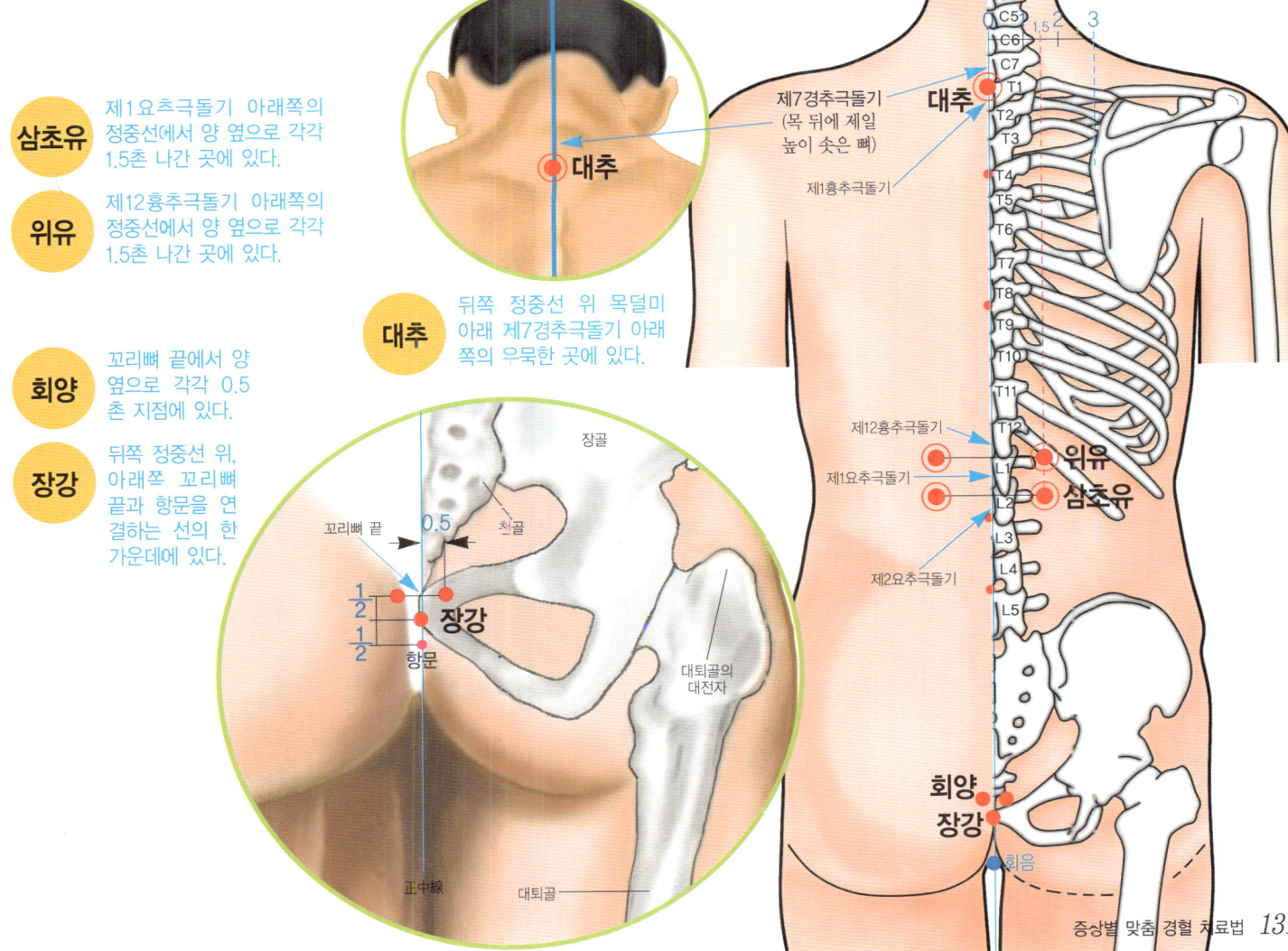

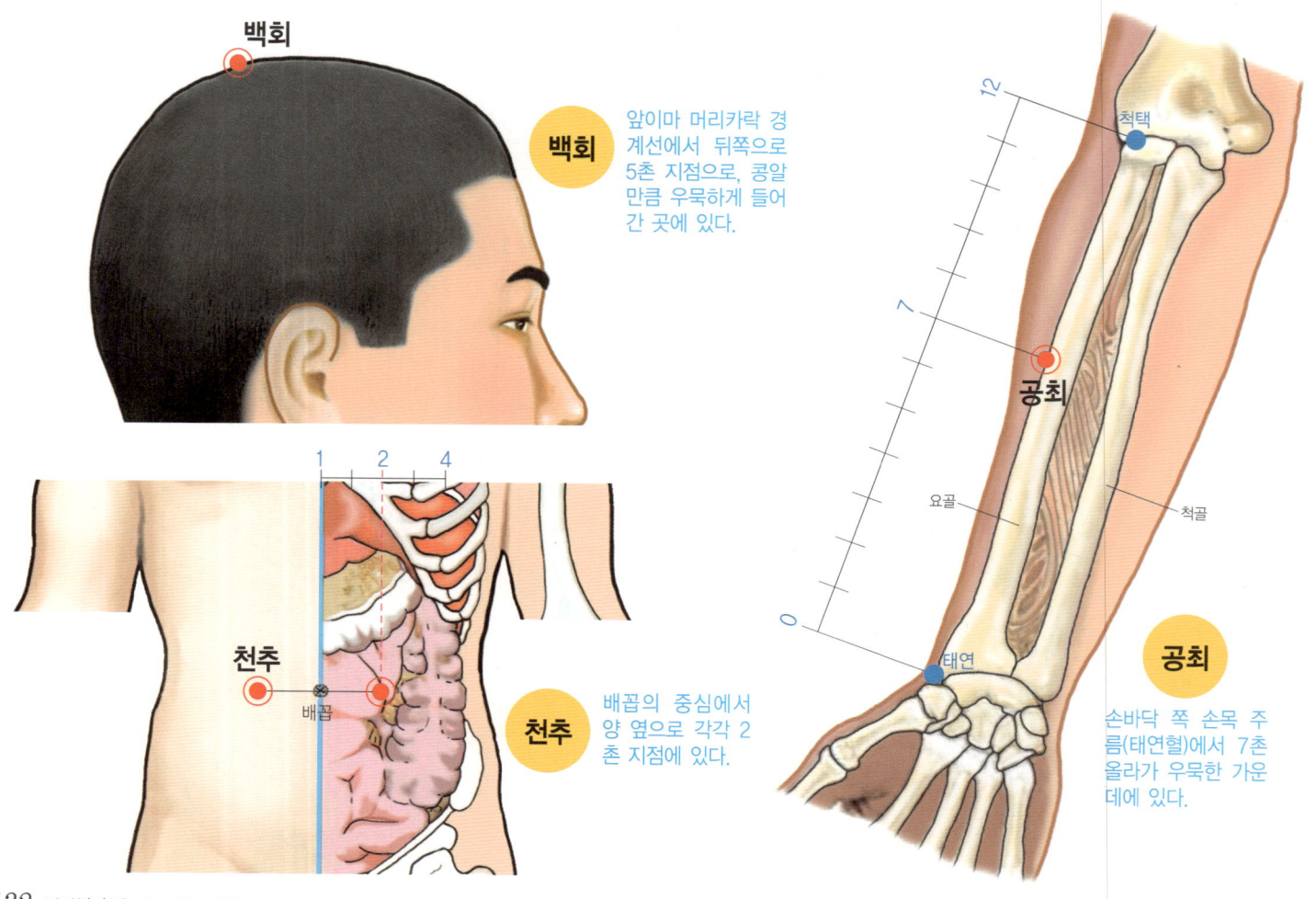

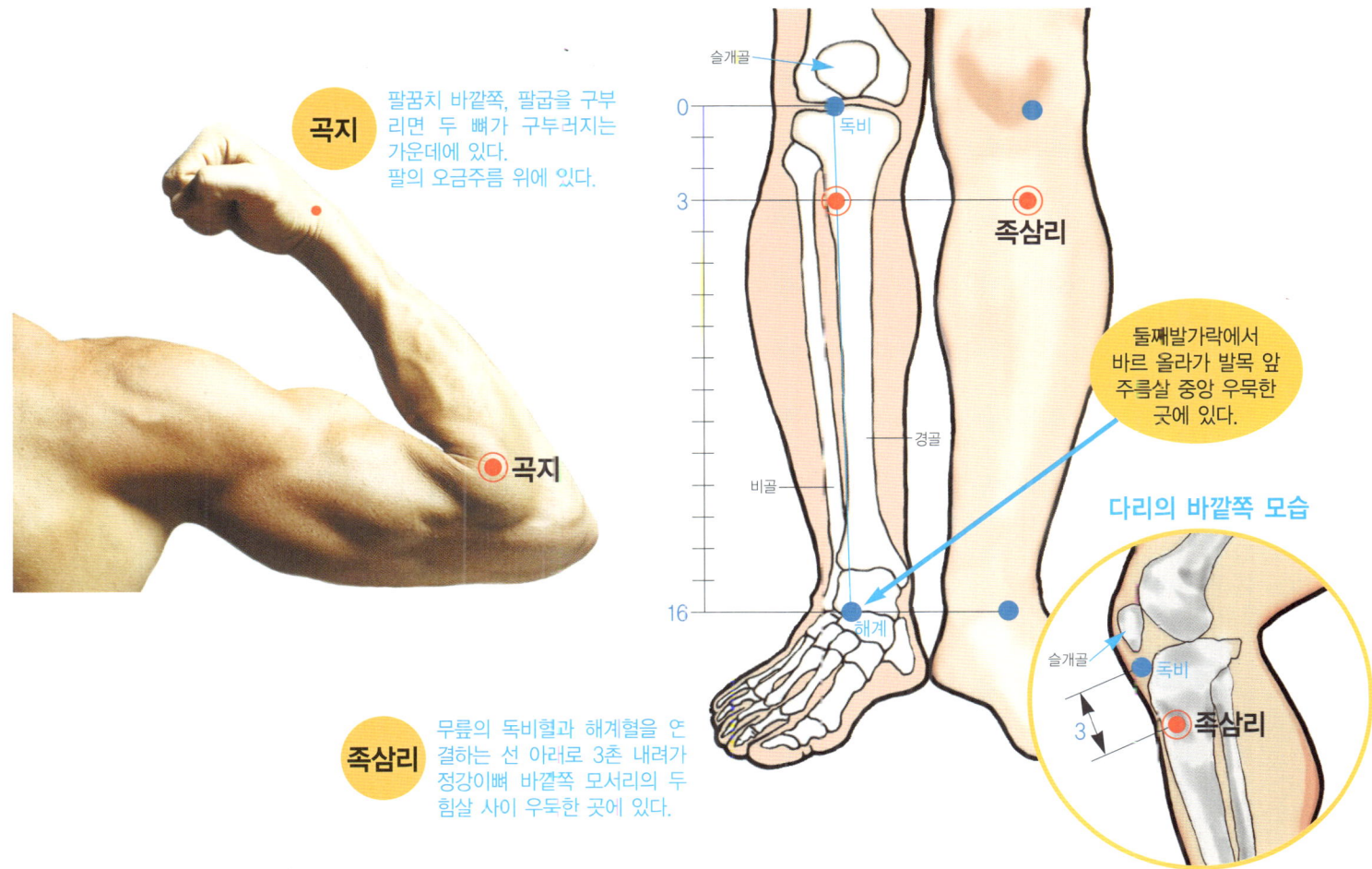

팔 신경통(神經痛)을 치료하는 경혈

추위나 냉증·피로 때문에 팔 꼭대기부터 엄지손가락 쪽 손바닥, 새끼손가락으로 묵직한 통증이나 때로는 격통이 흐르는 것은 팔 신경통의 전형적 증상이다.

팔신경통에는 경추(經椎)에서 목의 밑 부분, 겨드랑이 밑 위팔에서 아래팔의 엄지손가락 쪽이 아픈 것이 요골(橈骨) 신경통이고, 위팔에서 아래팔의 손바닥 가운데를 향해 통증이 뻗치는 것이 정중(正中) 신경통이며, 아래팔의 새끼손가락 쪽에 통증이 일어나는 것이 척척골(尺骨) 신경통이다.

■ 경혈 치료법

가벼운 통증이면 온습포나 핫팩 등으로 목을 따뜻하게 하고, 또 두꺼운 천으로 팔을 싸고 아픈 경로를 따라 헤어드라이어로 마사지하는 온열 효과로도 통증이 완화된다. 아픈 경로의 군데군데를 가볍게 누르기만 해도 몹시 아픈 압통점이 있다. 여기가 팔의 신경통에 잘 듣는 경혈이다.

비노혈·척택혈·견료혈·소해혈·곡지혈·수삼리혈·합곡혈·협백혈·극문혈·신문혈·대릉혈·태연혈 등의 경혈을 잘 지압하면 효과를 볼 수 있다. 침도 잘 듣지만 침 치료는 한의사에게 맡기도록.

● 주요 경혈

견료(肩髎) 어깨 뼈를 다스리는 경혈.
비노(臂臑) 팔의 신경통에 잘 듣는 경혈.
곡지(曲池) 두통·설사 외에 만능 무병 장수의 경혈.
수삼리(手三里) 위장병과 종기 치료에 효과가 있는 경혈.
합곡(合谷) 위장 상태의 척도 외에 만능 무병 장수의 경혈.
협백(俠白) 기침이나 숨이 찰 때 잘 듣는 경혈.
척택(尺澤) 팔이 아프거나 저리는 것을 제거하는 경혈.
극문(郄門) 손의 통증, 심장 질환을 다스리는 경혈.
대릉(大陵) 팔의 통증과 마비를 풀어 주는 경혈.
신문(神門) 심경(心經)의 증상을 알아내는 경혈.
태연(太淵) 폐의 이상을 알아보는 경혈.
소해(少海) 팔의 통증을 가라앉히는 경혈.

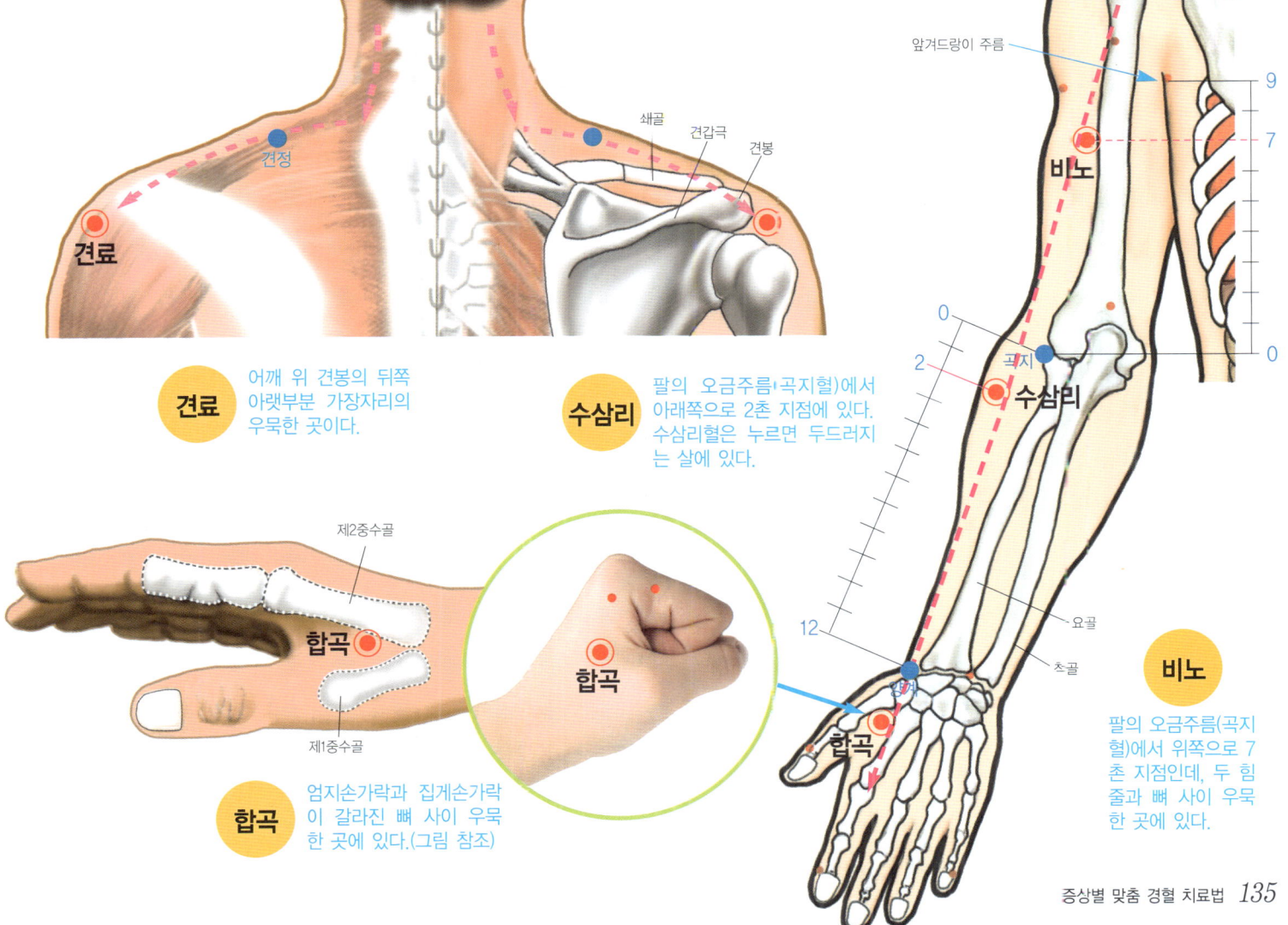

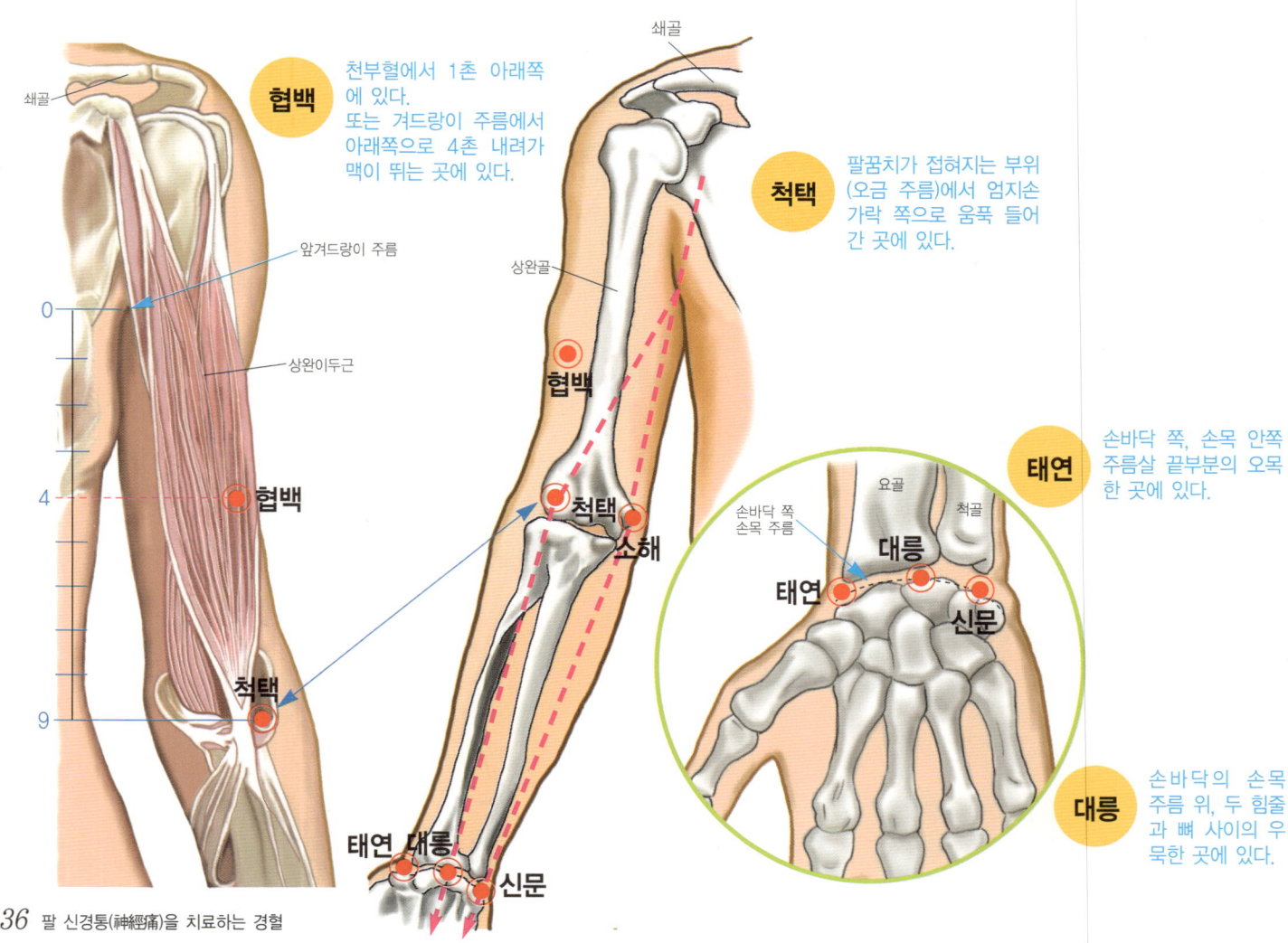

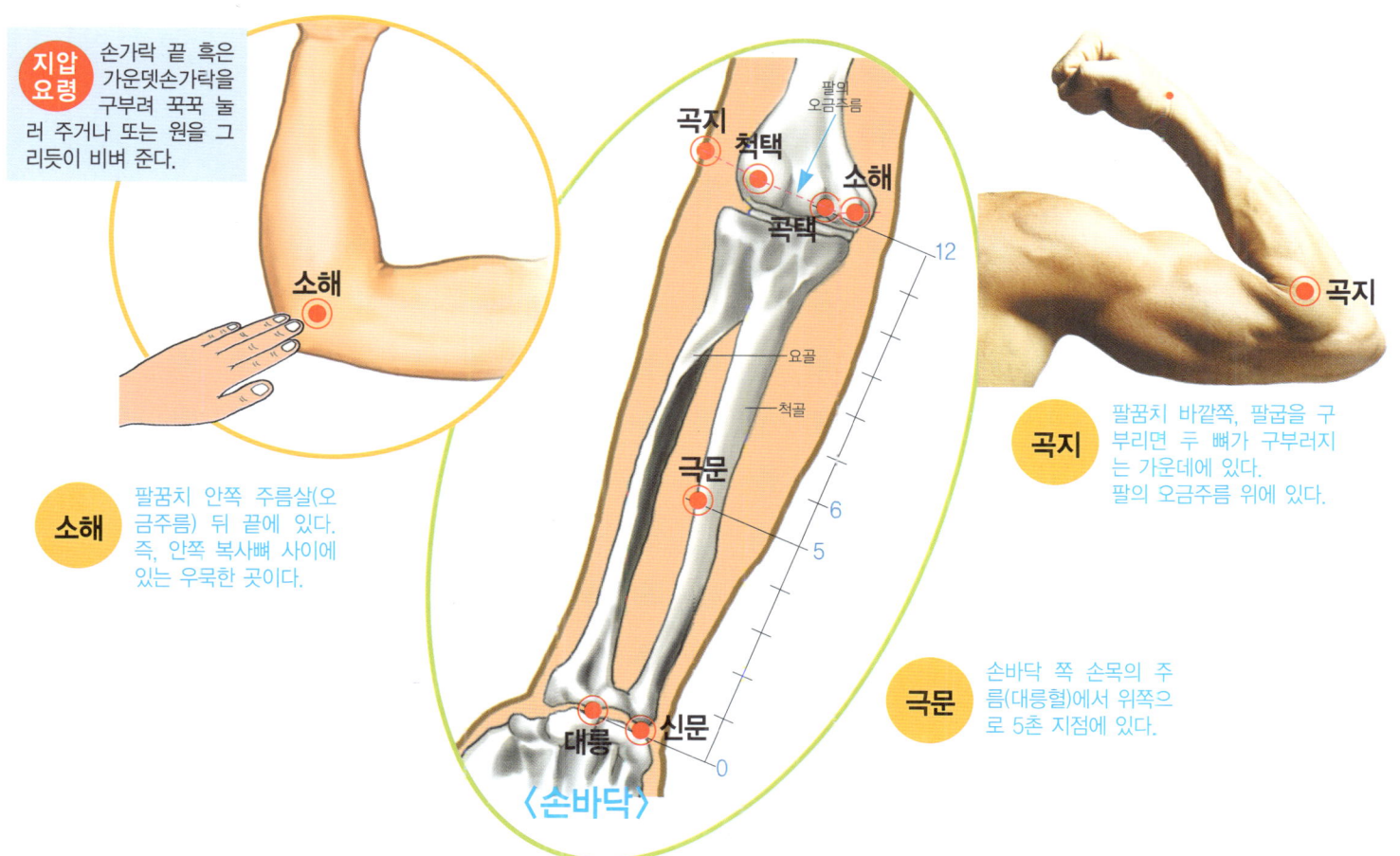

팔의 마비를 치료하는 경혈

 무거운 배낭을 메고 등산을 한 후에 갑자기 팔의 힘이 빠지면서 팔꿈치를 움직일 수 없는 경우가 있다. 이는 배낭이 닿는 부분의 신경들이 강한 압박을 받아서 일어나는 신경 마비가 원인이므로 대부분 중증은 아니므로 걱정할 것까지는 없다. 가벼운 증상은 어깨를 뜨거운 찜질이나 헤어드라이어로 마사지를 해 주어도 효과를 본다.

■ 경혈 치료법

 증상이 심할 경우에는 먼저 마사지를 하기 전에 뜨거운 찜질로 어깨에서 팔 전체를 20분쯤 따뜻하게 한 후에 실시하는 것이 좋다. 그 다음 목뒤로부터 어깻죽지 끝까지의 ①의 경로를, 다음은 견갑골 안쪽 틈 사이의 ② 경로, 견갑극 상하의 ③ 경로를 각각 화살표 방향으로 손바닥으로 잘 문지르고 움켜쥐듯이 주무른다.
 이어서 팔 위쪽 앞측의 ④, 위팔 삼각근의 ⑤, 팔뚝의 알통이 나오는 ⑥, 팔 뒤쪽 ⑦, 팔굽에서 엄지손가락 쪽의 팔목까지의 ⑧, 팔의 곡지혈에서 엄지손가락 주위의 근육까지 ⑨, 아래팔의 뒤쪽에서 손등의 근육까지 ⑩의 경로를 손바닥으로 쓸고, 잘 문지르고 주무르고 잡아 준다. 그림에 표시된 경혈을 중심으로 끈기 있게 마사지하는 것이 요점이다.

● 주요 경혈

대추(大椎) 홍역이나 두드러기에 좋은 경혈.
견정(肩井) 어깨의 응어리에 잘 듣는 경혈.
견료(肩髎) 어깨 뼈를 다스리는 경혈.
천종(天宗) 상반신의 질환을 다스리는 경혈.
신유(腎兪) 몸의 상태를 점검하고 원기(元氣)를 넣어 주는 경혈.
곡지(曲池) 두통·설사 외에 **만능 무병 장수의 경혈.**
양계(陽谿) 손목이 아플 때 잘 듣는 경혈.
양지(陽池) 팔의 통증이나 정력 증강에 효과가 있는 경혈.
운문(雲門) 50대의 견비통(肩臂痛)에 잘 듣는 경혈.
중부(中府) 천식·발작에 잘 듣는 경혈.
비노(臂臑) 팔의 신경통에 잘 듣는 경혈.
소해(少海) 팔의 통증을 가라앉히는 경혈.
극문(郄門) 손의 통증, 심장 질환을 다스리는 경혈.
대릉(大陵) 팔의 통증과 마비를 풀어 주는 경혈.
신문(神門) 심경(心經)의 증상을 알아내는 경혈.
척택(尺澤) 팔이 아프거나 저리는 것을 제거하는 경혈.
태연(太淵) 폐의 이상을 알아보는 경혈.

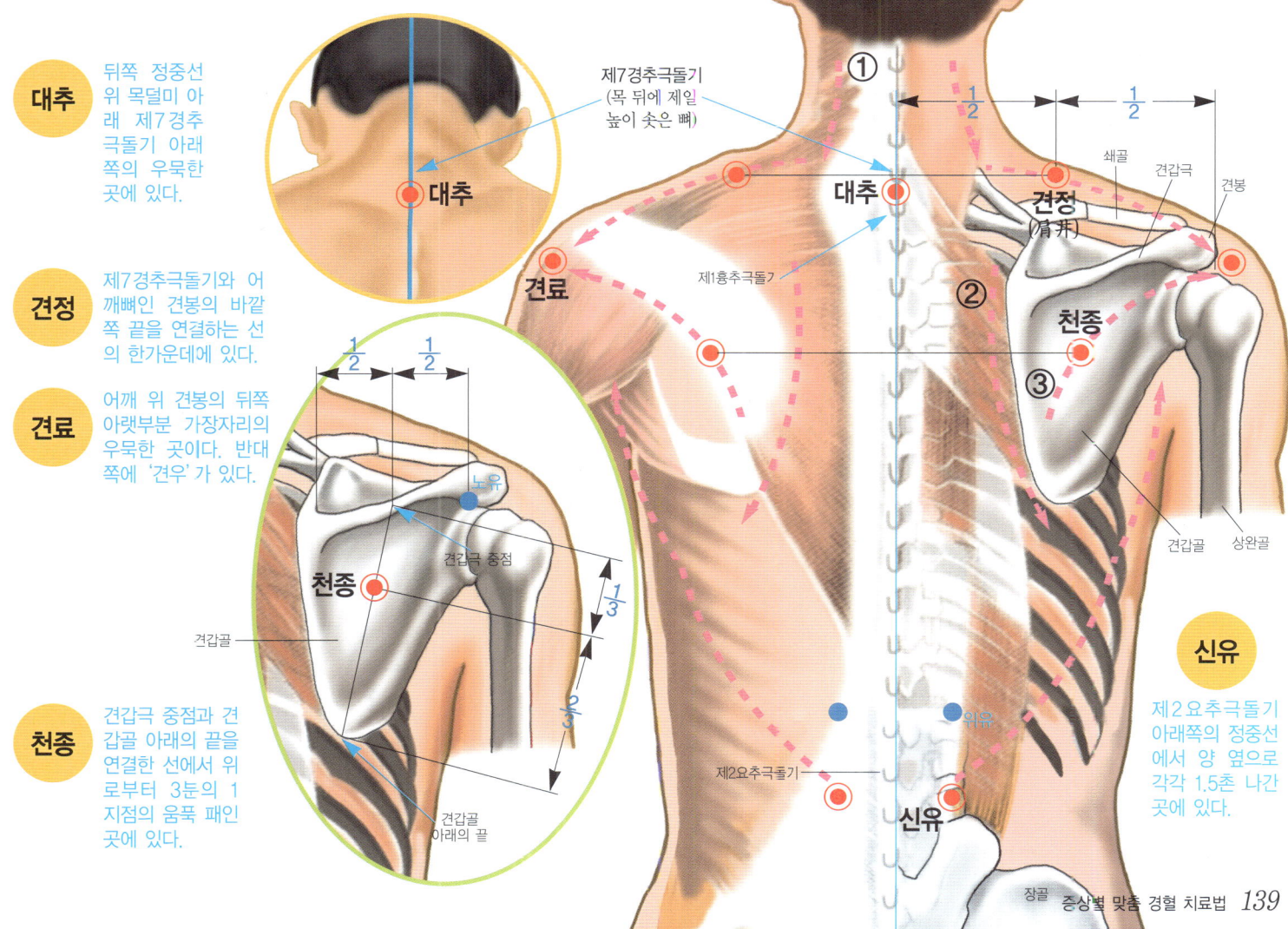

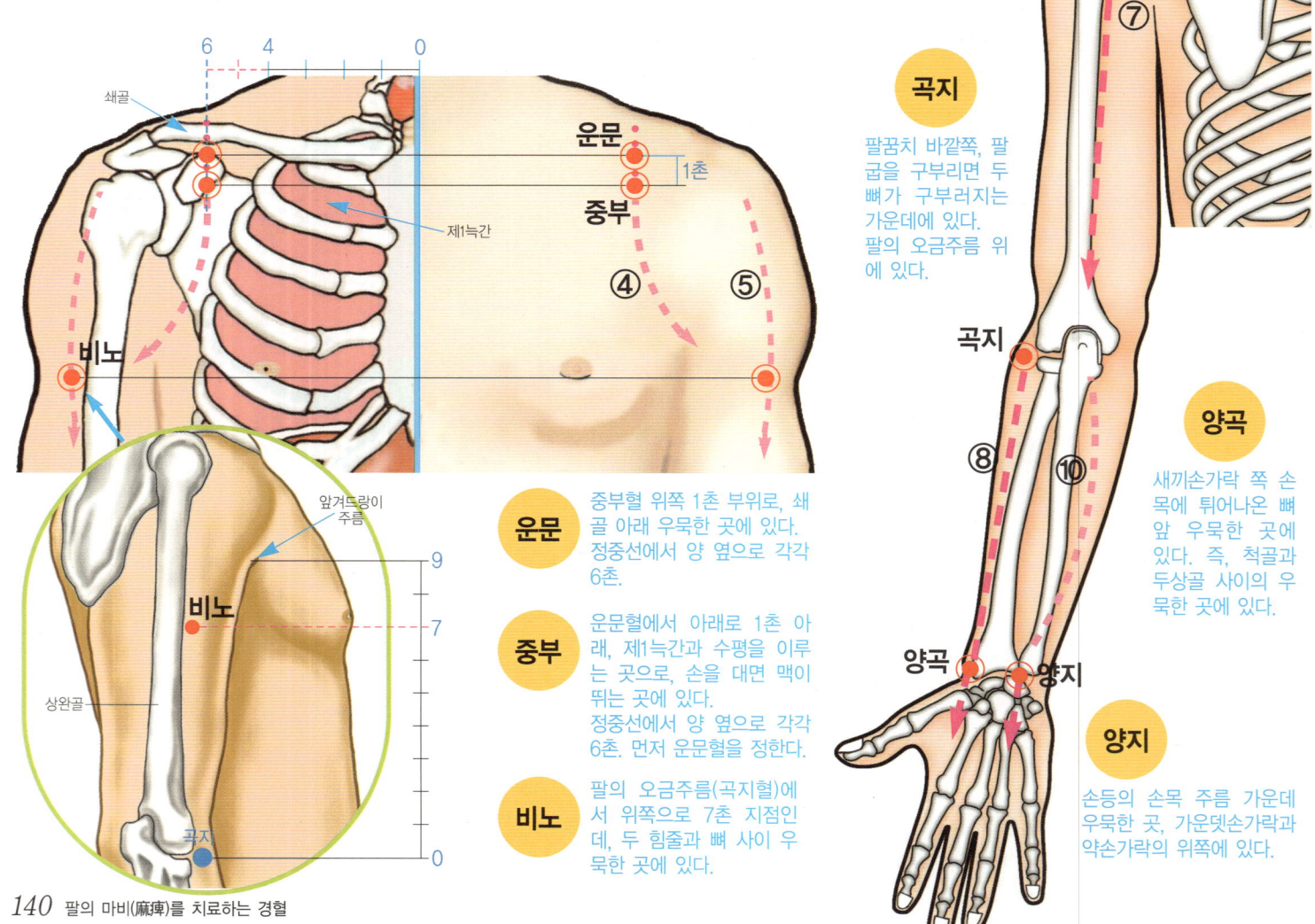

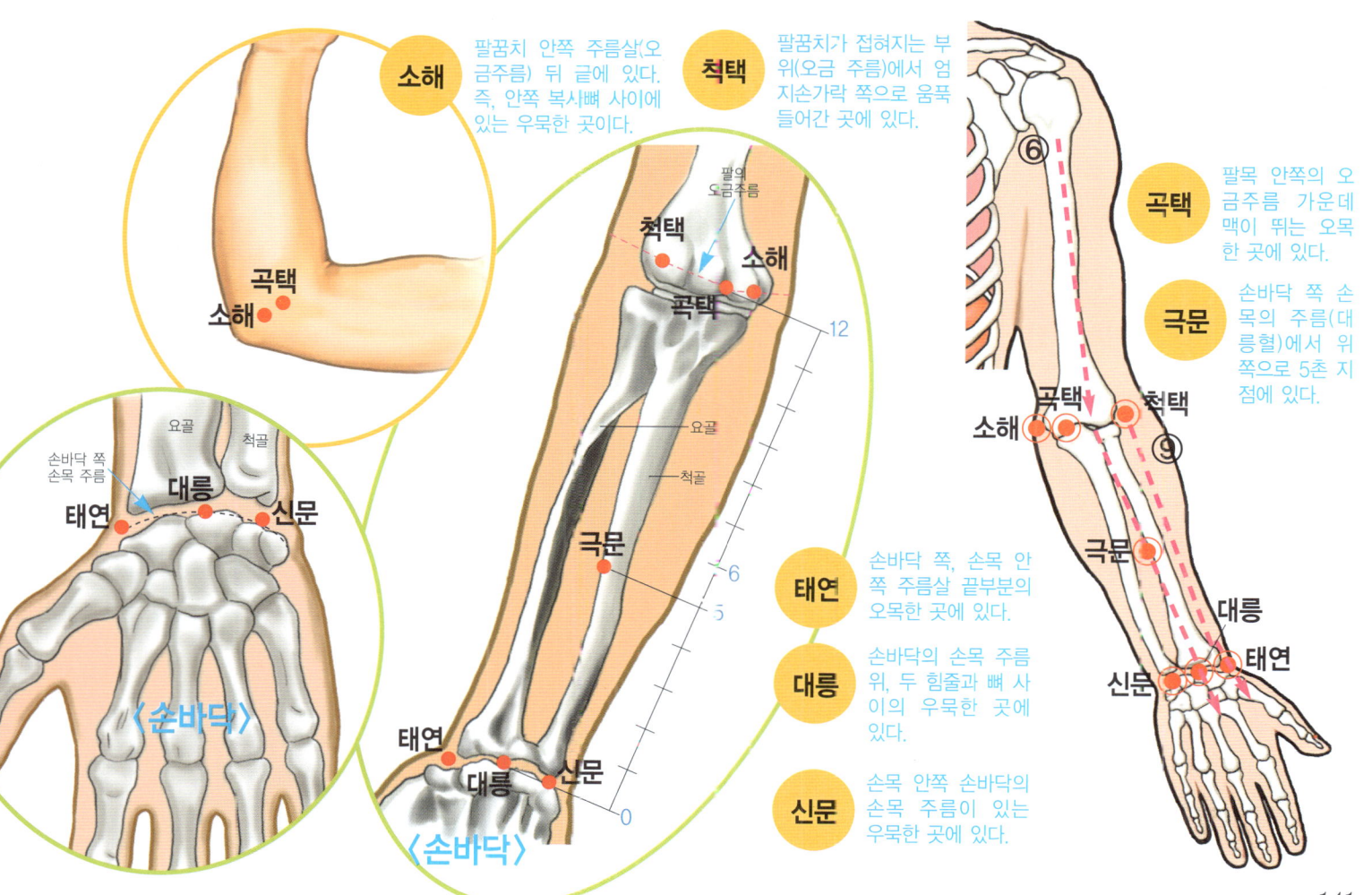

손가락 마비 (麻痺)를 치료하는 경혈

손가락 마비는 첫째 목뼈나 경추(頸椎)의 변형으로 손가락 끝으로 통하는 신경을 건드리고 있는 경우, 둘째는 옆목에서부터 어깨에 걸쳐 특히 흉쇄유돌근의 뒤쪽 사각근에 응어리가 심할 때, 이 때문에 이 밑을 통해서 심장으로부터 손가락으로 가는 혈관, 즉 쇄골하동맥이 눌려져서 혈액 순환이 나빠졌을 경우, 셋째는 빈혈증 때문에 손끝의 혈액 순환이 나빠졌을 때 온다.

목의 밑부분과 목에서 어깨에 걸쳐 응어리가 심해 손가락 끝이 마비될 경우에는 팔을 들어 보면 손목에 있는 맥이 약해지므로 구분할 수 있다.

■ **경혈 치료법**

첫째의 경우에는 뒤통수의 움푹 들어간 곳에서 어깨 끝과 같은 높이의 경추까지를 잘 온습포하고 경추의 좌우 양측을 부드럽게 천천히 마사지하면서 지압한다.

둘째의 경우에는 두꺼운 타올로 온습포하고 천정혈·기사혈·결분혈·극천혈 등을 중심으로 네 손가락을 나란히 하여 마사지한다. 동시에 팔뚝을 굴신시키거나 빙글빙글 돌려 주는 운동을 꼭 해 주어야 한다.

마지막으로 빈혈증에서 오는 경우에는 빈혈증을 치료한 다음 그림에 표시된 경로를 따라 양손가락으로 마사지를 하고 다시 뜨거운 물에 잠깐씩 양손을 교대로 넣어서 손끝의 피 순환을 활발하게 만들어 준다.

● **주요 경혈**

천정(天鼎) 고혈압에 잘 듣는 경혈.
결분(缺盆) 가슴 질환을 다스리는 경혈.
극천(極泉) 겨드랑이의 체취를 없애 주는 경혈.
기사(氣舍) 목의 질환·위장의 각종 증상에 잘 듣는 경혈.

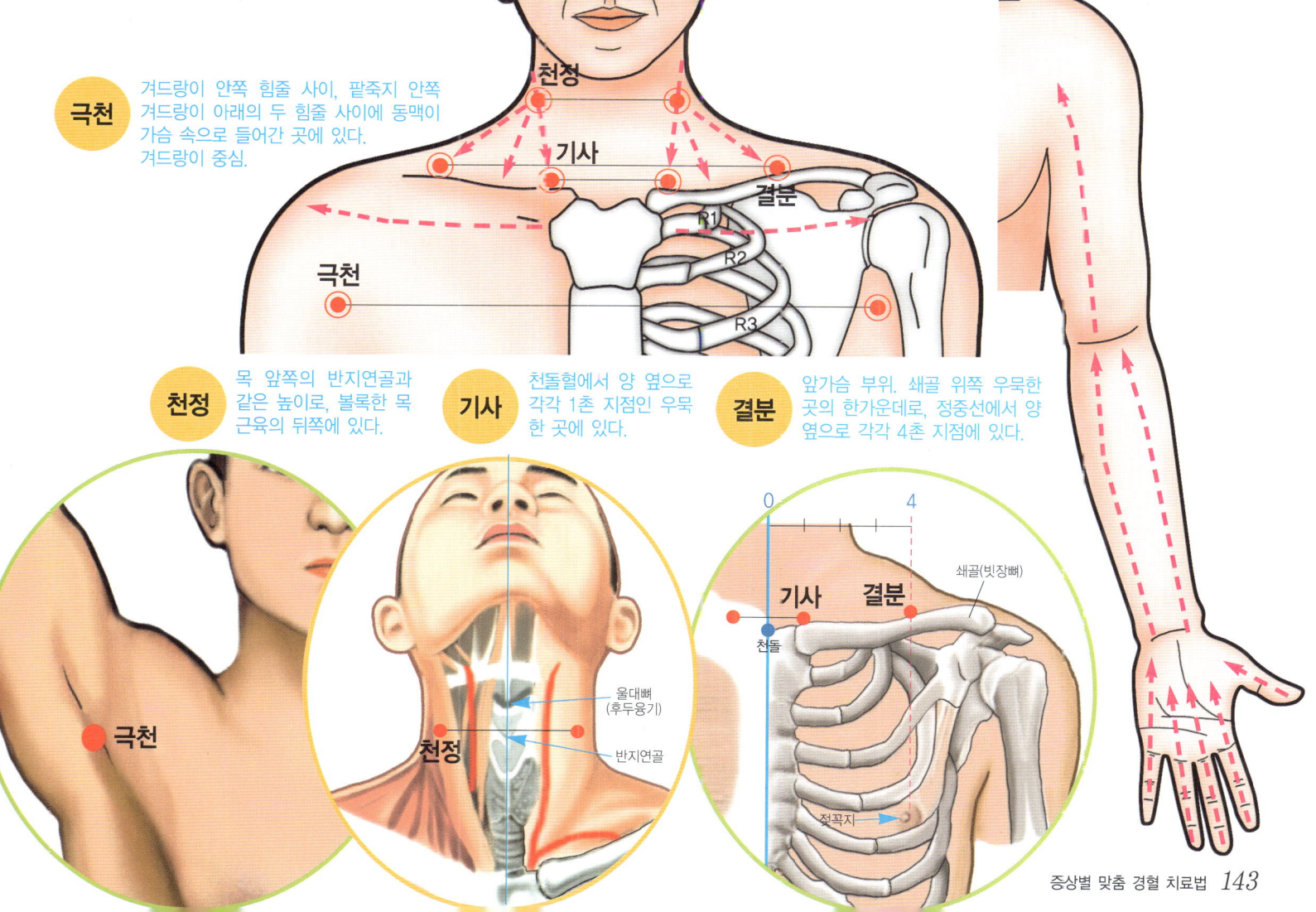

습진(濕疹)을 치료하는 경혈

습진 때문에 온몸이 가려워 잠을 자지 못하고, 또 식욕도 없으며 변비가 계속되기도 한다. 몸에는 마른 습진이 보이는데 너무 긁어서 피가 말라 있다. 피부 전체가 거칠고 푸르뎅뎅하고 목에서 어깨 끝, 등줄기에서 근육이 나무 판자처럼 굳어 있고 목의 임파절은 부어 있다. 이는 체질적 원인에 의해서 습진이 생기므로 단순히 피부만이 아닌 전신(全身)의 병으로 취급하여 체질을 바꿔 주는 치료를 해야 한다.

■ 경혈 치료법

우선 복부의 상태를 정상으로 만들기 위해 그림에 표시된 거궐혈·기문혈·중완혈·황유혈·천추혈·대거혈·관원혈 등의 경혈에 소형의 뜸쑥을 한 곳에 3~5장씩 뜸을 떠 준다. 다시 등에서 허리·엉덩이에 걸쳐 있는 견정혈·폐유혈·삼초유혈·신유혈·대장유혈·상료혈·중료혈·하료혈의 경혈에도 똑같이 뜸 치료를 하면 더욱 효과가 배증한다. 그리고 이들 경혈을 중심으로 화살표 방향대로 마사지도 실시한다.

특히 몹시 가렵고 피부가 해어졌을 경우에는 그 증상이 있는 부위의 경혈점에 관계없이 소형의 뜸을 계속 뜨면 가려움증도 줄고 습진도 차차 없어진다. 습진이 만성이 되면 코끼리 살갗처럼 변하는데, 이런 습진은 체질을 개선하는 조치가 필요하지만 경혈을 통한 뜸 치료로 완치될 수 있다. 효과가 나타나기 시작하면 임파절의 부기도 빠지고 피부도 원상으로 회복되어 몰라보게 건강해진다.

● 주요 경혈

- 견정(肩井) 어깨의 응어리에 잘 듣는 경혈.
- 폐유(肺兪) 폐의 기능을 살리고 그 허약을 보완하는 경혈.
- 삼초유(三焦兪) 몸의 용태를 조성하는 경혈.
- 신유(腎兪) 몸의 상태를 점검하고 원기(元氣)를 넣어 주는 경혈.
- 대장유(大腸兪) 대장의 작용을 조정하는 경혈.
- 상료(上髎) 여성의 생리에 효험이 있는 경혈.
- 차료(次髎) 요통 등을 치료하는 경혈.
- 중료(中髎) 요통·성병·치질 등을 치료하는 경혈.
- 하료(下髎) 요통·변비·치질 등을 치료하는 경혈.
- 거궐(巨闕) 심장의 동계(動悸)를 멎게 하는 경혈.
- 기문(期門) 가슴과 옆구리의 통증을 없애 주는 경혈.
- 중완(中脘) 위의 소화를 돕는 경혈.
- 황유(肓兪) 정력 증강을 돕는 경혈.
- 천추(天樞) 배탈이 났을 때 잘 듣는 경혈.
- 대거(大巨) 생리적 이상에 잘 듣는 경혈.
- 관원(關元) 정력 증강에 좋은 경혈.

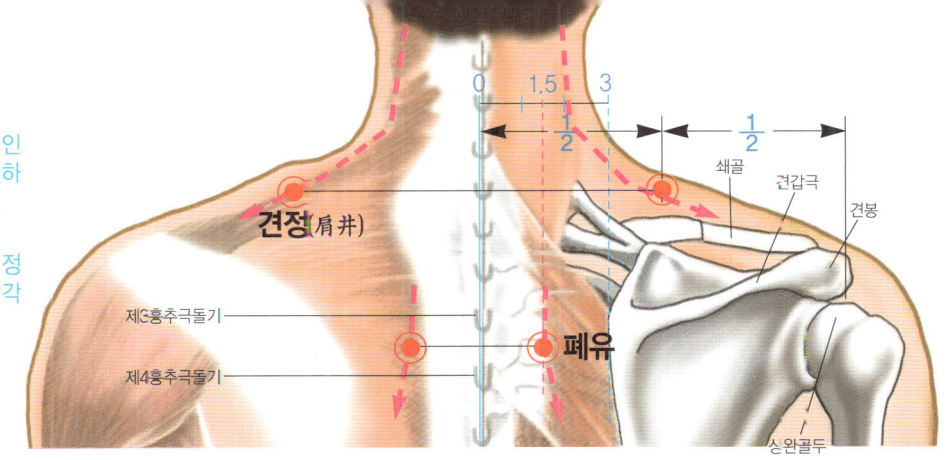

견정 제7경추극돌기와 어깨뼈인 견봉의 바깥쪽 끝을 연결하는 선의 한가운데에 있다.

폐유 제3흉추극돌기 아래쪽의 정중선에서 양 옆으로 각각 1.5촌 나간 곳에 있다.

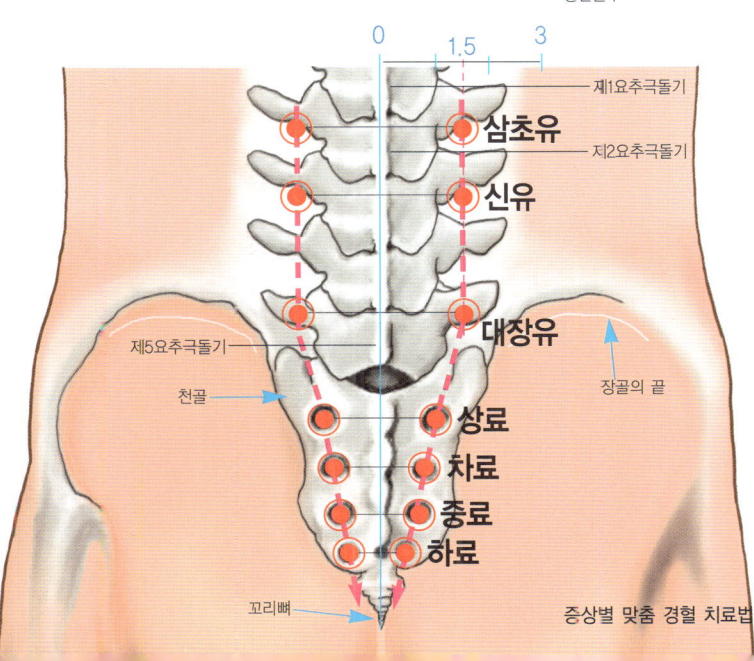

삼초유 제1요추극돌기 아래쪽의 정중선에서 양 옆으로 각각 1.5촌 나간 곳에 있다.

신유 제2요추극돌기 아래쪽의 정중선에서 양 옆으로 각각 1.5촌 나간 곳에 있다.

대장유 제4요추극돌기 아래쪽의 정중선에서 양 옆으로 각각 1.5촌 나간 곳에 있다.

상료 제5요추극돌기 아래, 천골 첫번째 구멍에 해당하는 우묵한 곳에 있다.

중료 천골 세번째 구멍에 해당하는 우묵한 곳에 있다.

차료 천골 두번째 구멍에 해당하는 우묵한 곳에 있다.

하료 천골 네번째 구멍에 해당하는 우묵한 곳에 있다.

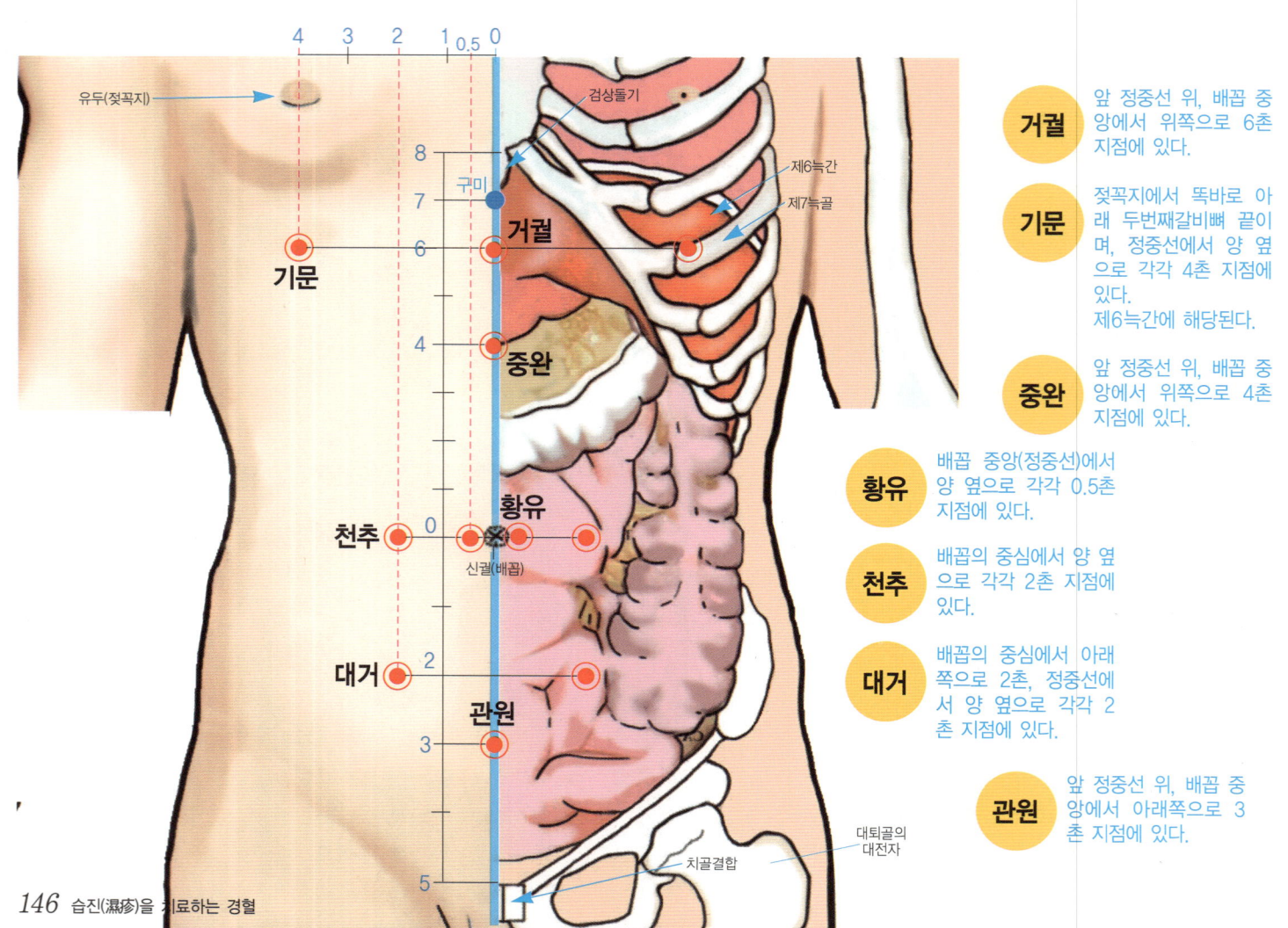

뜸이 효과적인 주요 경혈

실면(失眠)
발 뒤꿈치 중앙에 있다. 냉증·부종(浮腫)·불면증에 효과가 있다. 실면(失眠)이라는 명칭과는 반대로 불면(不眠)에 효과가 있다.

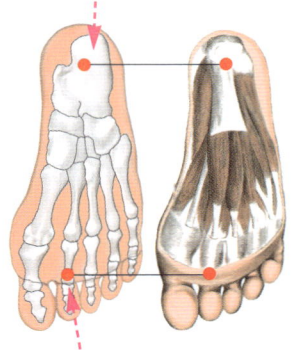

이내정(裏內庭)
제2중족지절의 약간 뒤쪽에 있다. 식중독에 효과적인 경혈. 구토, 복통, 설사, 멀미 등에 효과가 있다.

백회(百會)
머리 꼭대기에 있으며, 두통·현기증·불면증 등에 효과가 있는 대표적인 경혈이다. 무병 장수의 경혈.

관원(關元)
배꼽 아래 4촌 지즘에 있는 경혈. 원기(元氣)를 북돋아 주는 경혈로 유명하며, 부인과계의 질환에도 효과가 있다.

족삼리(足三里)
무릎 아래에 있으며 다리의 피로·부종(浮腫)·위장의 증상 등에 효과가 있는 무병 장수의 경혈.

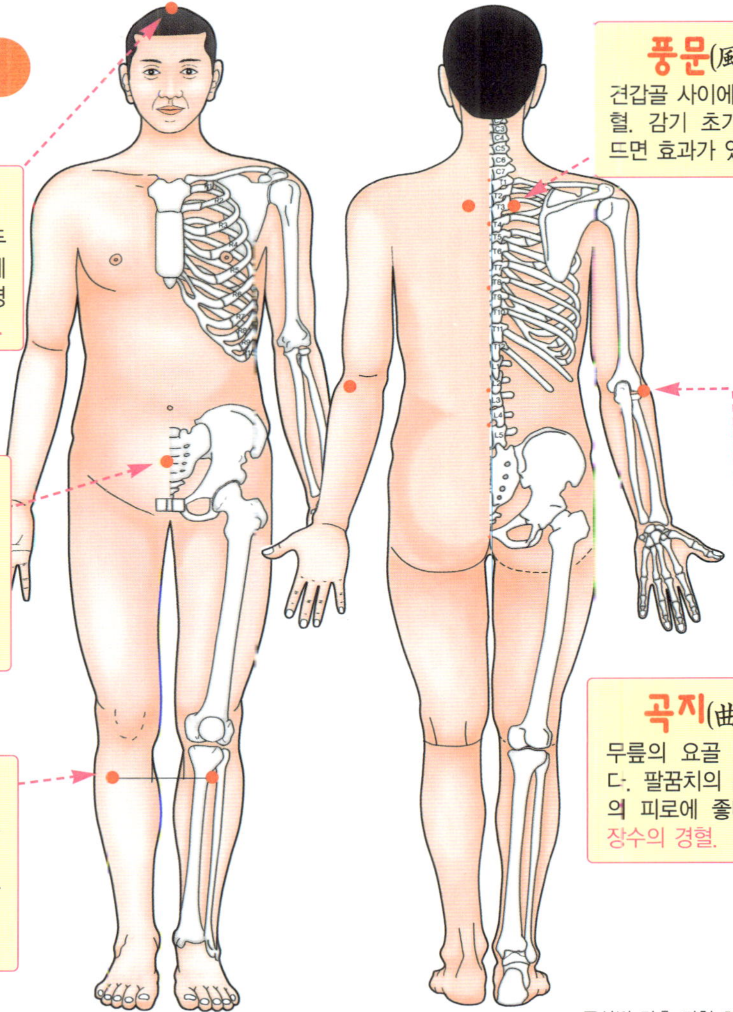

풍문(風門)
견갑골 사이에 있는 경혈. 감기 초기에 뜸을 드면 효과가 있다.

곡지(曲池)
무릎의 요골 옆에 있다. 팔꿈치의 통증, 눈의 피로에 좋다. 무병 장수의 경혈.

증상별 맞춤 경혈 치료법

장딴지에 쥐가 날 때 치료하는 경혈

등산이나 수영·테니스 등의 격렬한 운동으로 다리를 많이 사용했을 때 다리에 쥐가 나는 경우가 있다. 밤에 자다가도 갑자기 장딴지가 땅겨서 고통을 호소하는데, 이런 현상은 각기병을 앓고 난 뒤에나 심한 병을 앓고 나서 회복이 되지 않았을 때에도 일어난다. 이는 병이라고 하기보다는 일종의 생리 현상으로 간주한다. 그러나 그 통증은 너무 지독해 몹시 고통스러우므로 이에 대한 응급 치료법을 알아 두면 위급 시 대단히 편리하다.

■ 경혈 치료법

우선 허리의 소장유혈·방광유혈, 이어서 장딴지를 중심으로 무릎의 오금에 있는 위중혈, 장딴지 한가운데 승근혈, 장딴지 아래 2개의 근육이 갈라지는 곳의 승산혈, 무릎 아래의 음릉천혈, 안쪽 복사뼈 뒤의 태계혈 등을 지압한다.

특히, 위중혈·승근혈·승산혈 등은 매우 중요한 경혈이므로 이들의 경혈을 중심으로 장딴지를 엄지손가락과 나머지 네 손가락으로 천천히, 처음에는 부드럽게 누르다가 차차 강하게 3~7초 정도 누르고 있으면 이상할 정도로 편해진다.

또한, 발의 엄지발가락을 강하게 여러 번 위로 젖혀 주는 방법도 효과가 있다.

● 주요 경혈

소장유(小腸兪) 소장의 기능을 원활하게 하는 경혈.
방광유(膀胱兪) 야뇨증을 치료하는 경혈.
위중(委中) 발이 아플 때나 종아리의 경련에 잘 듣는 경혈.
승근(承筋) 장딴지 근육의 경련에 잘 듣는 경혈.
승산(承山) 장딴지의 부종을 고치는 경혈.
음릉천(陰陵泉) 무릎이 아플 때 잘 듣는 경혈.
태계(太谿) 정력 증강에 효험을 주는 경혈.

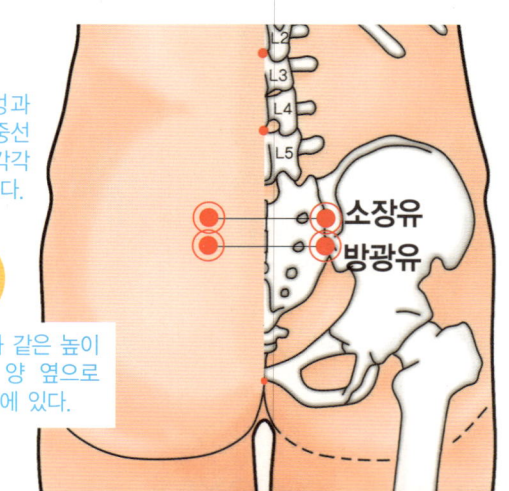

방광유 두번째 천골 구멍과 같은 높이이며, 정중선에서 양 옆으로 각각 1.5촌 나간 곳에 있다.

소장유 첫번째 천골 구멍과 같은 높이이며, 정중선에서 양 옆으로 각각 1.5촌 나간 곳에 있다.

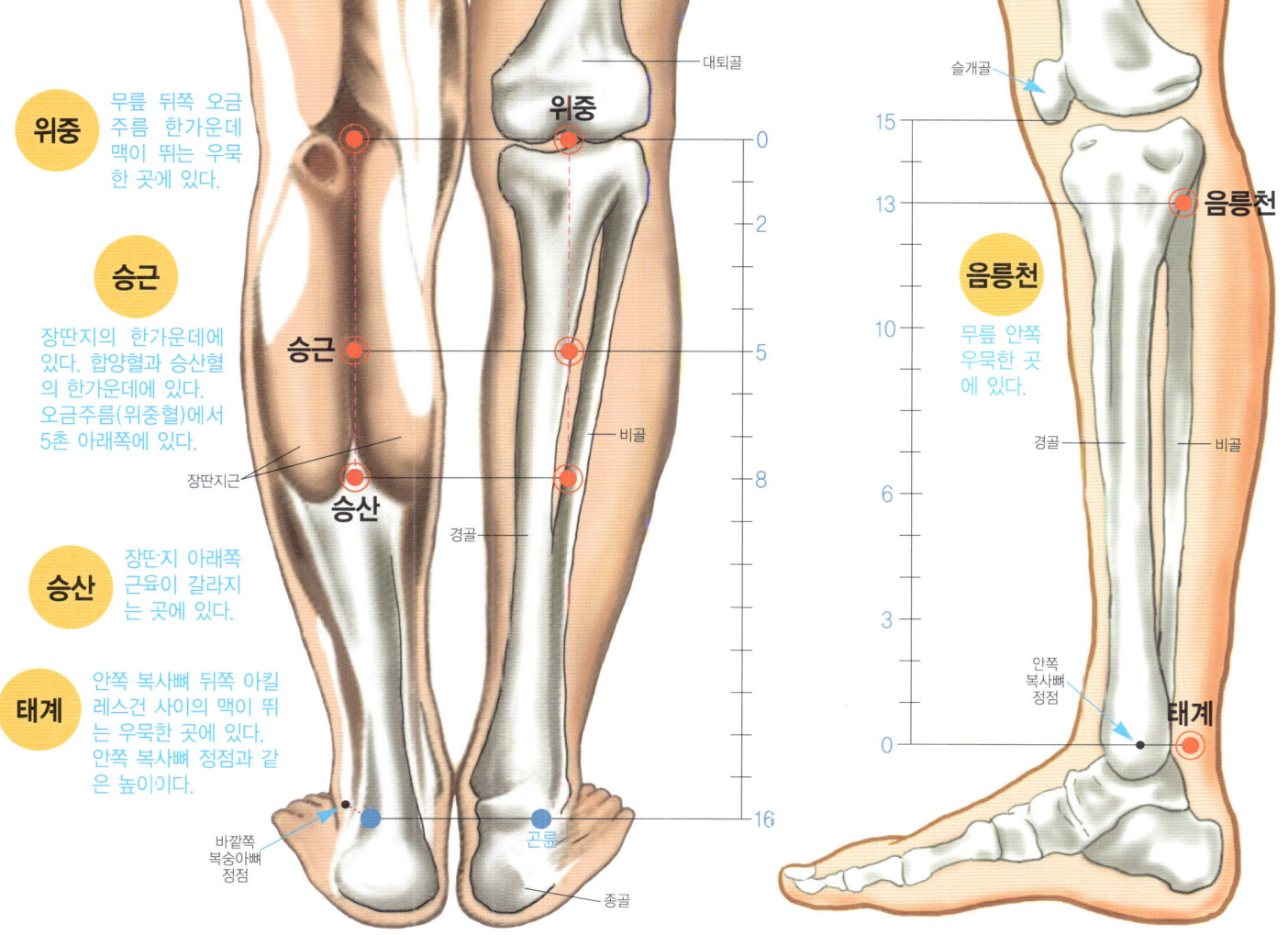

무릎의 통증을 치료하는 경혈

무릎의 관절이 시리며 붓거나 물이 차고, 관절을 움직이면 딱딱거리는 소리가 나면서 아픈 증상은 변형성 슬관절증의 초기에 나타나는데, 이는 무릎의 관절을 형성하고 있는 뼈가 노화된 증거이다. 무릎이 아프면 걸음을 걸을 때 허리·허벅다리·장딴지에 부담이 가서 이것이 요통이나 허벅다리·장딴지에 통증을 불러 일으킨다. 여기서는 무엇보다도 무릎의 통증과 부기, 그리고 땅기는 것을 제거하는 치료를 해 준다.

가장 간단한 방법은 두꺼운 타월을 뜨겁게 데워 20~30분간 무릎을 따뜻하게 해 주면 혈액이 잘 돌아 통증도 가시게 된다. 그런 다음 그림처럼 매일 3번 이상 5~6분 정도만 시행하면 효과를 볼 수 있다.

■ 경혈 치료법

우선 무릎의 슬개골 둘레를 손가락 모두를 사용해서 지압한다. 이어서 무릎 안쪽의 혈과 무릎 바깥쪽, 무릎 뒤 오금의 곡천혈·위양혈·위중혈을 잘 지압한다. 이어서 종아리의 승산혈, 허벅다리의 큰 근육을 손바닥으로 쥐듯이 잘 문지른다. 이를 2~3주간 계속하면 통증이 부드러워진다. 특히 무릎뼈의 내슬안혈·외슬안혈·독비혈에 뜸을 뜨면 효과가 배가한다. 소형의 뜸쑥을 한 경혈에 3~5장을 2~3주간 계속한다.

● 주요 경혈

신유(腎兪) 몸의 상태를 점검하고 원기(元氣)를 넣어 주는 경혈.
대장유(大腸兪) 대장의 작용을 조정하는 경혈.
거궐(巨闕) 심장의 동계(動悸)를 멎게 하는 경혈.
곡택(曲澤) 팔의 신경통에 효험이 있는 경혈.
위양(委陽) 연로(年老)해서 오는 무릎의 통증을 없애 주는 경혈.
위중(委中) 발이 아플 때나 종아리의 경련에 잘 듣는 경혈.
승산(承山) 장딴지의 부종을 고치는 경혈.
용천(湧泉) 몸의 상태를 조절하고 체력과 원기를 조절하는 만능 무병 장수의 경혈.
삼음교(三陰交) 발·무릎이 피로할 때 잘 듣는 경혈.
양구(梁丘) 위경련을 멈추게 하는 경혈.
혈해(血海) 여성의 특이한 증상에 잘 듣는 경혈.
족삼리(足三里) 만능 무병 장수의 경혈.
독비(犢鼻) 무릎의 병을 고치는 경혈.
내슬안(內膝眼) 슬관절의 병을 고치는 경혈.
외슬안(外膝眼) 슬관절의 병을 고치는 경혈.

외슬안 무릎을 구부렸을 때 바깥쪽 슬개골 바로 아래 움푹 대인 곳에 있다.

 내슬안 무릎을 구부렸을 때 안쪽 슬개골 바로 아래 움푹 패인 곳에 있다.

독비 무릎 바로 아래, 굵은 정강이뼈 위쪽의 오목하게 들어간 곳에 있다. 즉, 무릎을 구부렸을 때 슬개골 아래 바깥쪽의 오목한 곳.

족삼리 무릎의 독비혈과 해계혈을 연결하는 선 아래로 3촌 내려가 정강이뼈 바깥쪽 모서리의 두 힘살 사이 으묵한 곳에 있다.

혈해 슬개골 안쪽 끝에서 2촌 올라가 근육이 튀거나온 곳에 있다.

양구 슬개골 위에서 위쪽으로 2촌 지점으로, 굵은 근육의 모서리 사이에 있다.

 삼음교 안쪽 복사뼈에서 위로 3촌 올라가 굵은 정강이뼈(경골) 뒤쪽 우묵한 곳에 있다.

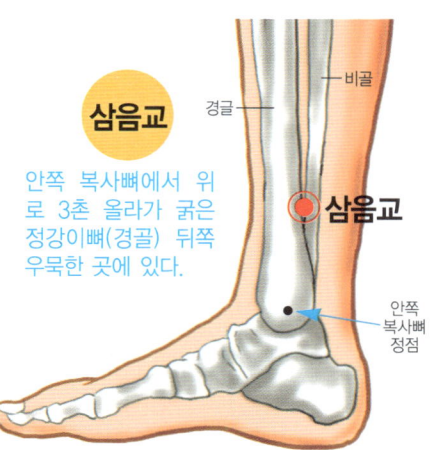

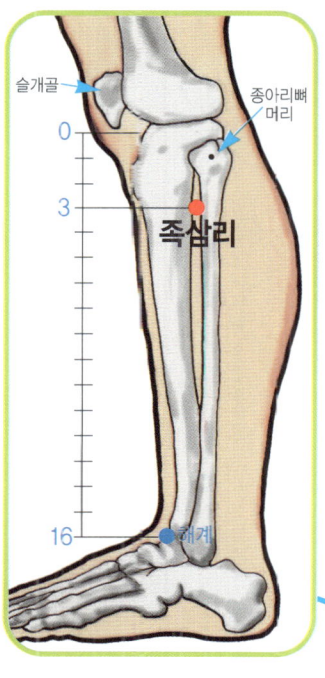

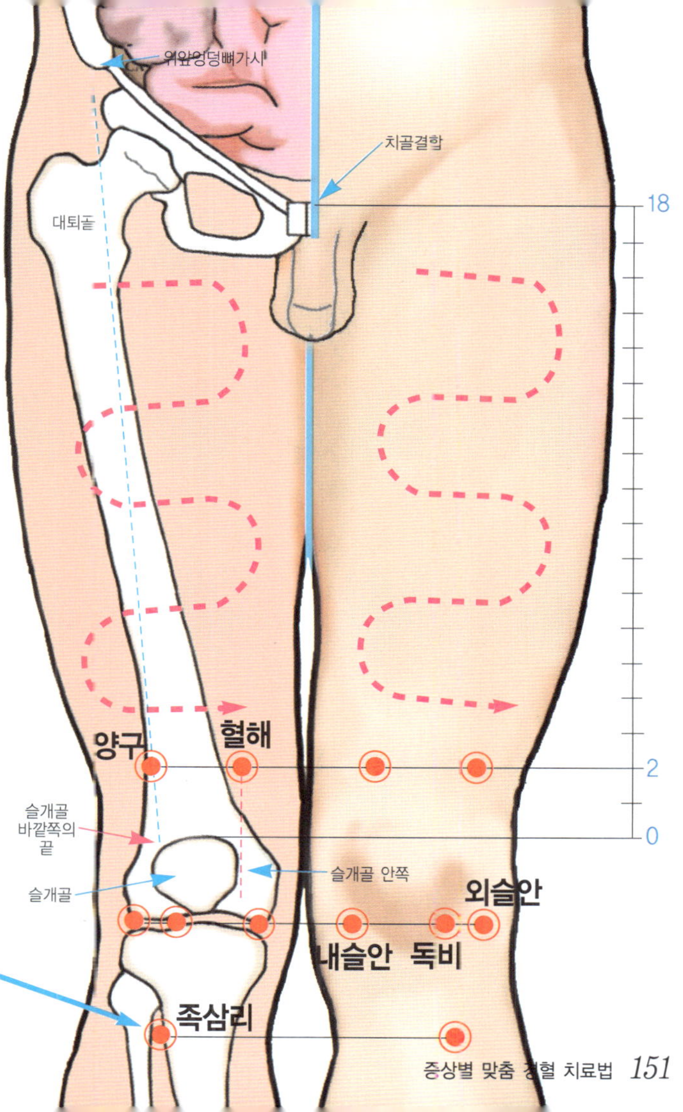

151

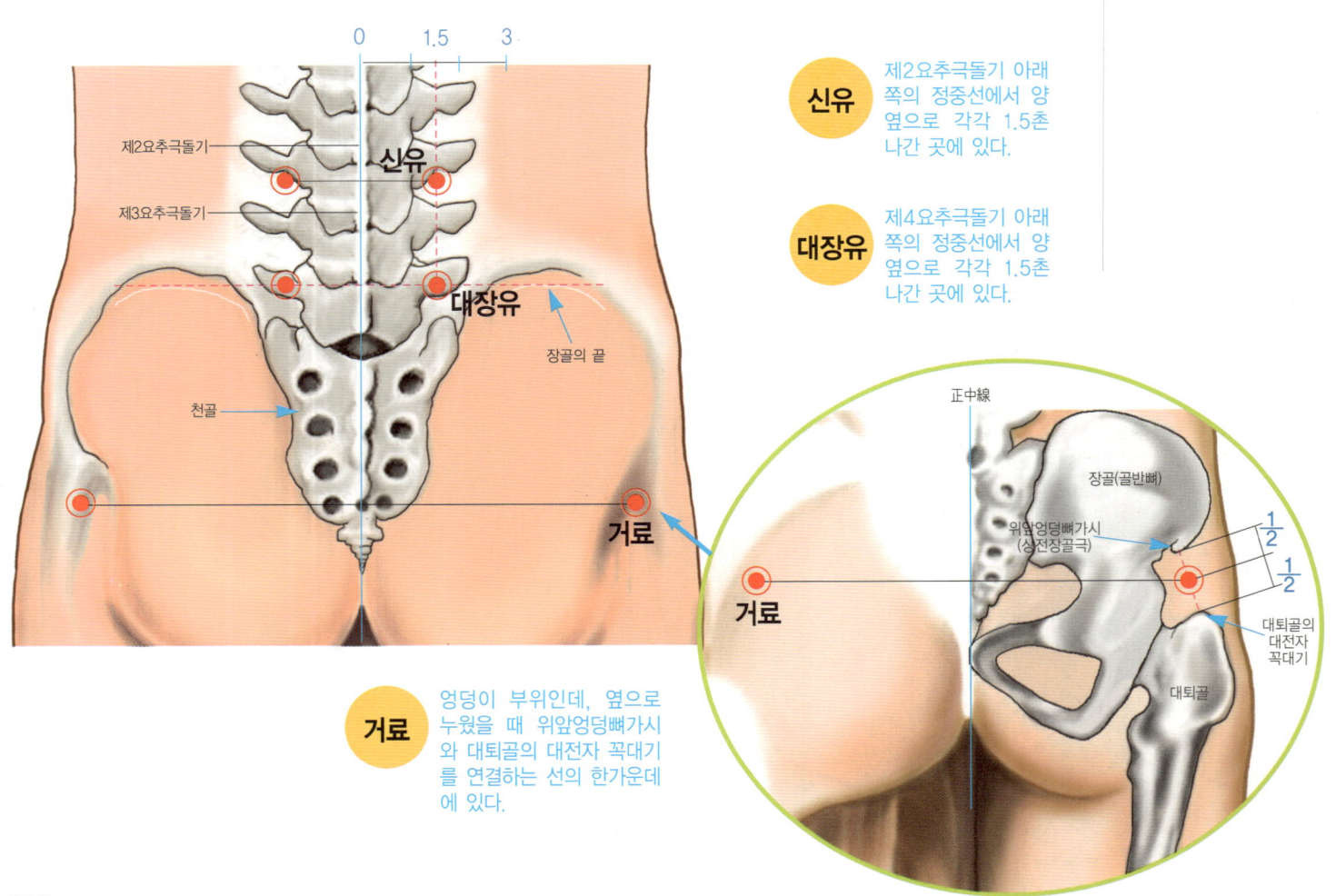

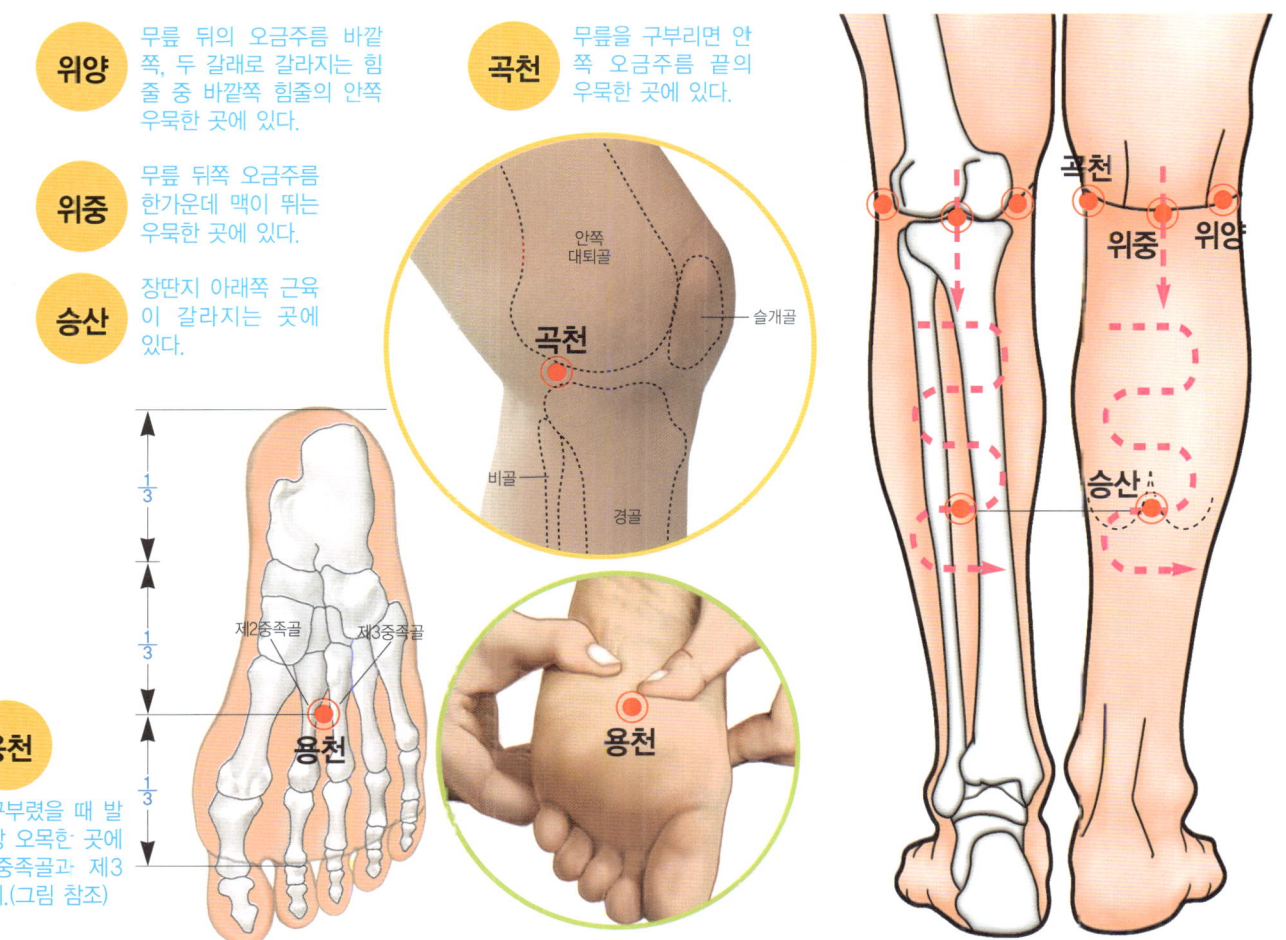

관절 류머티즘을 치료하는 경혈

관절 류머티즘은 초기에는 손가락 같은 작은 관절이 아프기 시작하여 증상이 진전함에 따라 점차 큰 관절로 통증이 번지는 병이다. 통증과 더불어 관절의 작용도 둔해지고 심하면 관절 부분이 굳어져 버린다. 이 통증은 특히 계절이 바뀔 때, 또는 비가 오려고 하는 저기압 상태에서 더욱 심해진다. 특히 20세 이상의 여성에게 많이 생기는데, 만성이 되면 완치하기 힘들어진다.

류머티즘은 한 관절에서 새로운 관절로 옮겨가 전신에 퍼지기 때문에 초기에 치료를 해야 한다. 하지만 이 관절 류머티즘의 원인은 아직 밝혀내지 못했기 때문에, 전신의 혈액 순환을 활발하게 만드는 경혈 요법으로 치료하는 수밖에 없다.

■ 경혈 치료법

사람마다 아픈 부위가 다르겠지만 특히 아픈 관절의 주변과 그림의 각 경혈을 매일 끈기 있게 마사지하고 가능하면 온습포나 핫팩·파라핀에 담그는 치료를 해야 한다. 작은 뜸쑥이나 온구도 효과적이다. 하지만 강한 지압은 피해야 한다.

● 주요 경혈

척택(尺澤) 팔이 아프거나 저리는 것을 제거하는 경혈.
곡지(曲池) 두통·설사 외에 **만능 무병 장수의 경혈.**
태연(太淵) 폐의 이상을 알아보는 경혈.
대릉(大陵) 팔의 통증과 마비를 풀어 주는 경혈.
신문(神門) 심경(心經)의 증상을 알아내는 경혈.
천정(天井) 상기(上氣)에 잘 듣는 경혈.
곡지(曲池) 두통·설사 외에 **만능 무병 장수의 경혈.**
양계(陽谿) 손목이 아플 때 잘 듣는 경혈.
양지(陽池) 팔의 통증이나 정력 증강에 효과가 있는 경혈.
곤륜(崑崙) 다리 질환에 잘 듣는 경혈.
해계(解谿) 다리와 위장의 질환에 잘 듣는 경혈.
태계(太谿) 정력 증강에 효험을 주는 경혈.
상구(商丘) 헛배가 부를 때 조정하는 경혈.

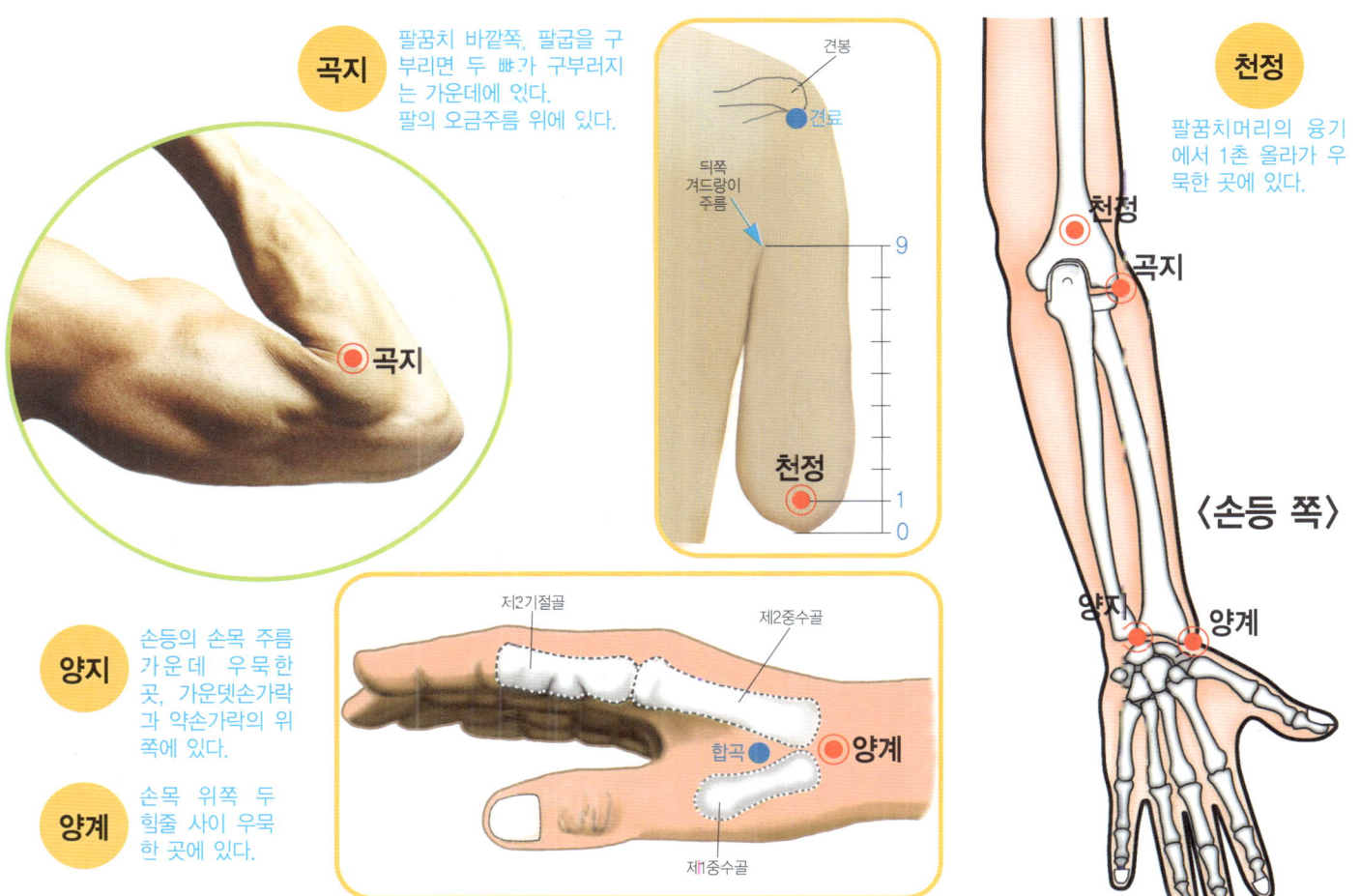

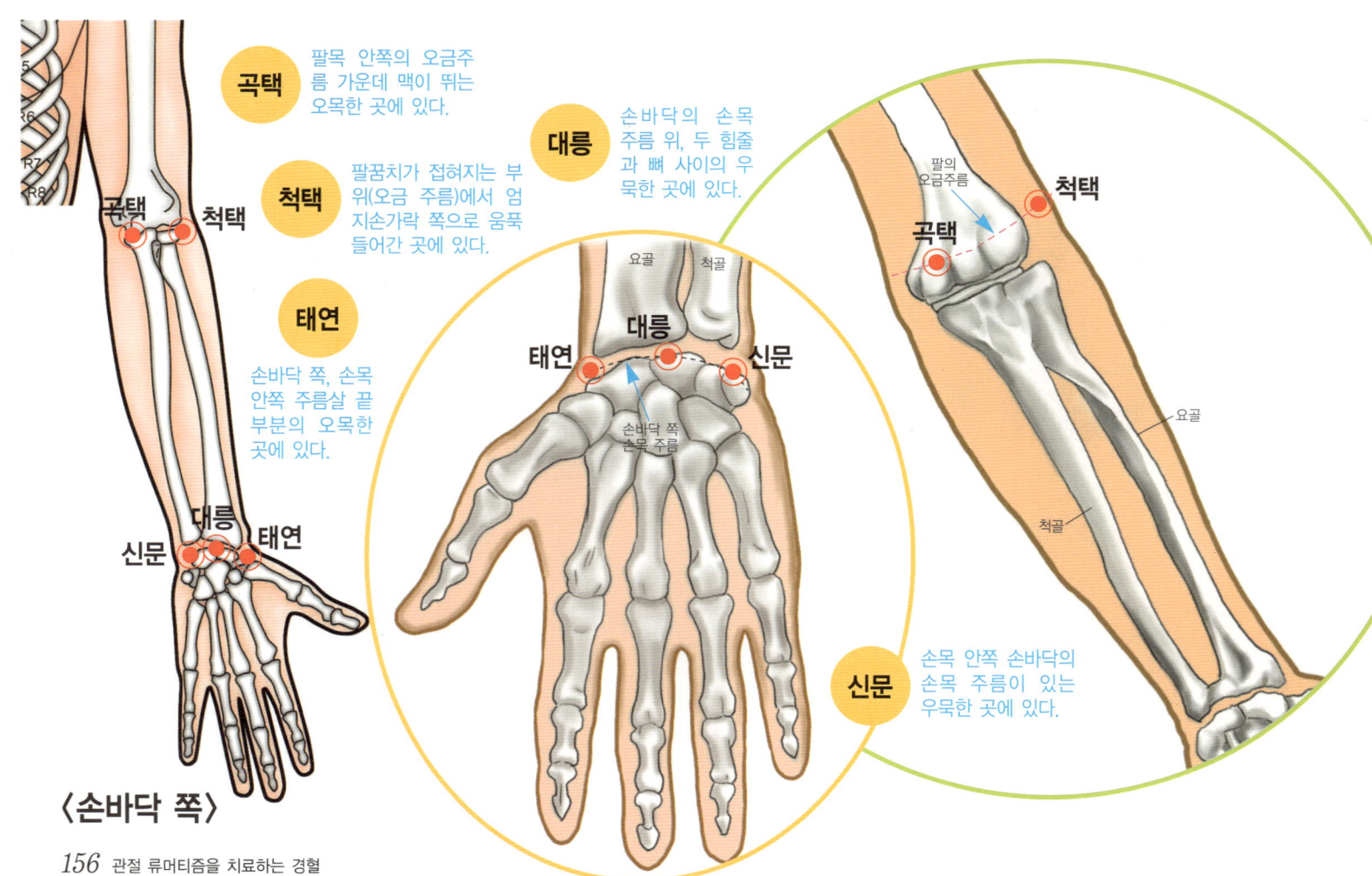

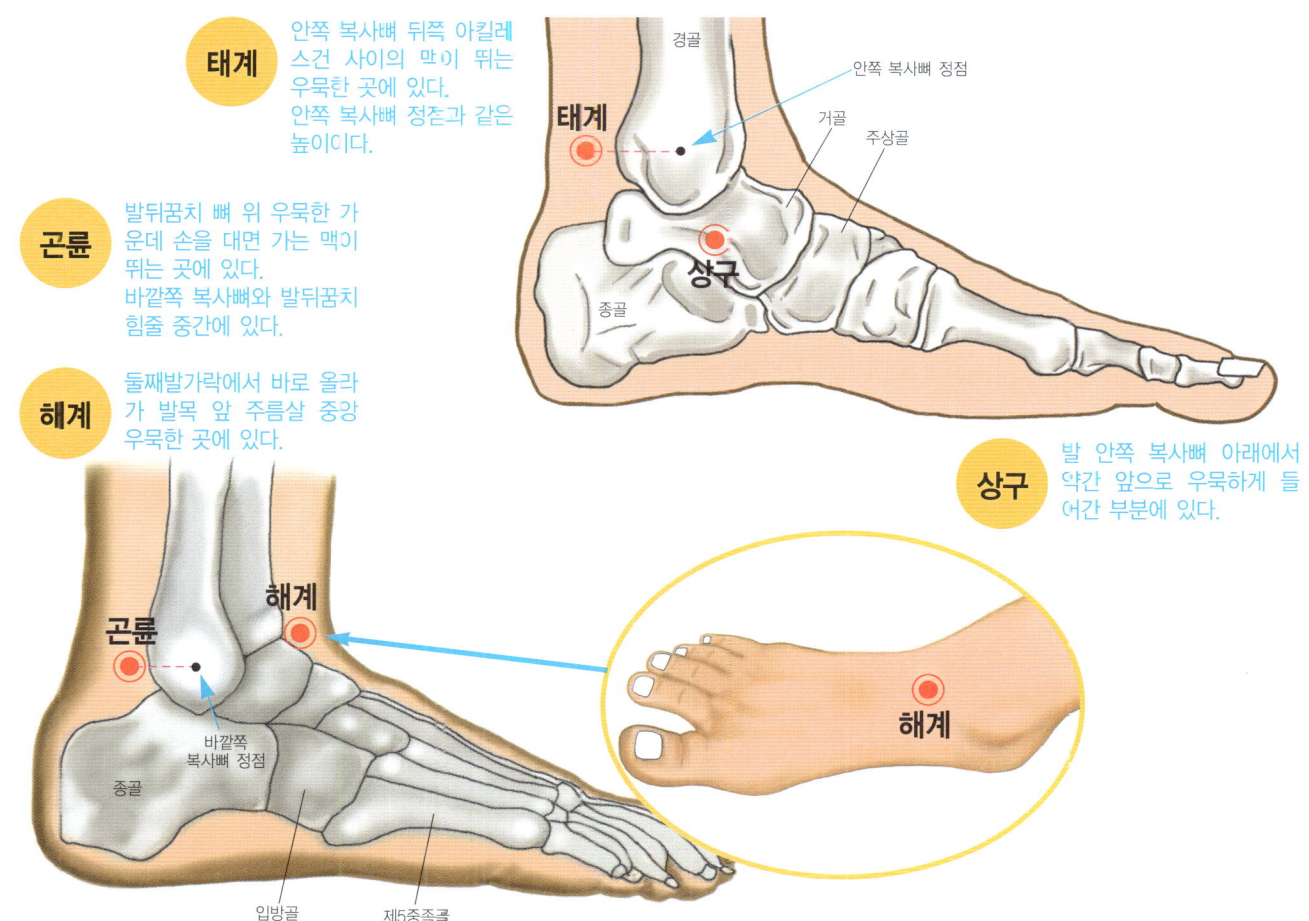

소아경풍(小兒驚風)을 치료하는 경혈

어린이들이 밤에 잠자는 동안에 텔레비전이나 라디오의 소음으로 인하여 깊은 잠을 자지 못하고 자주 깨다 보면 신경과민이 되어 밤중에 일어나 자주 울게 되는데 심하면 놀라서 경련을 일으키는 경풍(驚風)으로 발전하게 된다.

■ 경혈 치료법

이와 같은 증상에 예로부터 유명한 경혈이 있다. 바로 제3흉추와 제4흉추 사이의 신주혈이다. 소아의 경우 몇 번째 흉추인지 구별하기 힘드므로 흉추를 손으로 더듬어 내려가면서 통증 반응이 있는 곳을 찾는다. 이 신주혈에는 뜸을 떠야 하지만 어린이의 경우에는 온구 정도가 적당하다. 또는 마사지와 지압으로 치료한다.

이어서 간유혈·견유혈, 배 쪽의 구미혈·천추혈을 엄지손가락 끝으로 가볍게 천천히 문지른다. 유의할 점은 유아(乳兒)는 절대로 강하게 지압하면 안 된다. 만지듯이 살짝 눌러 주면 된다.

● 주요 경혈

신주(身柱) 어린이의 체력 배양과 감병(疳病)에 효력이 있는 경혈.
간유(肝兪) 간장의 약화를 보완하는 경혈.
신유(腎兪) 몸의 상태를 점검하고 원기(元氣)를 넣어 주는 경혈.
구미(鳩尾) 심장병·급성 위장병 등을 다스리는 경혈.
천추(天樞) 배탈이 났을 때 잘 듣는 경혈.

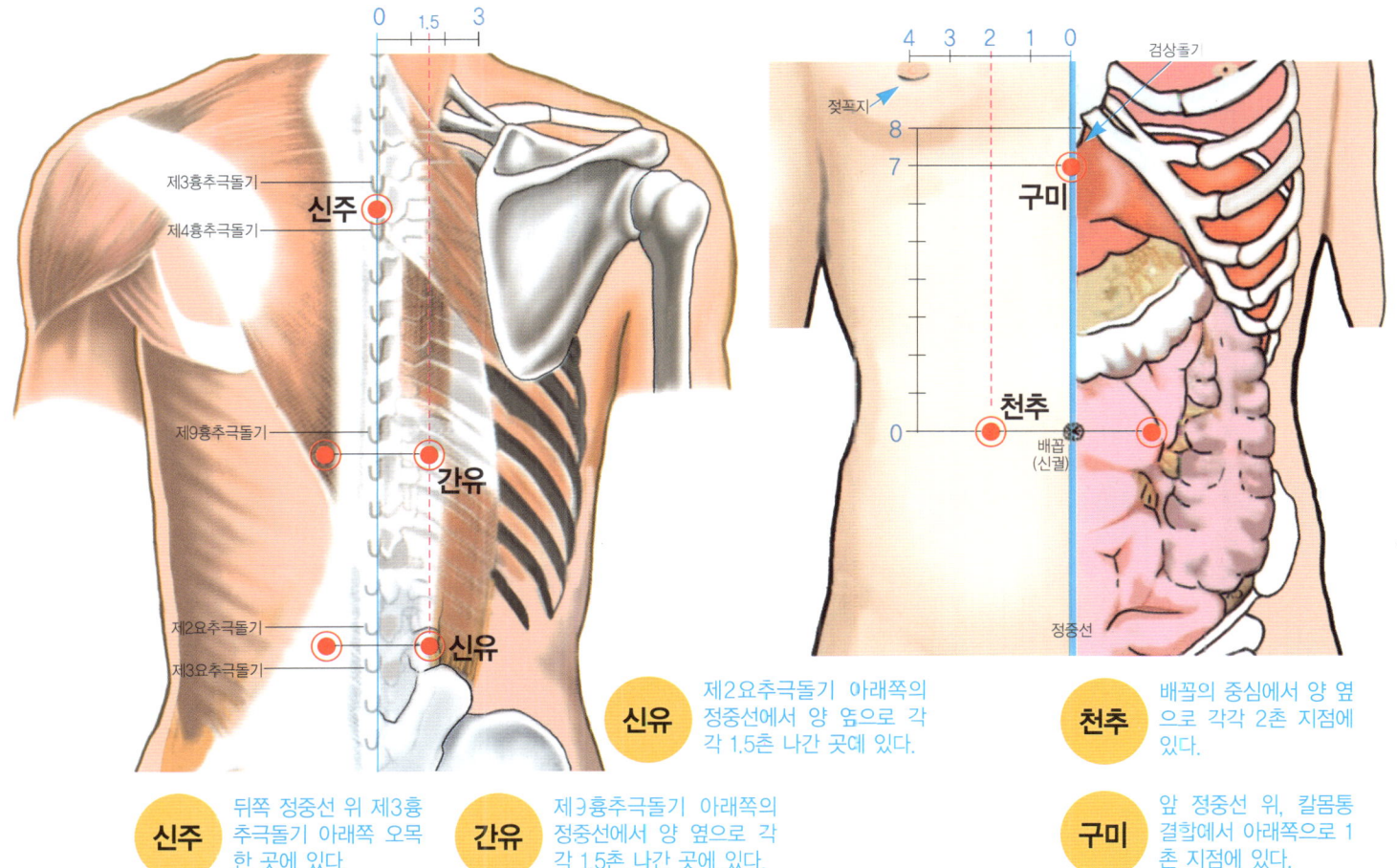

야뇨증(夜尿症)을 치료하는 경혈

밤에 오줌을 싸는 증상인 야뇨증은 습관이나 불규칙한 생활도 원인이 되고 있으나 대부분은 몸의 냉증이 주원인이다. 즉, 오줌싸개가 잘 고쳐지지 않는 어린이는 반드시 하반신이 차갑다. 그러므로 소아의 냉증 치료도 이 치료법을 참고로 하면 좋다.

■ 경혈 치료법

야뇨증에 가장 잘 듣는 경혈은 배꼽과 치골의 한가운데에 있는 관원혈이다. 그리고 중극혈은 어린이뿐만 아니라 성인의 야뇨증에도 좋다. 다음으로 등의 신유혈·지실혈·방광유혈을, 그리고 발의 냉증을 없애 주는 족삼리혈·삼음교혈·태계혈 등을 지압해 준다.

또한 야뇨증에는 엄지발가락 끝의 대돈혈에 뜸 치료를 하는 방법이 예로부터 전해 왔는데, 이 곳은 열에 대해 매우 민감한 곳이어서, 열이 체내에 스며들어 뜨거운 자극적인 효과 때문에 야뇨증이 치료된 것이 아닐까 추측되어진다.

● 주요 경혈

관원(關元) 정력 증강에 좋은 경혈.
중극(中極) 생리불순, 야뇨증, 장의 통증에 좋은 경혈.
신유(腎兪) 몸의 상태를 점검하고 원기(元氣)를 넣어 주는 경혈.

지실(志室) 스테미나를 증가시키는 경혈.
방광유(膀胱兪) 야뇨증을 치료하는 경혈.
태계(太谿) 원기(元氣)를 조절하는 경혈.
삼음교(三陰交) 발·무릎이 피로할 때 잘 듣는 경혈.
대돈(大敦) 졸도, 간질, 소아경풍에 잘 듣는 경혈. **구급의 혈**
족삼리(足三里) **만능 무병 장수의 경혈**.

 중극 앞 정중선 위, 배꼽 중앙에서 아래쪽으로 4촌 지점에 있다.

 관원 앞 정중선 위, 배꼽 중앙에서 아래쪽으로 3촌 지점에 있다.

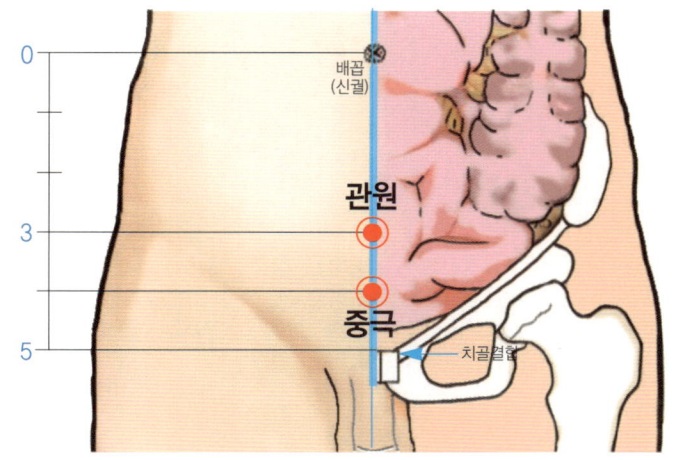

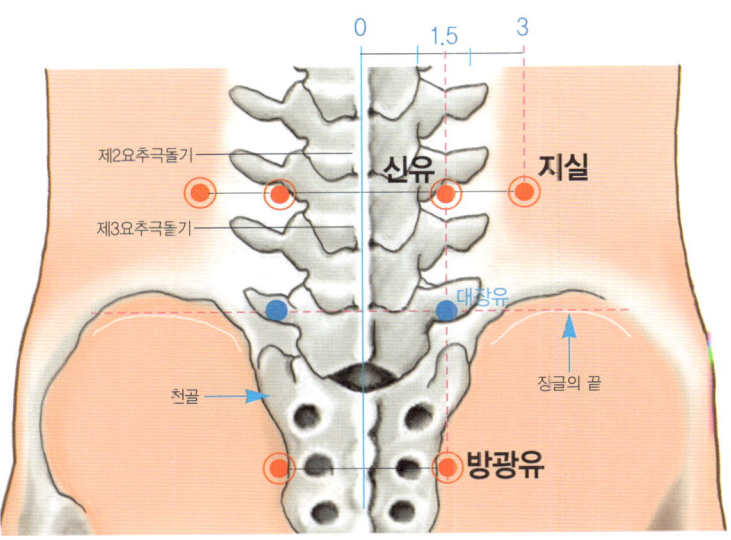

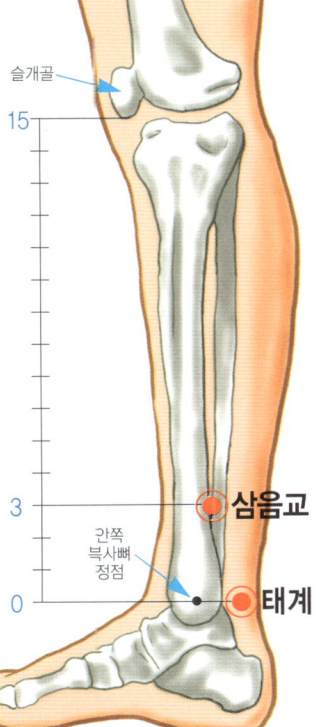
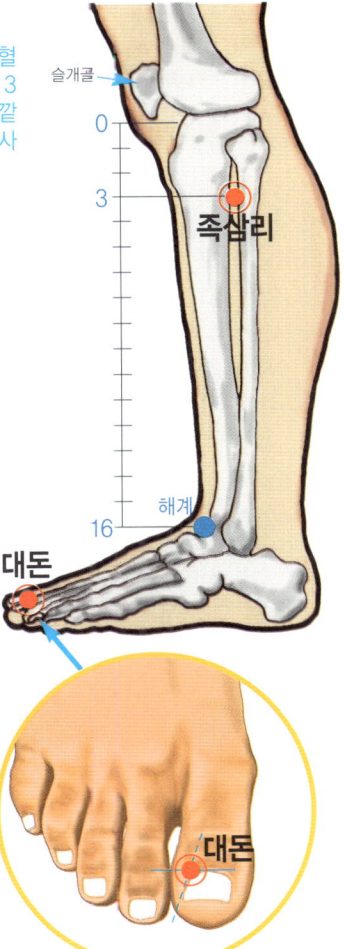

족삼리: 무릎의 독비혈과 해계혈을 연결하는 선 아래로 3촌 내려가 정강이뼈 바깥쪽 모서리의 두 힘살 사이 우묵한 곳에 있다.

신유: 제2요추극돌기 아래쪽의 정중선에서 양 옆으로 각각 1.5촌 나간 곳에 있다.

지실: 제2요추극돌기 아래쪽의 정중선에서 양 옆으로 각각 3촌 나간 곳에 있다. 명문·신유혈과 같은 높이이다.

방광유: 두번째 천골 구멍과 같은 높이이며, 정중선에서 양 옆으로 각각 1.5촌 나간 곳에 있다.

태계: 안쪽 복사뼈 뒤쪽 아킬레스건 사이의 맥이 뛰는 우묵한 곳에 있다. 안쪽 복사뼈 정점과 같은 높이이다.

삼음교: 안쪽 복사뼈에서 위로 3촌 올라가 굵은 정강이뼈(경골) 뒤쪽 우묵한 곳에 있다.

대돈: 엄지발가락 바깥쪽(두번째발가락쪽) 발톱뿌리의 수평선과 바깥쪽 모서리의 수직선이 만나는 곳에 있다.

두드러기를 치료하는 경혈

몸의 일부 또는 전체가 몹시 가려우면서 붉은색이나 유백색의 원형, 또는 부정형 형태가 갑자기 부어오르는 것이 두드러기의 특징이다. 며칠 또는 몇 주일 후에 가시는 급성과 수개월 또는 수년에 걸쳐 되풀이되는 만성이 있다. 이러한 사람은 알레르기 체질을 갖고 있어 어떤 종류의 식품이나 약품·식물에 대해서 극히 민감한 반응을 일으킨다.

두드러기란 이 알레르기가 피부에 드러난 상태이며 피부의 밑에 있는 점막에 나타나면 눈이 몽롱해지면서 피로해지기 쉽고 감기·위장 장애 등이 일어나고, 내장의 벽을 만들고 있는 근육에 나타나면 경련이 일어나 기관지 천식 등을 일으키게 된다.

■ 경혈 치료법

먼저 어깨와 같은 높이에 있는 대추혈을 엄지손가락으로 눌러 보면 강한 통증을 느끼는데 대추혈의 상하 좌우에 작은 뜸 치료를 계속하면 두드러기가 사그라진다. 동시에 등의 폐유혈·간유혈·신유혈·대장유혈과 복부 쪽의 전중혈·중완혈·관원혈, 그리고 손목의 양지혈에는 침 치료가 효과적이다.

뜸 치료는 소형으로도 괜찮지만 중형의 뜸쑥으로 한 경혈에 3~5장을 겹쳐 뜬다. 이 치료를 반드시 3주일간 계속한다. 동시에 침 치료의 병행은 효과를 배가한다. 뜸과 침 치료를 못하더라도 각 경혈을 중심으로 지압이나 마사지를 꾸준히 해도 치료가 된다.

● 주요 경혈

대추(大椎) 홍역이나 두드러기에 좋은 경혈.
폐유(肺兪) 폐의 기능을 살리고 그 허약을 보완하는 경혈.
간유(肝兪) 간장의 약화를 보완하는 경혈.
신유(腎兪) 몸의 상태를 점검하고 원기(元氣)를 넣어 주는 경혈.
대장유(大腸兪) 대장의 작용을 조정하는 경혈.
양지(陽池) 팔의 통증이나 정력 증강에 효과가 있는 경혈.
단중(膻中) 심장의 동계·해수·천식에 효험이 있는 경혈.
중완(中脘) 위의 소화를 돕는 경혈.
관원(關元) 정력 증강에 좋은 경혈.
태계(太谿) 정력 증강에 효험을 주는 경혈.

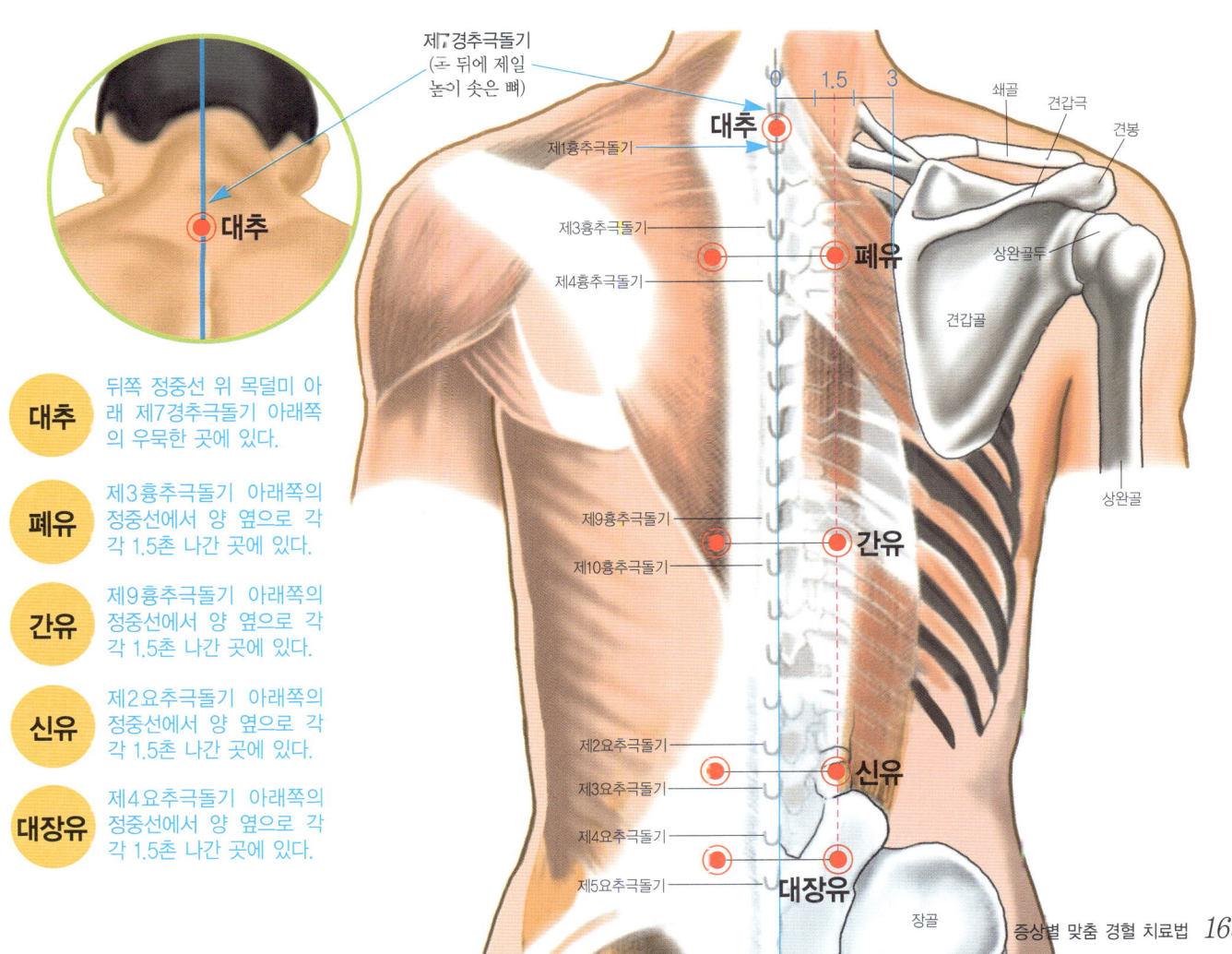

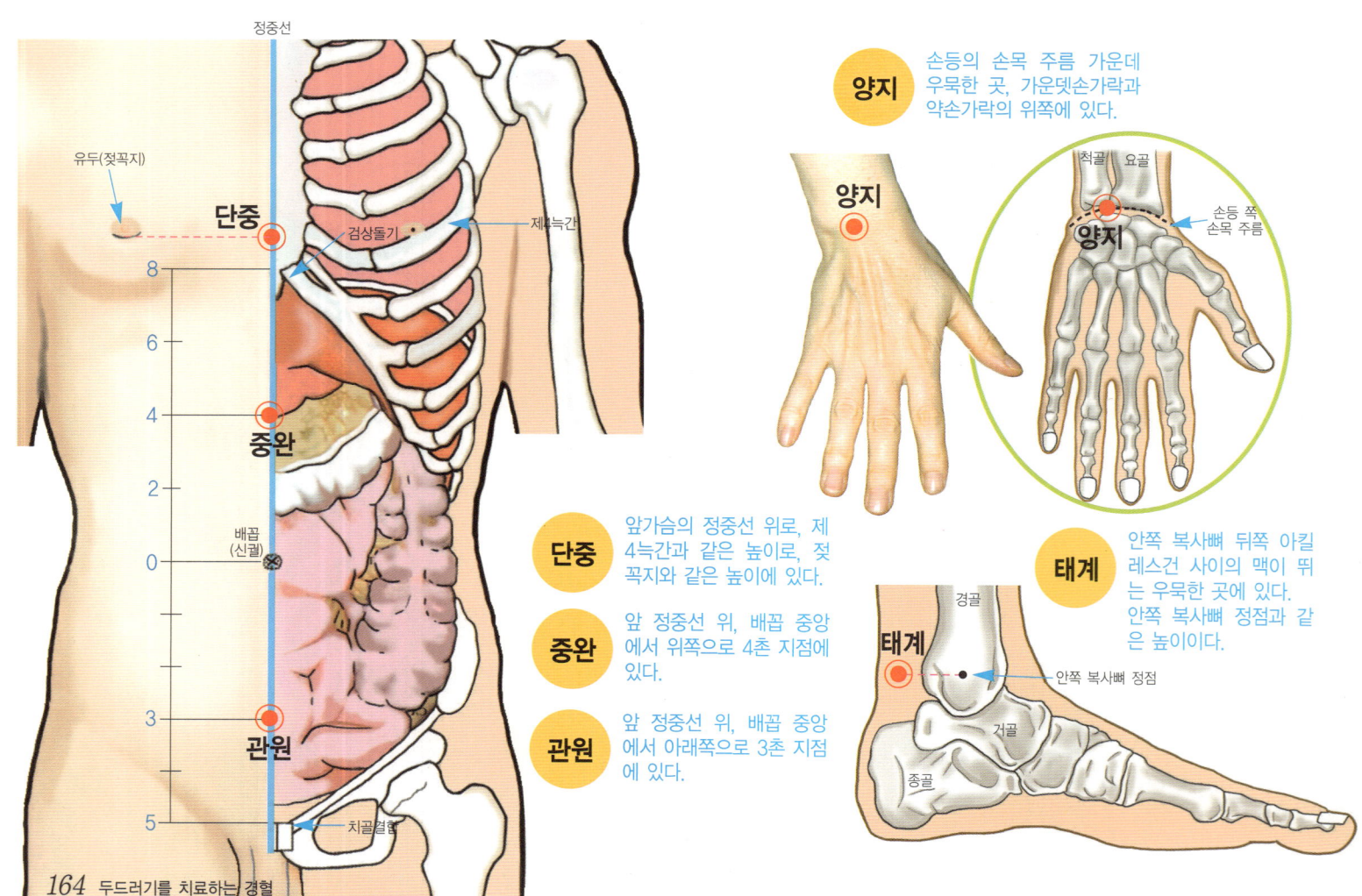

제2장

증상별(症狀別) 경혈 치료법(2)

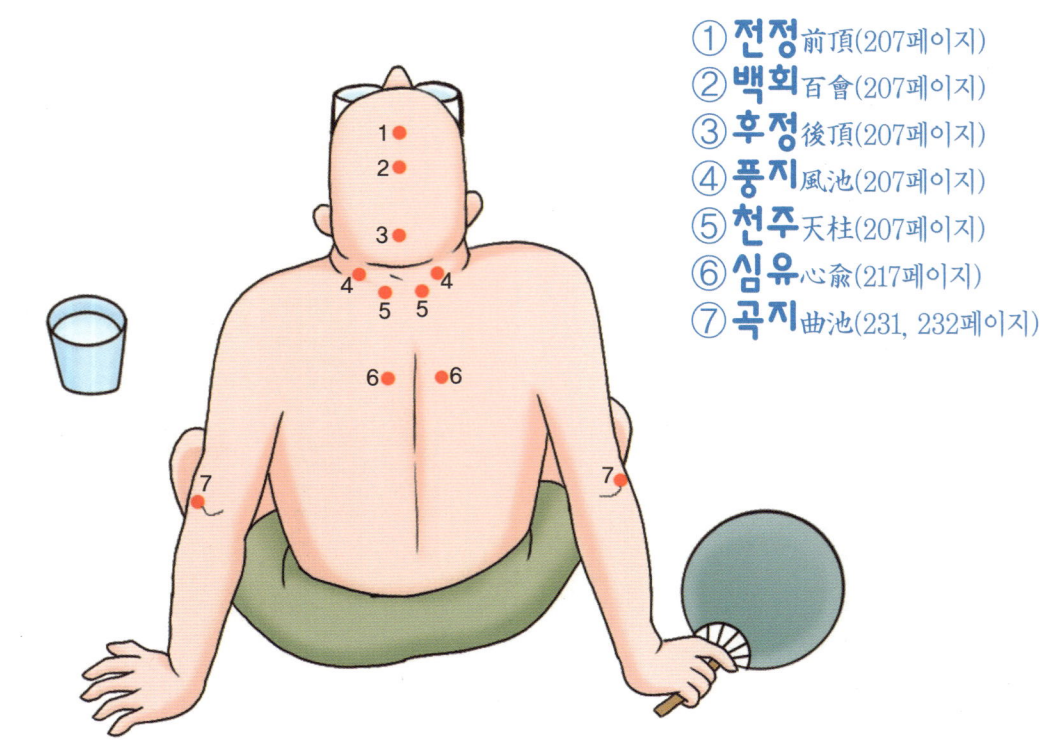

두통(頭痛)에 잘 듣는 경혈

① **전정** 前頂(207페이지)
② **백회** 百會(207페이지)
③ **후정** 後頂(207페이지)
④ **풍지** 風池(207페이지)
⑤ **천주** 天柱(207페이지)
⑥ **심유** 心兪(217페이지)
⑦ **곡지** 曲池(231, 232페이지)

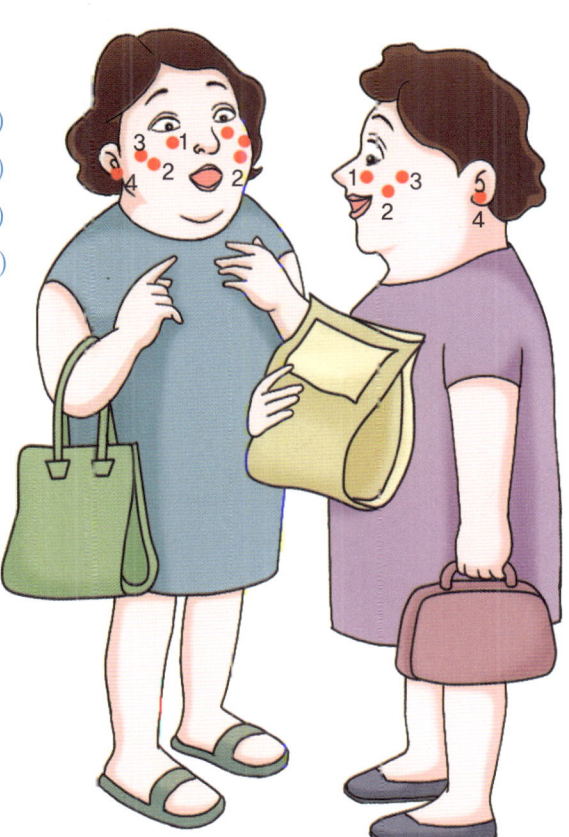

① **사백** 四白 (205페이지)
② **권료** 顴髎 (205페이지)
③ **하관** 下關 (209페이지)
④ **예풍** 翳風 (209페이지)

얼굴
신경통에 잘 듣는 경혈

미용(美容)에 잘 듣는 경혈

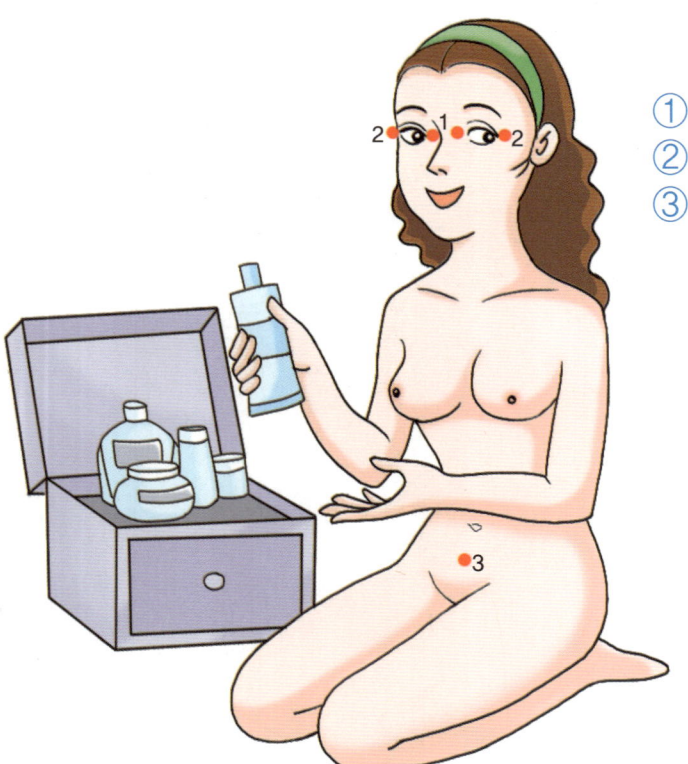

① **정명** 晴明(205페이지)
② **동자료** 瞳子髎(205페이지)
③ **관원** 關元(215페이지)

① **백회** 百會(207페이지)
② **찬죽** 攢竹(205페이지)
③ **사백** 四白(205페이지)
④ **풍지** 風池(207페이지)
⑤ **천주** 天柱(207페이지)

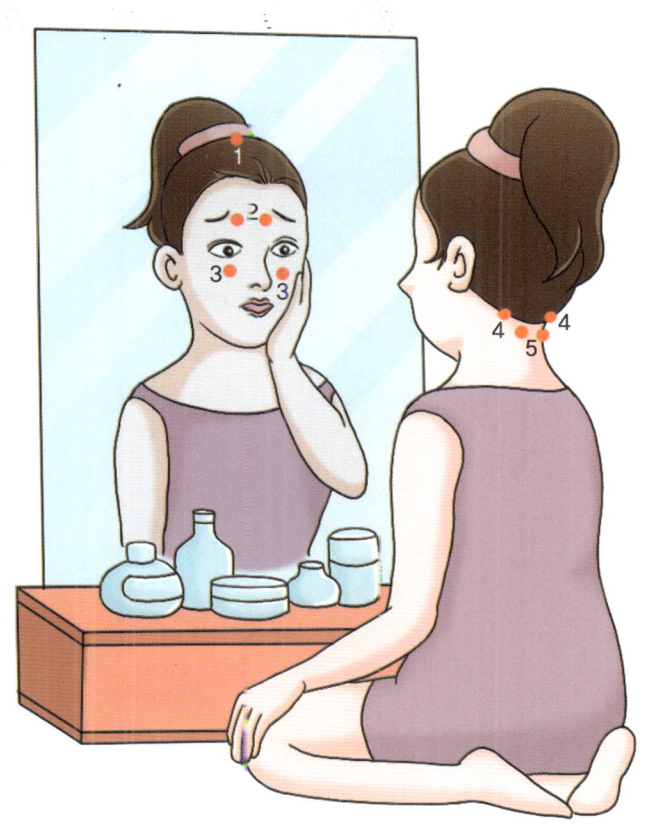

피로한 눈에 잘 듣는 경혈

기분을 가라앉히는 경혈

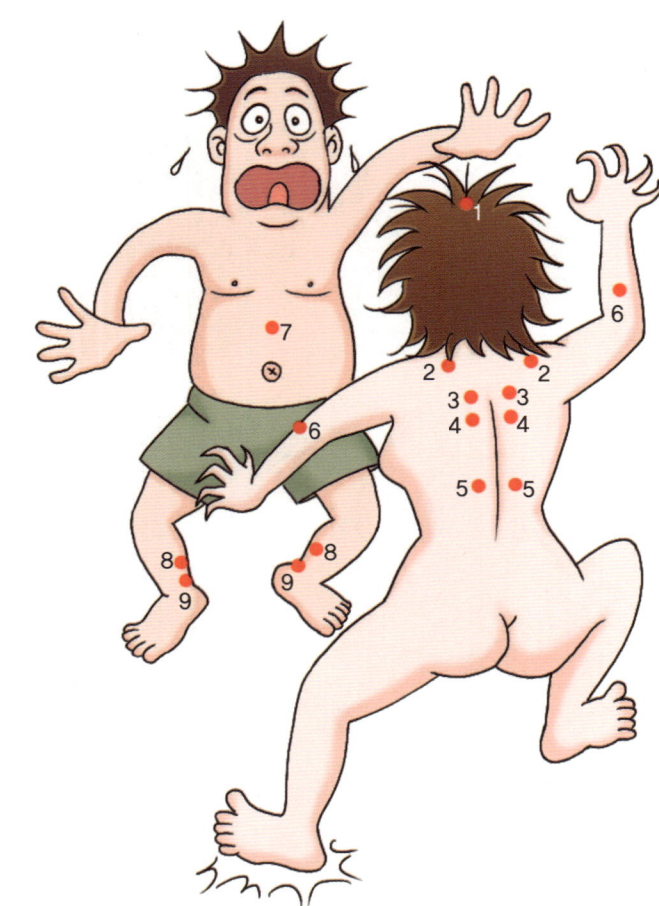

① **백회** 百會 (207페이지)
② **견정** 肩井 (216페이지)
③ **폐유** 肺兪 (217페이지)
④ **심유** 心兪 (217페이지)
⑤ **비유** 脾兪 (219페이지)
⑥ **수삼리** 手三里 (233페이지)
⑦ **중완** 中脘 (213페이지)
⑧ **삼음교** 三陰交 (224페이지)
⑨ **태계** 太谿 (227페이지)

① **간유**肝兪(219페이지)
② **비유**脾兪(219페이지)
③ **삼초유**三焦兪(219페이지)
④ **신유**腎兪(219페이지)
⑤ **중완**中脘(213페이지)
⑥ **관원**關元(215페이지)

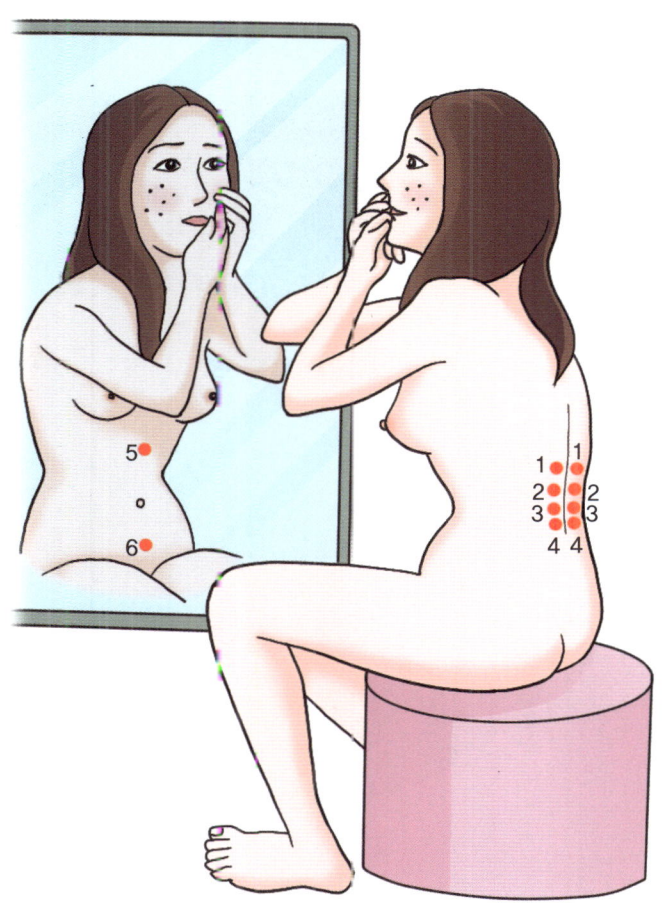

여드름·종기에 잘 듣는 경혈

목·어깨가 뻐근할 때 잘 듣는 경혈

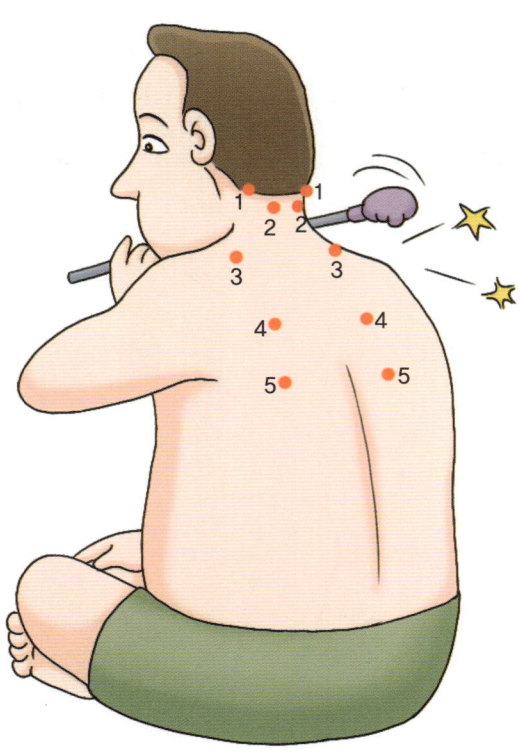

① **풍지** 風池 (207페이지)
② **천주** 天柱 (207페이지)
③ **견정** 肩井 (217페이지)
④ **백호** 魄戶 (217페이지)
⑤ **신당** 神堂 (217페이지)

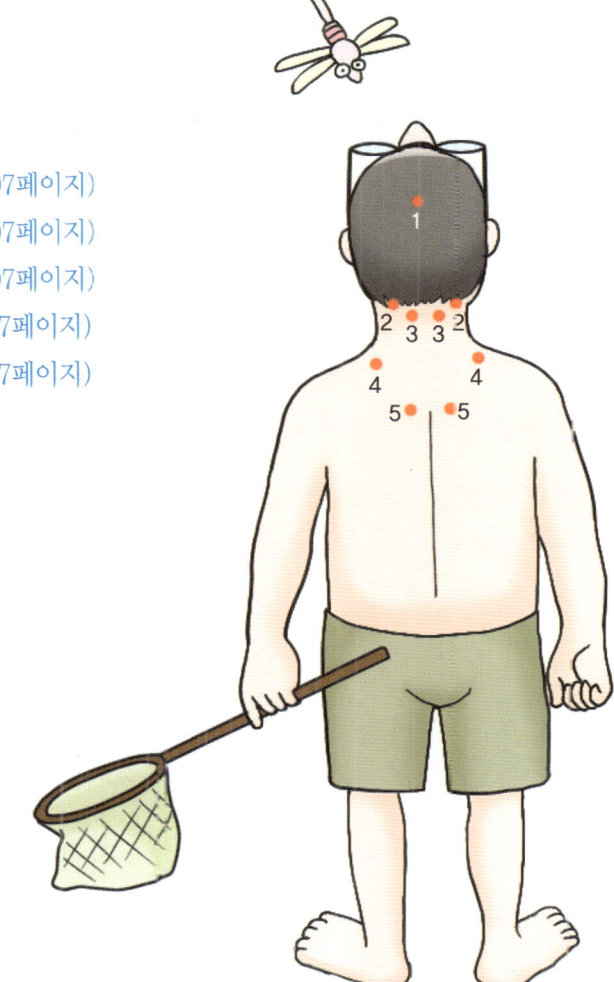

① **백회** 百會(207페이지)
② **풍지** 風池(207페이지)
③ **천주** 天柱(207페이지)
④ **견정** 肩井(217페이지)
⑤ **풍문** 風門(217페이지)

뒤통수 신경통에 잘 듣는 경혈

오십견 (五十肩)에 잘 듣는 경혈

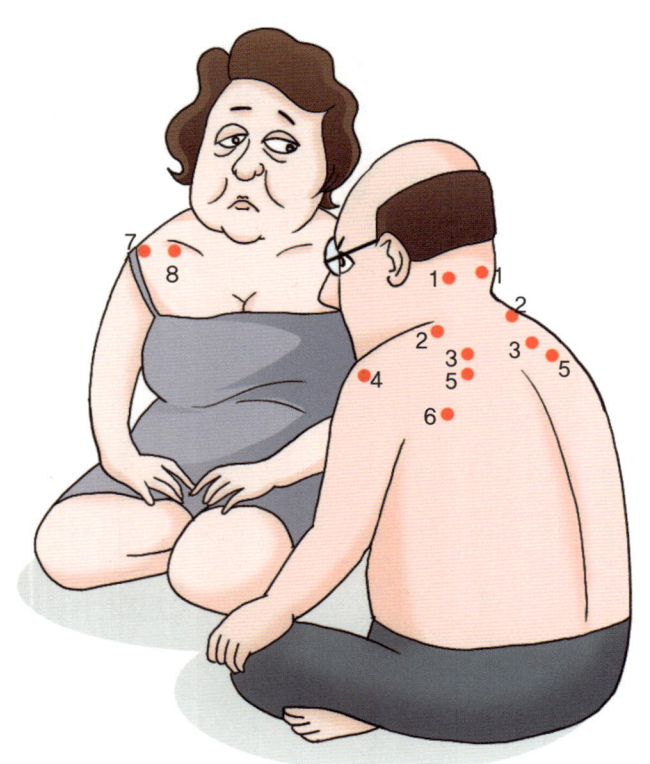

① **천주** 天柱(207페이지)
② **천료** 天髎(217페이지)
③ **곡원** 曲垣(217페이지)
④ **견료** 肩髎(233페이지)
⑤ **백호** 魄戶(217페이지)
⑥ **천종** 天宗(211페이지)
⑦ **견우** 肩髃(231페이지)
⑧ **운문** 雲門(213페이지)

① **풍부**風府(207페이지)
② **풍지**風池(207페이지)
③ **풍문**風門(217페이지)
④ **폐유**肺兪(217페이지)
⑤ **중부**中府(213페이지)
⑥ **공최**孔最(231페이지)

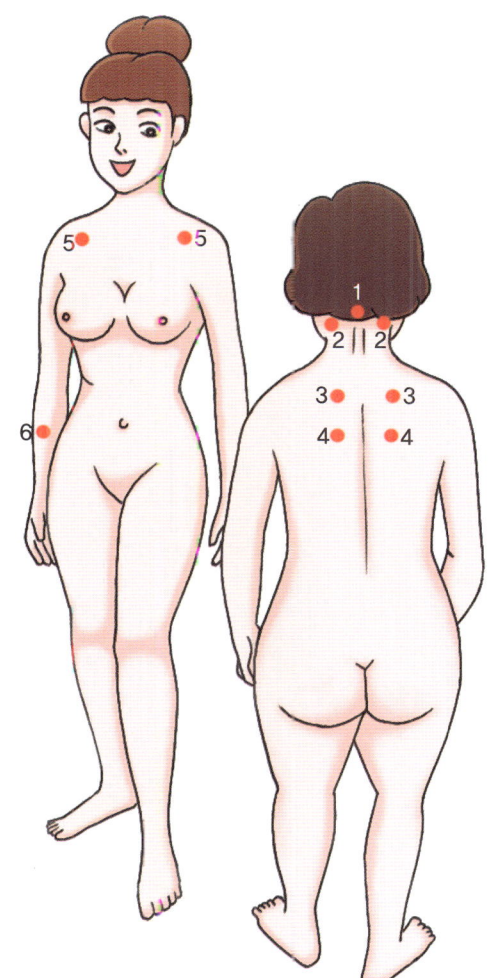

감기 (感氣)에 잘 듣는 경혈

잘못 자서 **목·어깨**가 아플 때 잘 듣는 경혈

① **풍지** 風池 (207페이지)
② **천주** 天柱 (207페이지)
③ **견정** 肩井 (216페이지)
④ **기사** 氣舍 (213페이지)

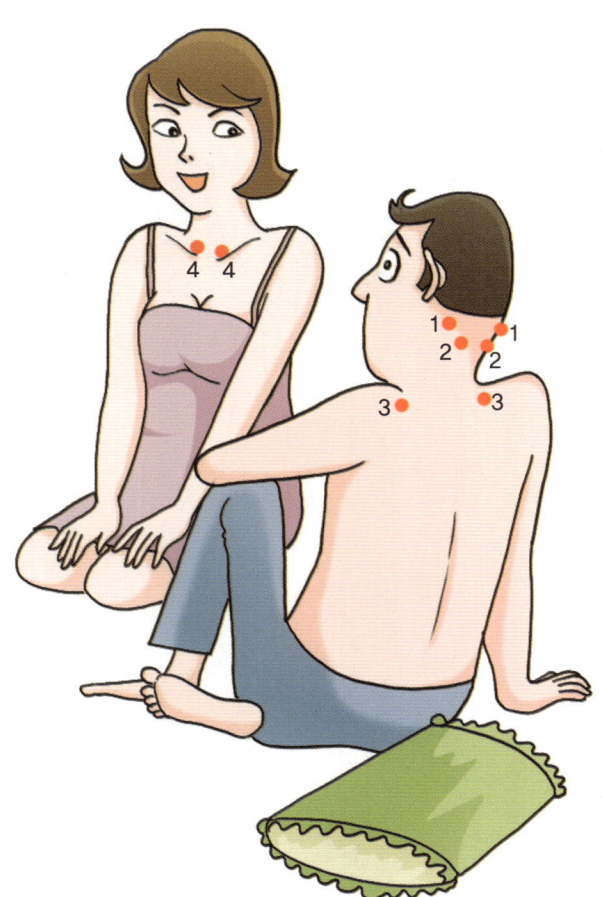

① **대추** 大椎(216페이지)
② **폐유** 肺兪(217페이지)
③ **간유** 肝兪(219페이지)
④ **신유** 腎兪(219페이지)
⑤ **중부** 中府(213페이지)

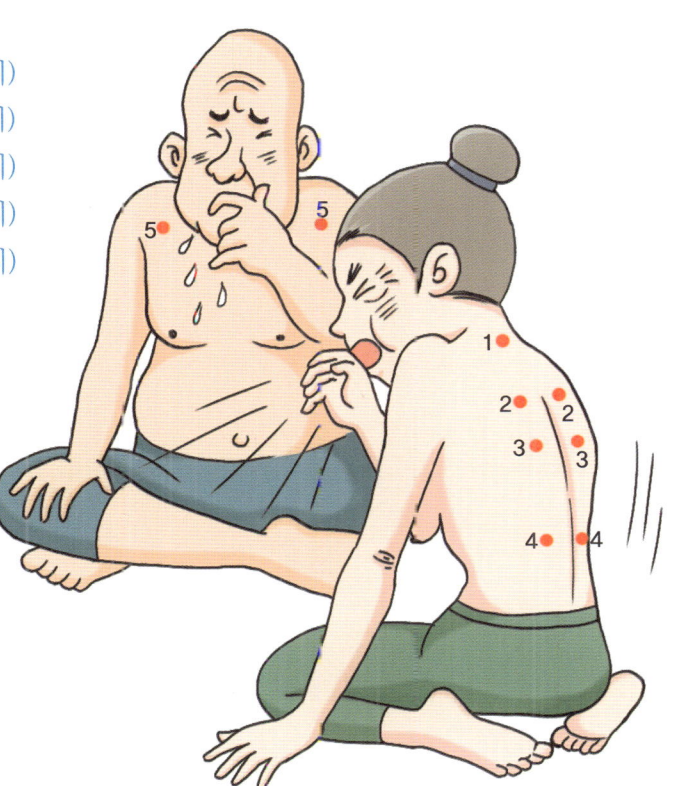

천식 (喘息)에 잘 듣는 경혈

심장(心臟)이 뛸 때 잘 듣는 경혈

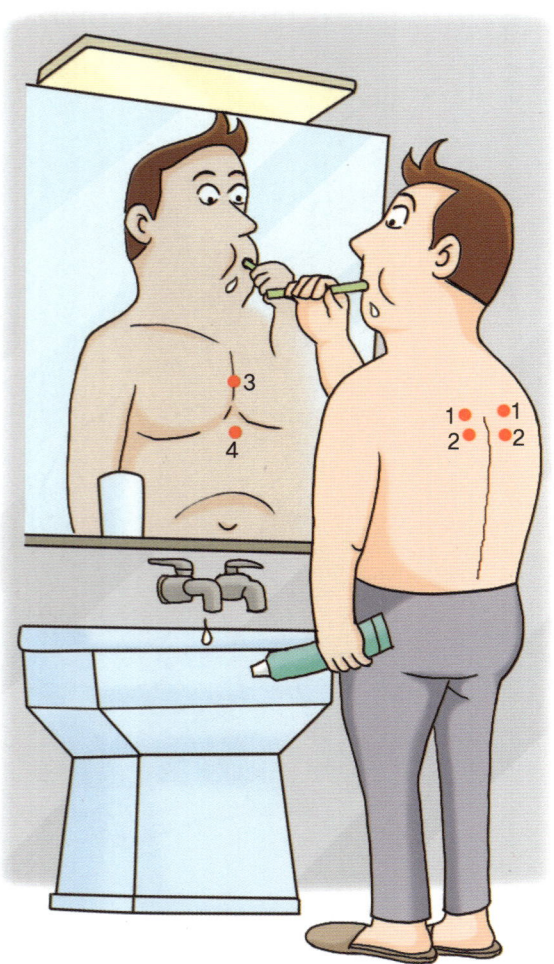

① **궐음유** 厥陰兪(217페이지)
② **심유** 心兪(217페이지)
③ **단중** 膻中(212페이지)
④ **거궐** 巨闕(212페이지)

① 중부中府(213페이지)
② 단중膻中(212페이지)
③ 협백俠白(231페이지)
④ 폐유肺兪(217페이지)
⑤ 신유腎兪(219페이지)

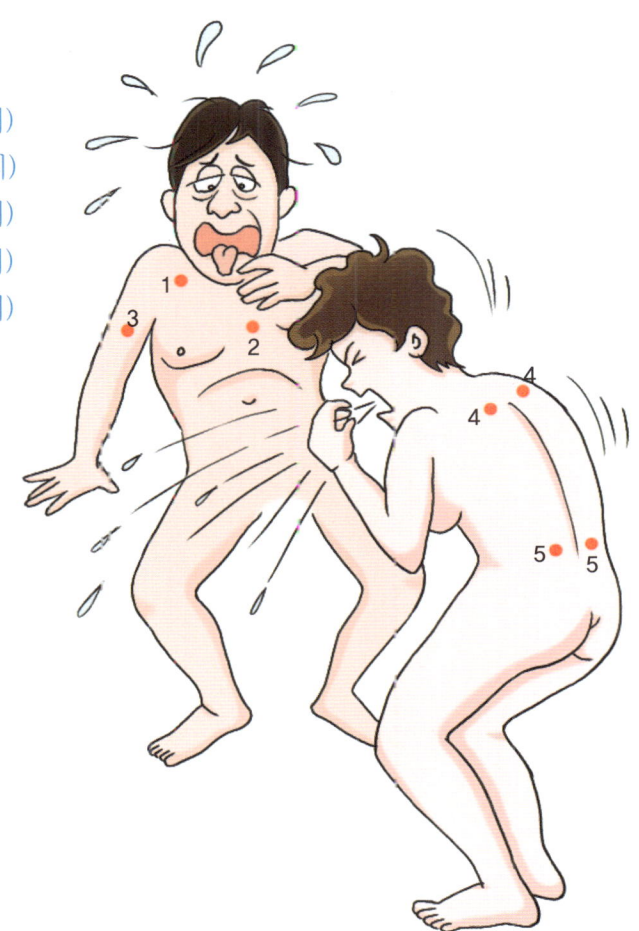

기침·숨이 찰 때 잘 듣는 경혈

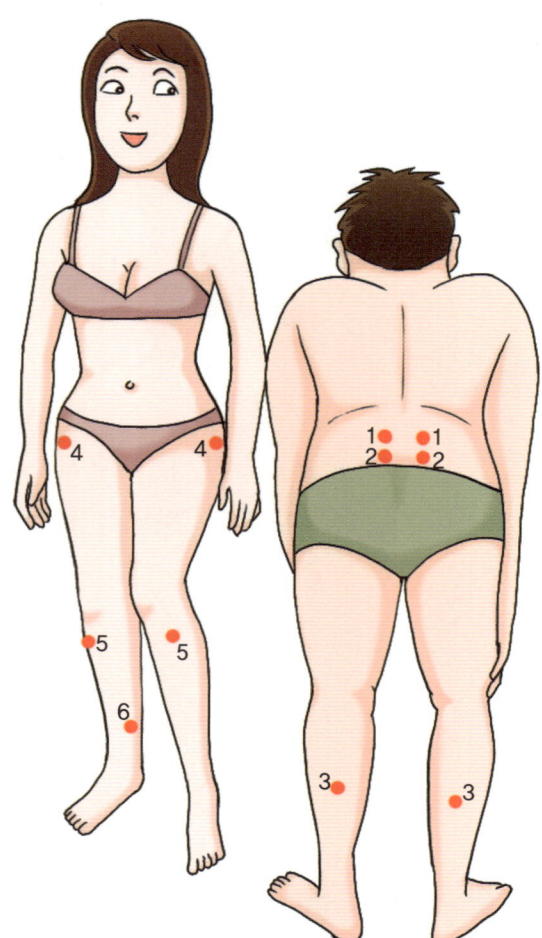

발·무릎이 피로할 때 잘 듣는 경혈

① **신유** 腎兪(219페이지)
② **대장유** 大腸兪(219페이지)
③ **승산** 承山(223페이지)
④ **거료** 居髎(221페이지)
⑤ **족삼리** 足三里(223페이지)
⑥ **삼음교** 三陰交(224페이지)

① **백회** 百會 (207페이지)
② **천주** 天柱 (207페이지)
③ **견정** 肩井 (216페이지)
④ **심유** 心兪 (217페이지)
⑤ **신유** 腎兪 (219페이지)
⑥ **인영** 人迎 (211페이지)
⑦ **천정** 天鼎 (211페이지)
⑧ **거궐** 巨闕 (212페이지)
⑨ **관원** 關元 (215페이지)

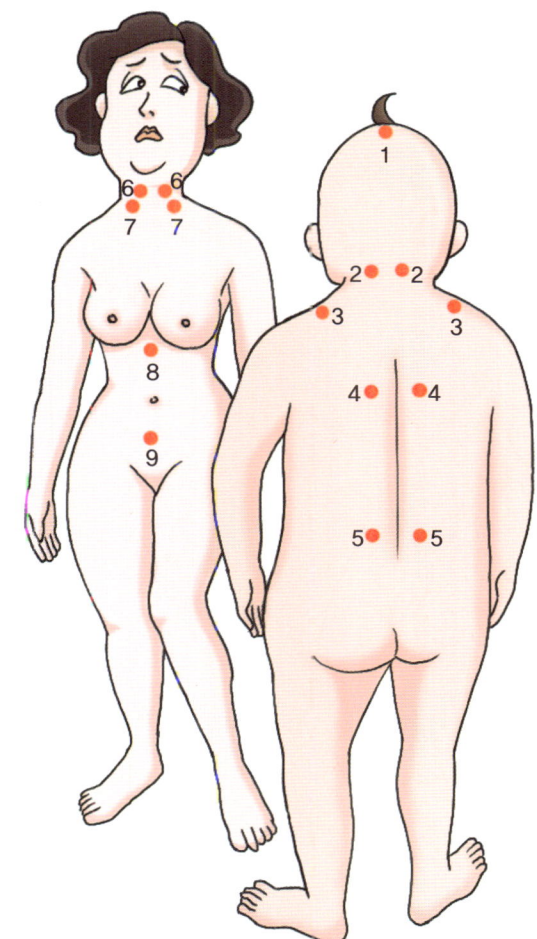

고혈압 (高血壓)에 잘 듣는 경혈

멀미에 잘 듣는 경혈

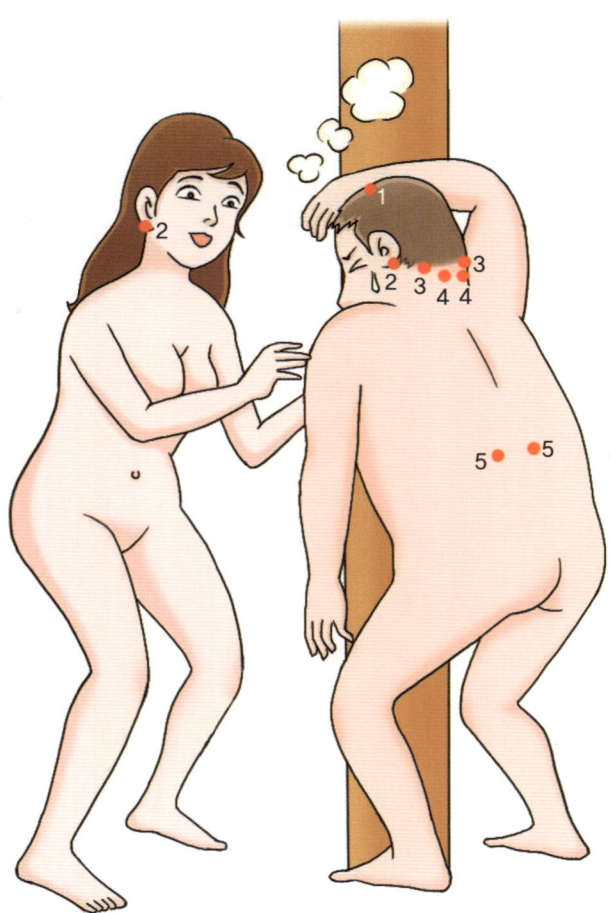

① **백회** 百會 (207페이지)
② **예풍** 翳風 (209페이지)
③ **풍지** 風池 (207페이지)
④ **천주** 天柱 (207페이지)
⑤ **간유** 肝兪 (219페이지)

① **심유**心兪(217페이지)
② **격유**膈兪(218페이지)
③ **간유**肝兪(219페이지)
④ **단중**膻中(212페이지)
⑤ **기문**期門(213페이지)

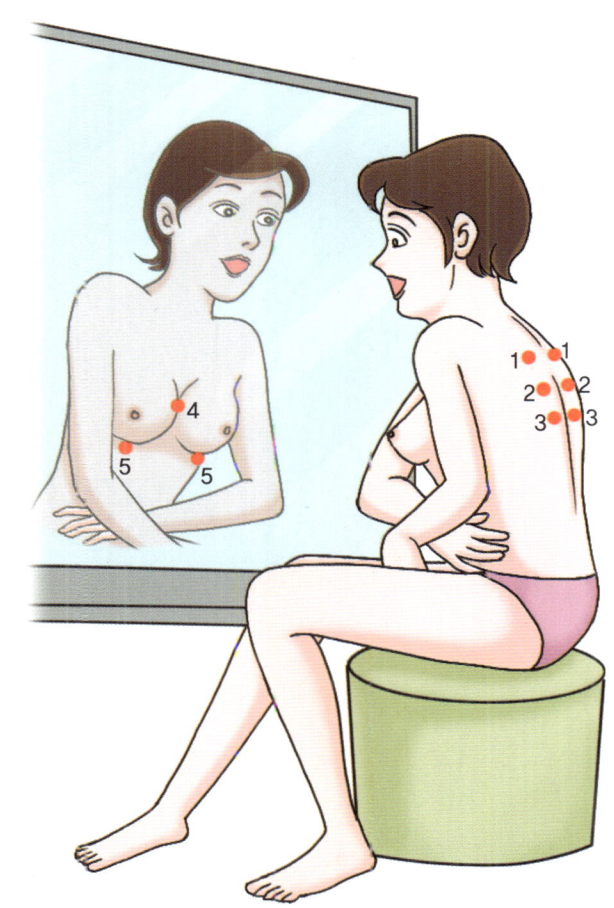

가슴
· 옆구리가 아플 때 잘 듣는 경혈

불면증 (不眠症)에 잘 듣는 경혈

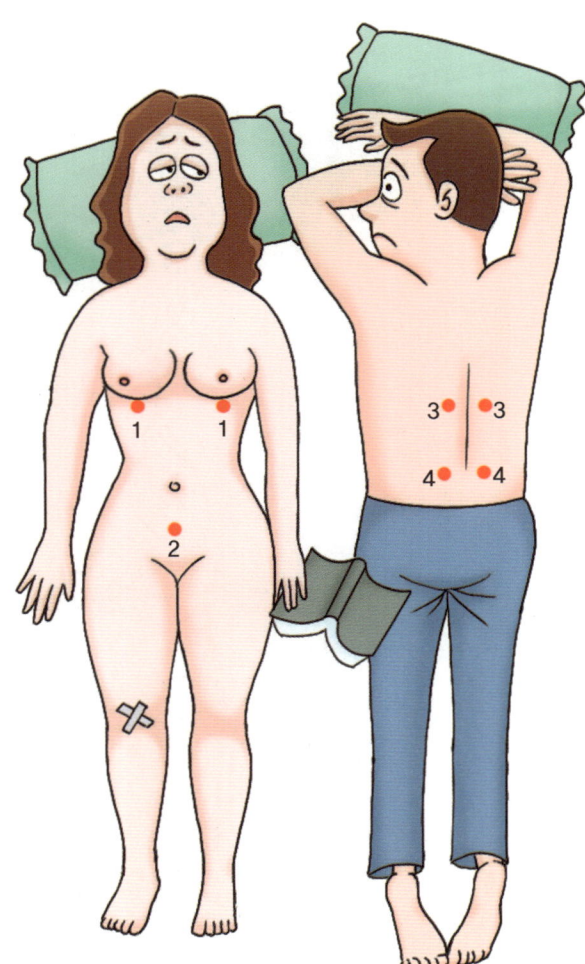

① 기문 期門 (213페이지)
② 관원 關元 (215페이지)
③ 간유 肝兪 (219페이지)
④ 신유 腎兪 (219페이지)

① **단중** 膻中(212페이지)
② **중완** 中脘(213페이지)
③ **관원** 關元(215페이지)
④ **삼음교** 三陰交(224페이지)

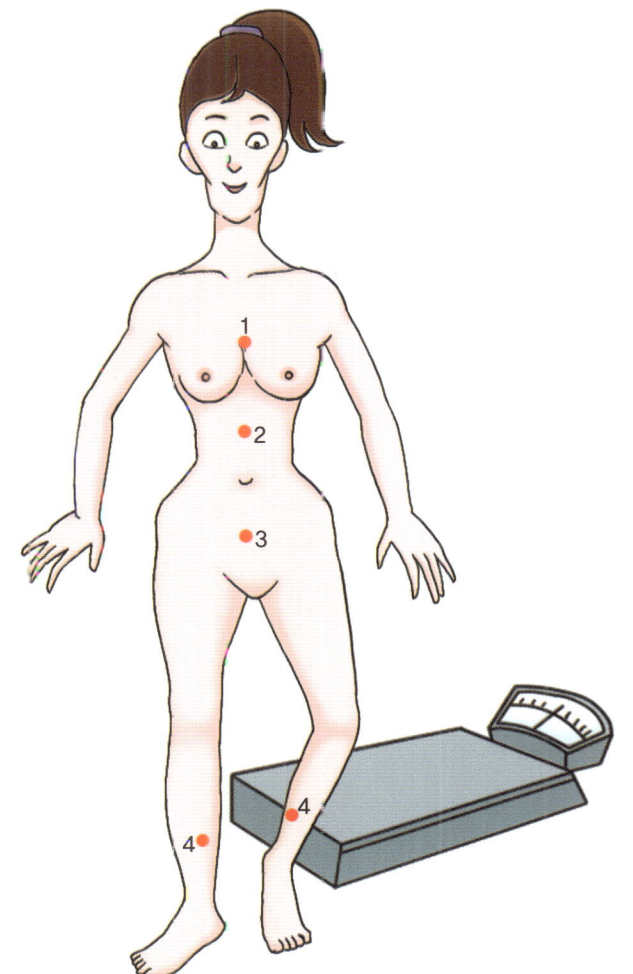

뚱뚱하고 홀쭉한 데 잘 듣는 경혈

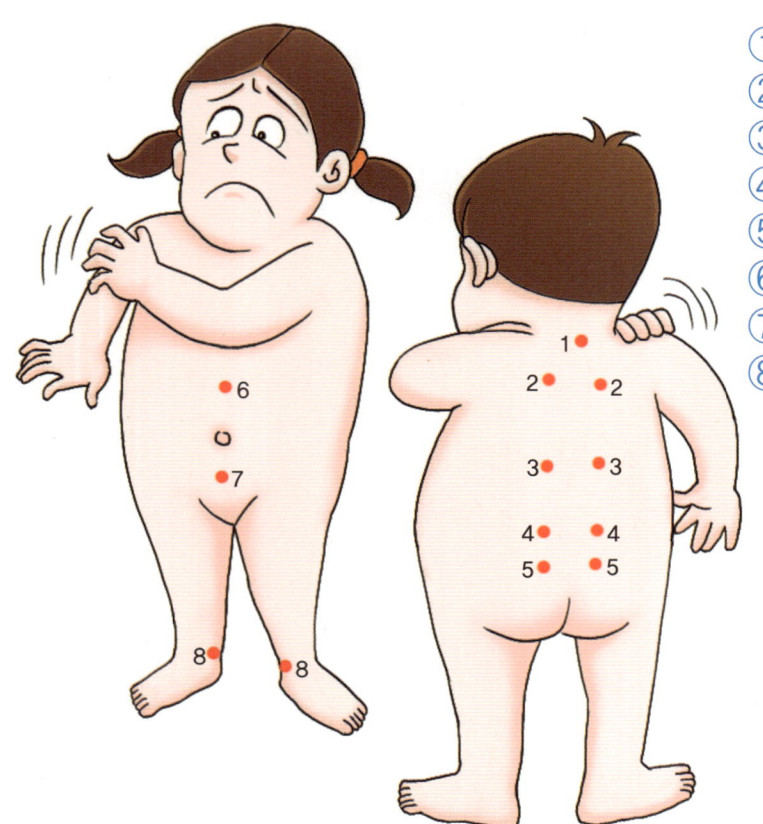

① **대추** 大椎(216페이지)
② **폐유** 肺兪(217페이지)
③ **간유** 肝兪(219페이지)
④ **신유** 腎兪(219페이지)
⑤ **대장유** 大腸兪(219페이지)
⑥ **중완** 中脘(213페이지)
⑦ **관원** 關元(215페이지)
⑧ **태계** 太谿(227페이지)

① 대추 大椎(216페이지)
② 곡지 曲池(231, 233페이지)
③ 수삼리 手三里(233페이지)
④ 대장유 大腸兪(219페이지)
⑤ 상양 商陽(235페이지)
⑥ 중완 中脘(213페이지)
⑦ 천추 天樞(215페이지)
⑧ 어제 魚際(235페이지)
⑨ 양구 梁丘(223페이지)

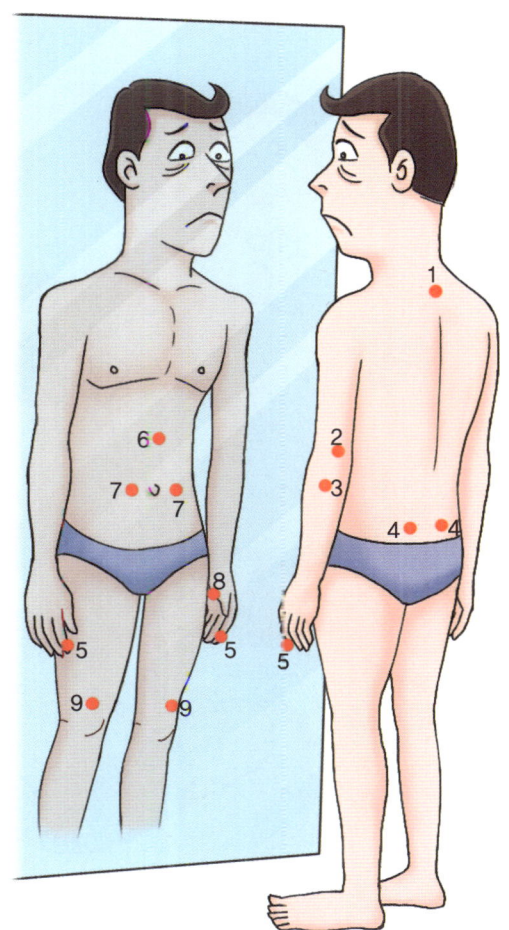

설사에 잘 듣는 경혈

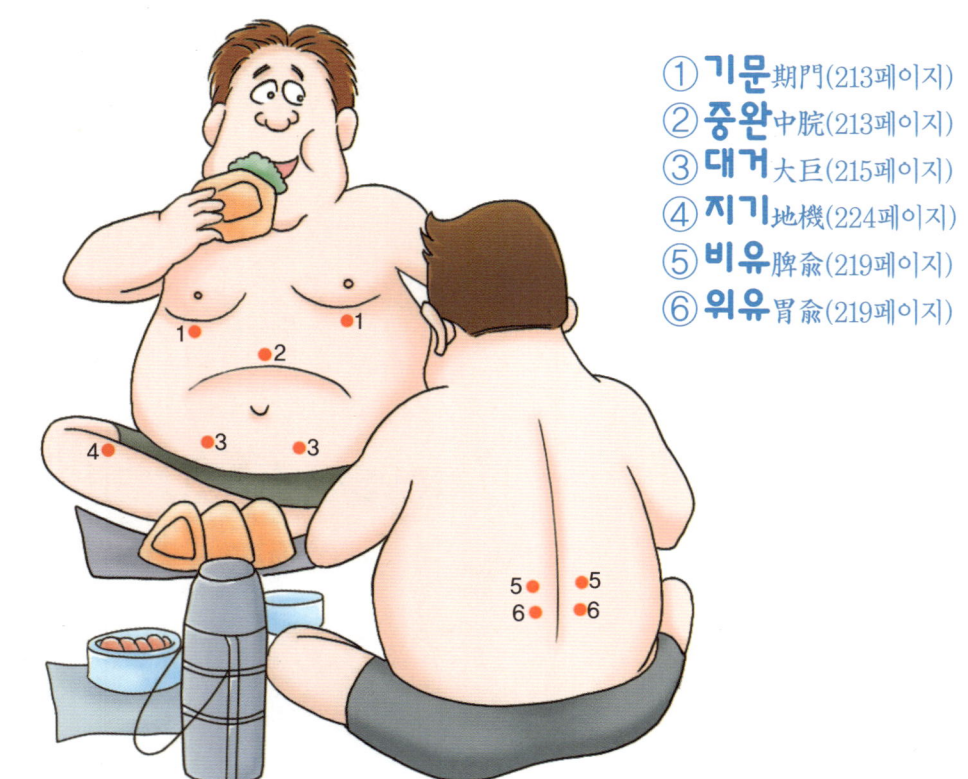

① 거궐 巨闕(212페이지)
② 불용 不容(213페이지)
③ 중완 中脘(213페이지)
④ 양구 梁丘(223페이지)
⑤ 족삼리 足三里(223페이지)
⑥ 간유 肝兪(219페이지)
⑦ 담유 膽兪(219페이지)
⑧ 비유 脾兪(219페이지)

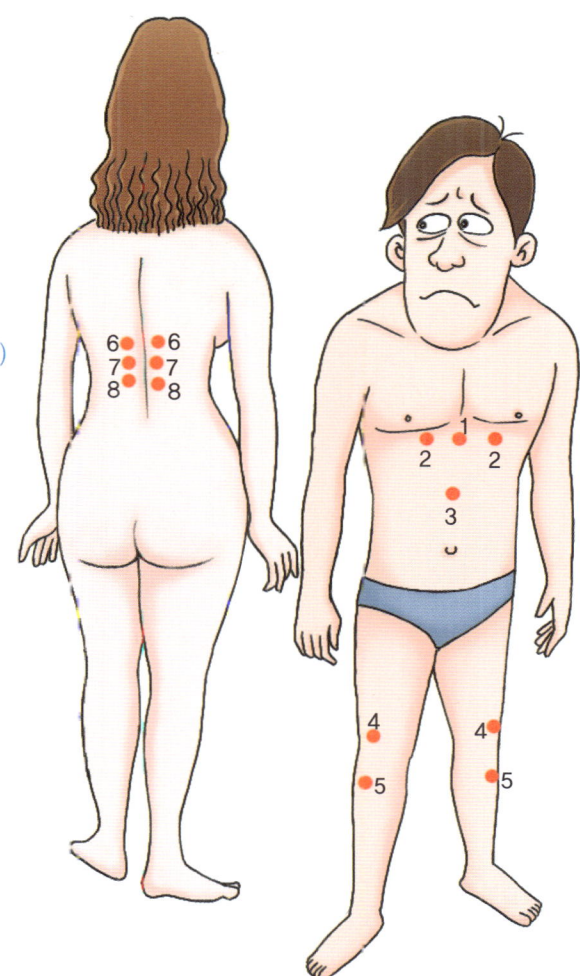

만성 위장병에 잘 듣는 경혈

요통(腰痛)에 잘 듣는 경혈

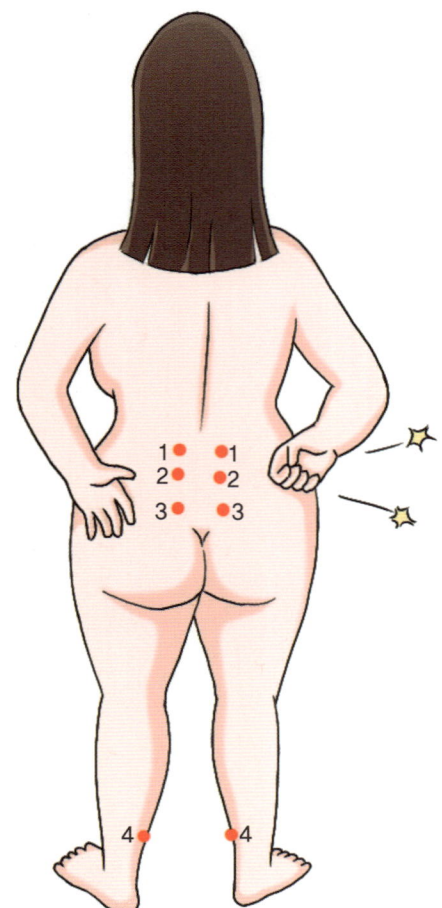

① **삼초유** 三焦兪(219페이지)
② **신유** 腎兪(219페이지)
③ **대장유** 大腸兪(219페이지)
④ **삼음교** 三陰交(224페이지)

① **삼초유** 三焦兪(219페이지)
② **신유** 腎兪(219페이지)
③ **지실** 志室(219페이지)
④ **대장유** 大腸兪(219페이지)

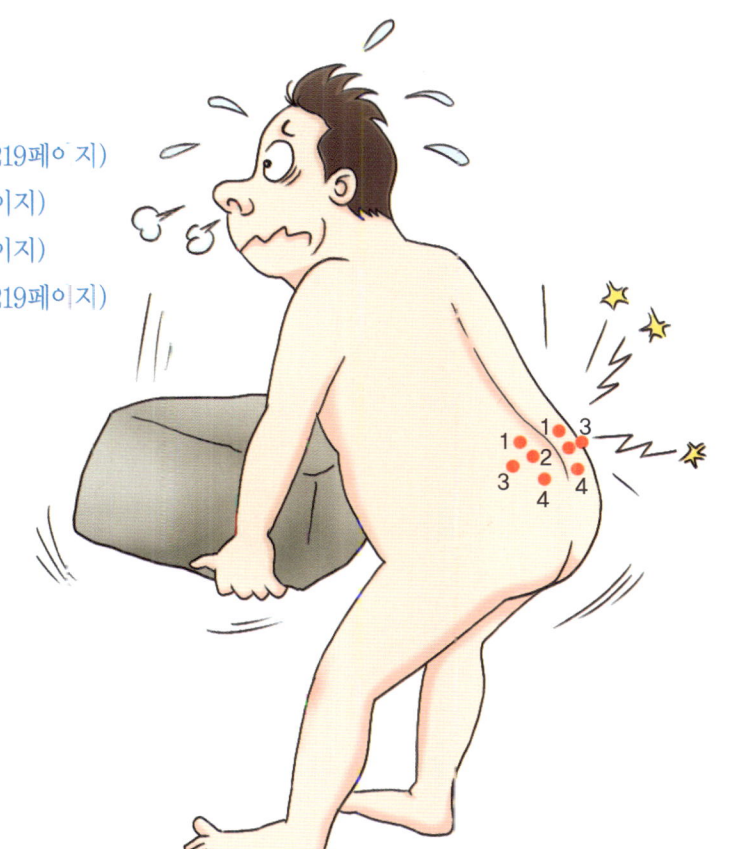

허리
삔 데에 잘 듣는 경혈

치질에 잘 듣는 경혈

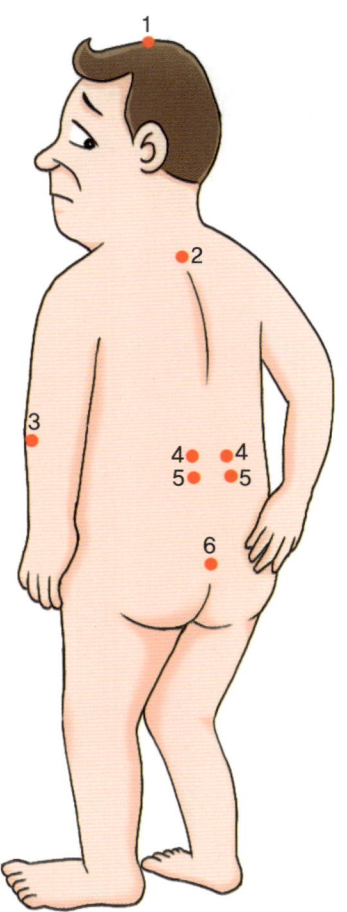

① **백회** 百會 (207페이지)
② **대추** 大椎 (216페이지)
③ **곡지** 曲池 (231, 233페이지)
④ **위유** 胃兪 (219페이지)
⑤ **삼초유** 三焦兪 (219페이지)
⑥ **장강** 長强 (221페이지)

① **중완**中脘(213페이지)
② **천추**天樞(215페이지)
③ **대횡**大橫(215페이지)
④ **대거**大巨(215페이지)
⑤ **대장유**大腸兪(219페이지)

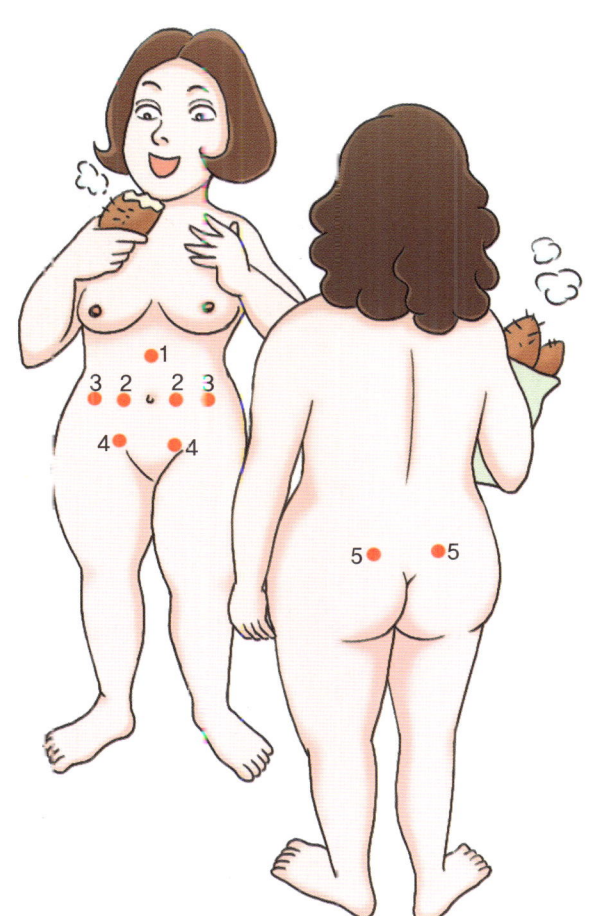

변비
(便秘)에 잘 듣는 경혈

생리 (生理) 이상에 잘 듣는 경혈

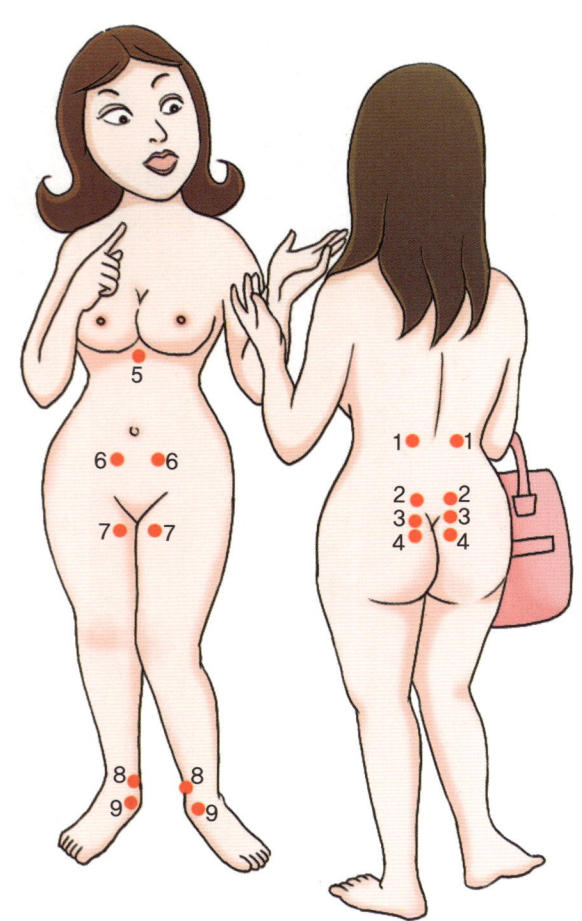

① **신유** 腎兪(219페이지)
② **상료** 上髎(221페이지)
③ **차료** 次髎(221페이지)
④ **중료** 中髎(221페이지)
⑤ **거궐** 巨闕(212페이지)
⑥ **대거** 大巨(215페이지)
⑦ **음렴** 陰廉(223페이지)
⑧ **태계** 太谿(227페이지)
⑨ **조해** 照海(227페이지)

① **단중** 膻中(212페이지)
② **중완** 中脘(213페이지)
③ **황유** 肓兪(215페이지)
④ **관원** 關元(215페이지)
⑤ **삼초유** 三焦兪(219페이지)
⑥ **신유** 腎兪(219페이지)
⑦ **지실** 志室(219페이지)
⑧ **양지** 陽池(233페이지)
⑨ **태계** 太谿(227페이지)

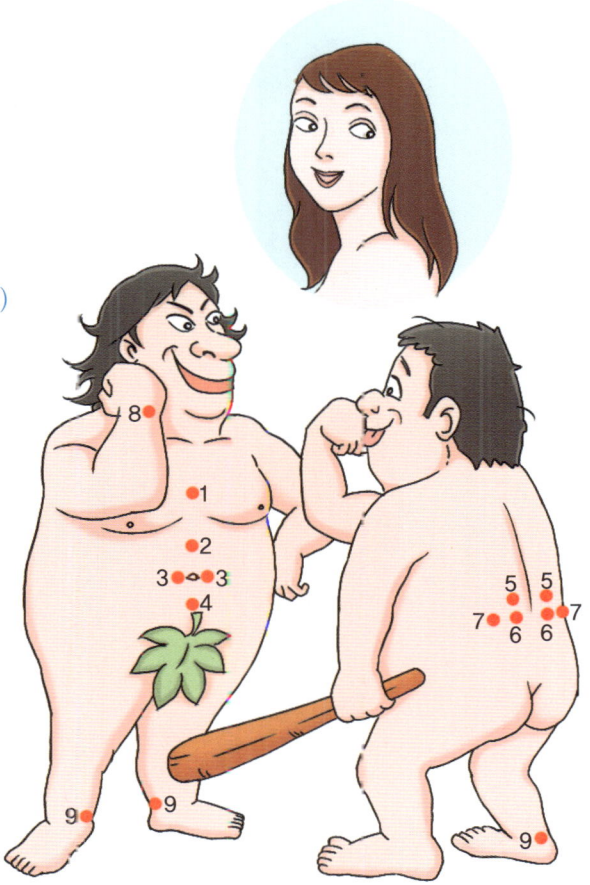

정력
(精力)을 강하게 하는 경혈

증상별 맞춤 경혈 치료법 *195*

팔이 아프고 저릴 때 잘 듣는 경혈

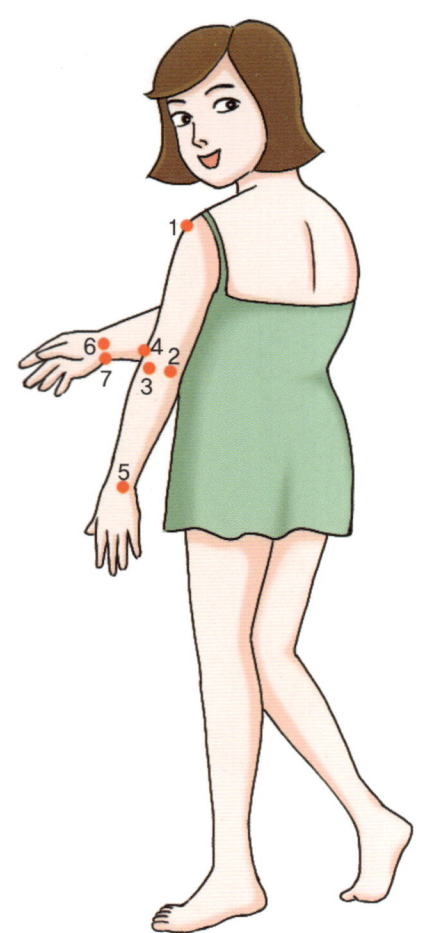

① **견우** 肩髃(231페이지)
② **소해** 少海(231페이지)
③ **곡지** 曲池(231, 233페이지)
④ **척택** 尺擇(231페이지)
⑤ **양지** 陽池(233페이지)
⑥ **대릉** 大陵(231페이지)
⑦ **신문** 神門(231페이지)

현기증·이명(耳鳴)에 잘 듣는 경혈

① **백회** 百會 (207페이지)
② **두규음** 頭竅陰 (207페이지)
③ **청궁** 聽宮 (207페이지)
④ **풍지** 風池 (207페이지)
⑤ **예풍** 翳風 (209페이지)
⑥ **천주** 天柱 (207페이지)
⑦ **중완** 中脘 (213페이지)

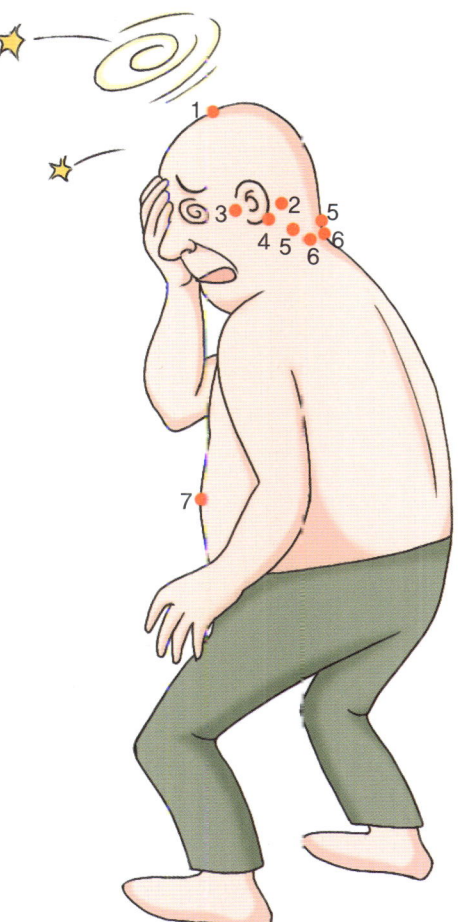

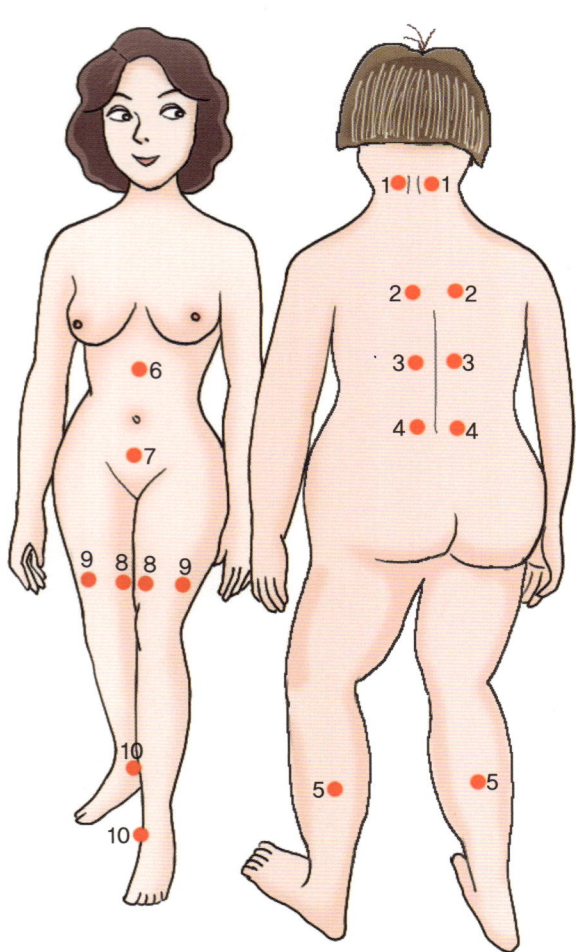

다리를 날씬하게 하는 경혈

① **천주** 天柱(207페이지)
② **폐유** 肺兪(217페이지)
③ **간유** 肝兪(219페이지)
④ **신유** 腎兪(219페이지)
⑤ **승산** 承山(223페이지)
⑥ **중완** 中脘(213페이지)
⑦ **관원** 關元(215페이지)
⑧ **혈해** 血海(223페이지)
⑨ **양구** 梁丘(223페이지)
⑩ **태계** 太谿(227페이지)

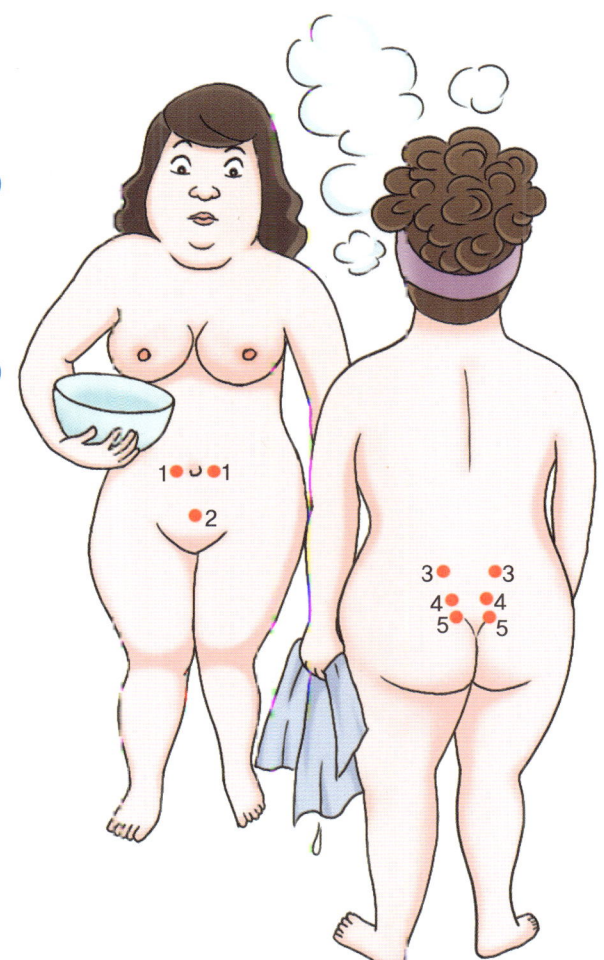

① **황유** 肓兪(215페이지)
② **관원** 關元(215페이지)
③ **신유** 腎兪(219페이지)
④ **상료** 上髎(221페이지)
⑤ **중료** 中髎(221페이지)

냉병 (冷病)에 잘 듣는 경혈

무릎이 아플 때 잘 듣는 경혈

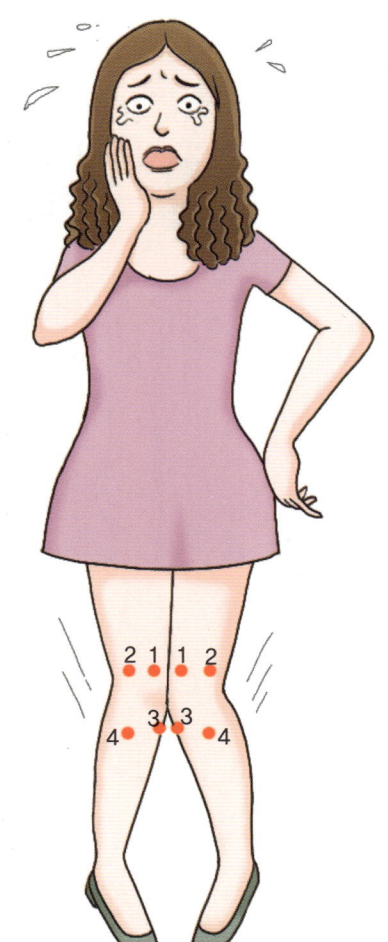

① **혈해** 血海 (223페이지)
② **양구** 梁丘 (223페이지)
③ **음릉천** 陰陵泉 (224페이지)
④ **족삼리** 足三里 (223페이지)

① **위중** 委中(222페이지)
② **승근** 承筋(223페이지)
③ **승산** 承山(223페이지)
④ **축빈** 築賓(224페이지)
⑤ **태계** 太谿(227페이지)

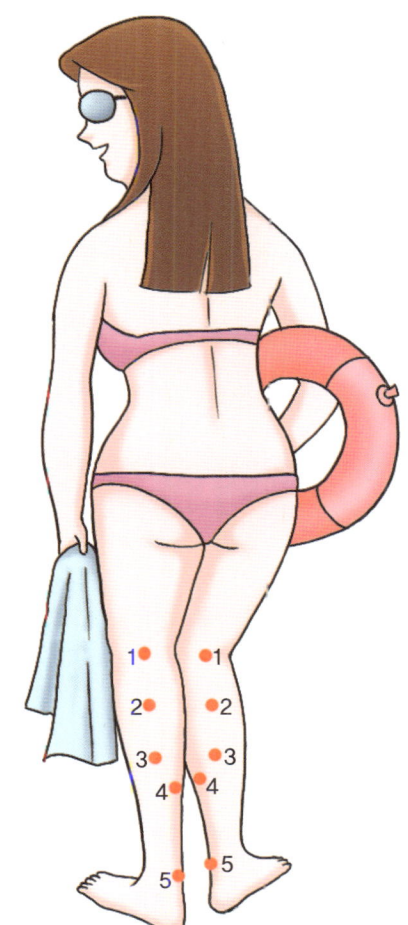

쥐가 날 때 잘 듣는 경혈

증상별 맞춤 경혈 치료법

이혈(耳穴;귀의 혈)이란?

고대 이집트나 그리스에서는 귀걸이를 이용하여 전신 치료를 했고 중국의 황제내경이나 우리나라의 동의보감에서도 귀를 이용한 치료법이 자세하게 기록되어 있을 정도로 오랫동안 폭넓게 사용해 왔다.

서양에서는 프랑스 의사인 폴 노지가 발견하여 156개의 혈이 있다고 발표했다. 귀의 특정 부위에 화상을 입힘으로써 좌골신경통이 치료된다는 동양의 민간 요법에서 암시를 얻게 되어 시작하였는데, 태아가 거꾸로 누워 있는 모습과 흡사한 것에서 귀의 혈 자리가 몸의 각 부위와 연결되어 있다는 것을 알게 되었다고 한다.

귀에 있는 경혈은 경락상에 나타나는 것은 아니지만 경혈과 똑같이 작용하는 반응점이 있다. 따라서 귀에 있는 경혈을 자극해 주면 관련되는 장기의 조절이 가능하다는 것이다.

자극을 주는 방법은 자석을 귀 앞뒤로 붙여서 자극을 주기도 하고, 표족한 침이 붙은 점착 테이프를 특정 부위에 붙여서 자극의 효과를 극대화하기도 한다. 가장 간편한 방법은 뾰족한 이쑤시개나 볼펜 심 등을 이용한다.

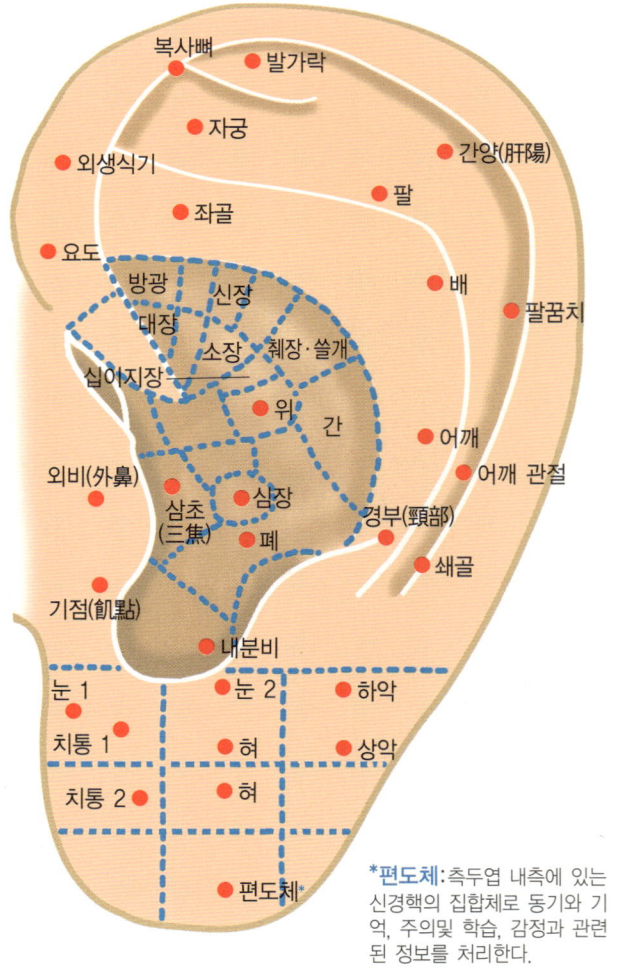

*편도체: 측두엽 내측에 있는 신경핵의 집합체로 동기와 기억, 주의및 학습, 감정과 관련된 정보를 처리한다.

제3장
부위별(部位別) 주요 경혈 알아보기

머리

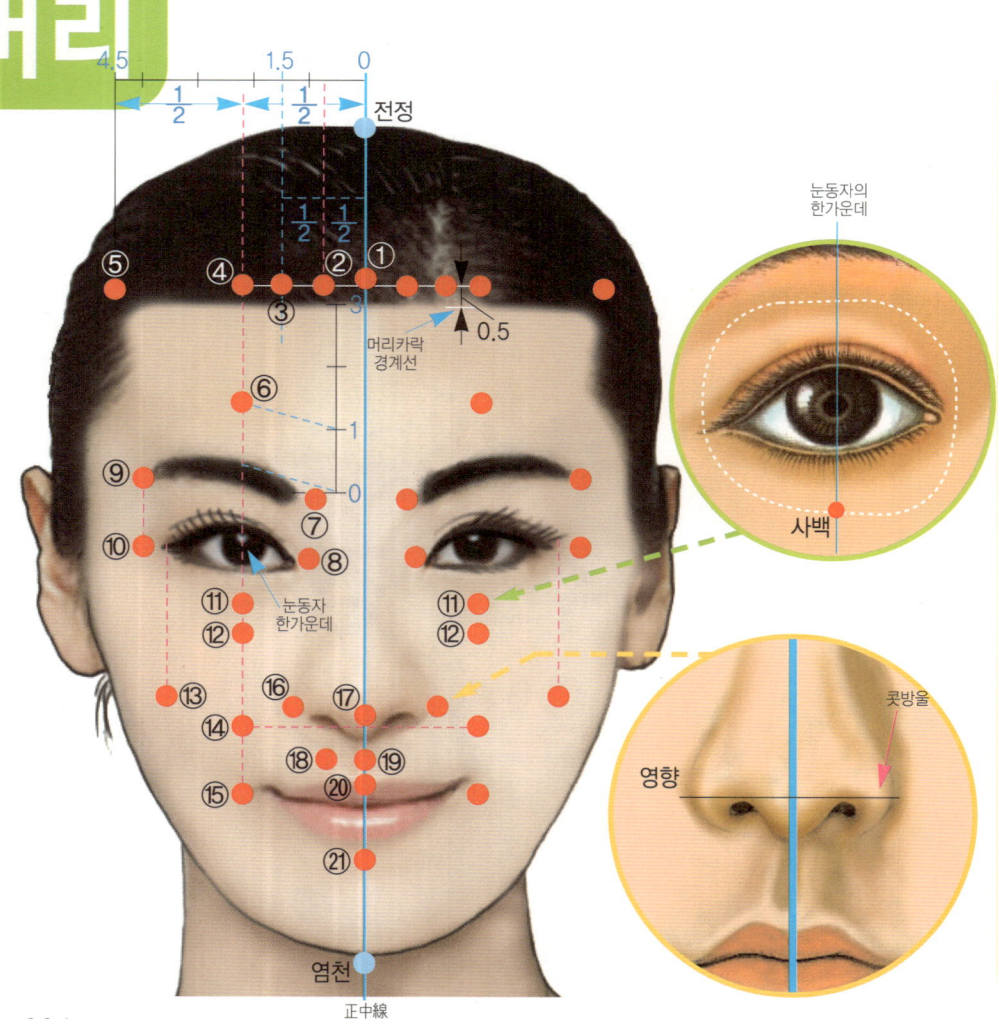

머리에 있는 경혈 ①

① 신정(神庭)
部位: 정중선 위, 머리카락 경계선에서 0.5촌 올라간 곳
主治: 정신병

② 미충(眉衝)
部位: 머리카락 경계선에서 위쪽으로 0.5촌, 곡차혈과 신정혈의 한가운데
主治: 각종 눈병, 현기증, 두통, 코막힘

③ 곡차(曲差)
部位: 머리카락 경계선에서 위쪽으로 0.5촌, 정중선에서 양 옆으로 각각 1.5촌 지점
主治: 두통, 코막힘

④ 두임읍(頭臨泣)
部位: 눈에서 곧바로 올라가 머리털이 돋은 경계선에서 위쪽으로 0.5촌 지점
主治: 눈·코의 병, 현기증, 두통

⑤ 두유(頭維)
部位: 이마 모서리의 머리털이 돋기 시작하는 곳에서 0.5촌 들어간 곳
主治: 두통, 편두통, 현기증, 눈의 피로

⑥ **양백**(陽白)
部位:눈동자의 중심에서 위쪽으로 곧바로 올라가 눈썹 위 1촌 지점
主治:두통, 현기증, 코막힘

⑦ **찬죽**(攢竹)
部位:눈썹의 안쪽 끝 뼈가 패여 있는 우묵한 곳
主治:눈의 통증, 삼차 신경통

⑧ **정명**(睛明)
部位:안쪽 눈구석 바로 옆의 붉은 살이 있는 우묵한 가운데
主治:눈의 각종 증상, 현기증, 코의 병

⑨ **사죽공**(絲竹空)
部位:동자료 위 눈썹 바깥쪽 옆 우묵한 곳
主治:각종 눈병, 두통, 현기증

⑩ **동자료**(瞳子髎)
部位:눈의 바깥 모서리에서 0.5촌 바깥쪽
主治:두통 등 각종 머리의 병, 각종 눈의 병

⑪ **승읍**(承泣)
部位:눈확 아래 모서리의 사이로, 눈동자와 직선이 되는 곳
主治:눈의 각종 증상, 현기증, 두통

⑫ **사백**(四白)
部位:승읍혈 아래쪽 0.5촌 지점 움푹 들어간 곳
主治:각종 눈의 병, 비염(鼻炎), 두통, 현기증

⑬ **권료**(顴髎)
部位:바깥쪽 눈 끝에서 수직으로 내려가 광대뼈 아래쪽 우묵한 곳
主治:윗니의 통증, 눈꺼풀이 떨릴 때, 치통, 얼굴의 주름살

⑭ **거료**(巨髎)
部位:콧방울 아래쪽 모서리와 같은 높이로, 눈동자와 직선이 되는 곳
主治:코막힘, 코의 병, 눈의 병, 치통

⑮ **지창**(地倉)
部位:입꼬리에서 양쪽으로 각각 0.4지촌(指寸) 떨어진 곳
主治:입가의 습진, 언어장애, 안면신경통

⑯ **영향**(迎香)
部位:불룩하게 튀어나온 콧방울 바로 옆
主治:만성 비염, 축농증, 코막힘, 입술이 터질 때, 안면 신경에 관한 증상

⑰ **소료**(素髎)
部位:코 끝의 정중앙 콧마루의 제일 도드라진 곳
主治:코막힘, 코 속의 질혼, 천식

⑱ **화료**(禾髎)
部位:수구혈에서 양 옆으로 0.5촌, 인중 양 옆으로 각각 콧구멍 끝의 아래쪽
主治:비염(鼻炎) 등의 코 질환, 안면(顔面) 신경통, 얼굴 앞면의 신경 장애

⑲ **수구**(水溝)
部位:정중선 위 콧마루 아래 윗입술과 코 사이 홈 가운데, 즉 인중의 한가운데
主治:의식불명, 뇌출혈, 차멀미, 쇼크

⑳ **태단**(兌端)
部位:윗입술 가운데 뾰족한 끝 위
主治:치통, 각종 입의 병, 당뇨병, 코막힘

㉑ **승장**(承漿)
部位:정중선 위, 턱 앞 아랫입술 아래쪽의 우묵한 곳
主治:치통, 입의 병, 반신불수

머리

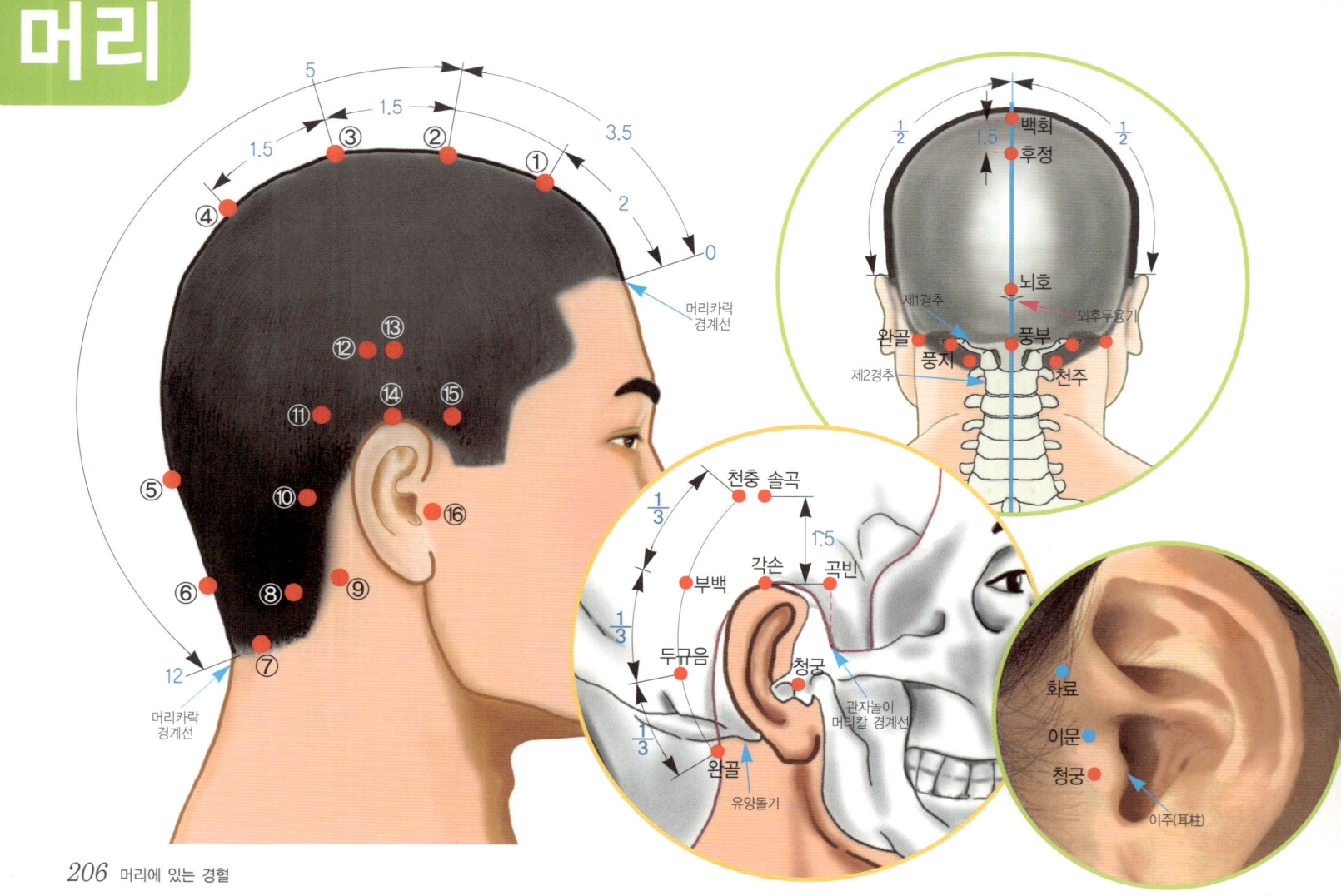

머리에 있는 경혈 ②

① 신회(顖會)
部位: 정중선 위, 앞이마의 머리카락 경계선에서 위로 2촌 올라가 우묵한 곳
主治: 현기증, 두통, 코막힘, 비염, 축농증

② 전정(前頂)
部位: 정중선 위, 앞이마의 머리카락 경계선에서 위로 3.5촌 올라가 뼈가 우묵한 곳
主治: 감기에 의한 두통, 뇌충혈·뇌빈혈

③ 백회(百會)
部位: 앞이마 머리카락 경계선에서 뒤쪽으로 5촌 지점으로, 콩알만큼 우묵하게 들어간 곳
主治: 두통·치질 등에 효험이 있는 무병 장수의 경혈

④ 후정(後頂)
部位: 백회혈에서 뒤쪽으로 1.5촌 내려간 곳
主治: 두통 등을 다스리는 경혈

⑤ 뇌호(腦戶)
部位: 정중선 위, 뒷머리 외후두융기의 바로 위쪽의 우묵한 곳
主治: 두통, 현기증, 불면증

⑥ 풍부(風府)
部位: 뒤쪽 정중선 위 외후두융기 바로 아래쪽의 목의 굵은 힘줄 사이의 우묵한 곳
主治: 두통, 뒷목의 경직, 축농증. 코막힘

⑦ 천주(天柱)
部位: 제2경추극돌기의 위쪽 모서리와 같은 높이로, 뒷목의 볼록 튀어나온 굵은 근육의 바깥쪽으로 오목한 지점
主治: 목병, 두통의 명혈(名穴)

⑧ 풍지(風池)
部位: 뒤통수뼈 아래쪽과 목빗근 뒤쪽의 오목한 곳
主治: 감기로 인한 기침, 눈의 피로, 현기증

⑨ 완골(完骨)
部位: 유상돌기 하단 뒤쪽으로 깊숙하고 우묵하게 들어간 곳
主治: 두통, 목의 통증

⑩ 두규음(頭竅陰)
部位: 안쪽 눈구석 바로 옆의 붉은 살이 있는 우묵한 가운데
主治: 현기증, 이명(耳鳴)

⑪ 부백(浮白)
部位: 천충혈과 완골혈을 연결하는 곡선의 3분의 1 지점
主治: 이명(耳鳴), 청각장애, 두통, 열병(熱病)

⑫ 천충(天衝)
部位: 뒤쪽 귓바퀴 뿌리의 모서리에서 수직으로 올라가 솔곡혈과 같은 높이의 우묵한 곳
主治: 간질, 두통, 치주염(齒周炎)

⑬ 솔곡(率谷)
部位: 귓바퀴 꼭대기(각손혈)에서 위쪽으로 1.5촌 지점
主治: 두통, 숙취(宿醉), 시력장애, 탈모

⑭ 각손(角孫)
部位: 귓바퀴 바로 위쪽 우묵한 곳으로, 귓바퀴를 접어 머리에 눌러 붙였을 때 귓바퀴 꼭대기가 닿는 지점
主治: 눈·귀·치과의 각종 질환, 두통

⑮ 곡빈(曲鬢)
部位: 각손혈과 같은 높이. 관자놀이의 뒤쪽 머리카락 경계선의 모서리를 지나는 수직선이 만나는 곳. 입을 열면 함몰되는 부위
主治: 눈의 피로, 치통, 두통, 두중(頭重)

⑯ 청궁(聽宮)
部位: 입을 약간 벌렸을 때 이주(耳柱) 앞의 오목하게 들어간 곳
主治: 이명(耳鳴), 난청, 중이염, 두통, 치통

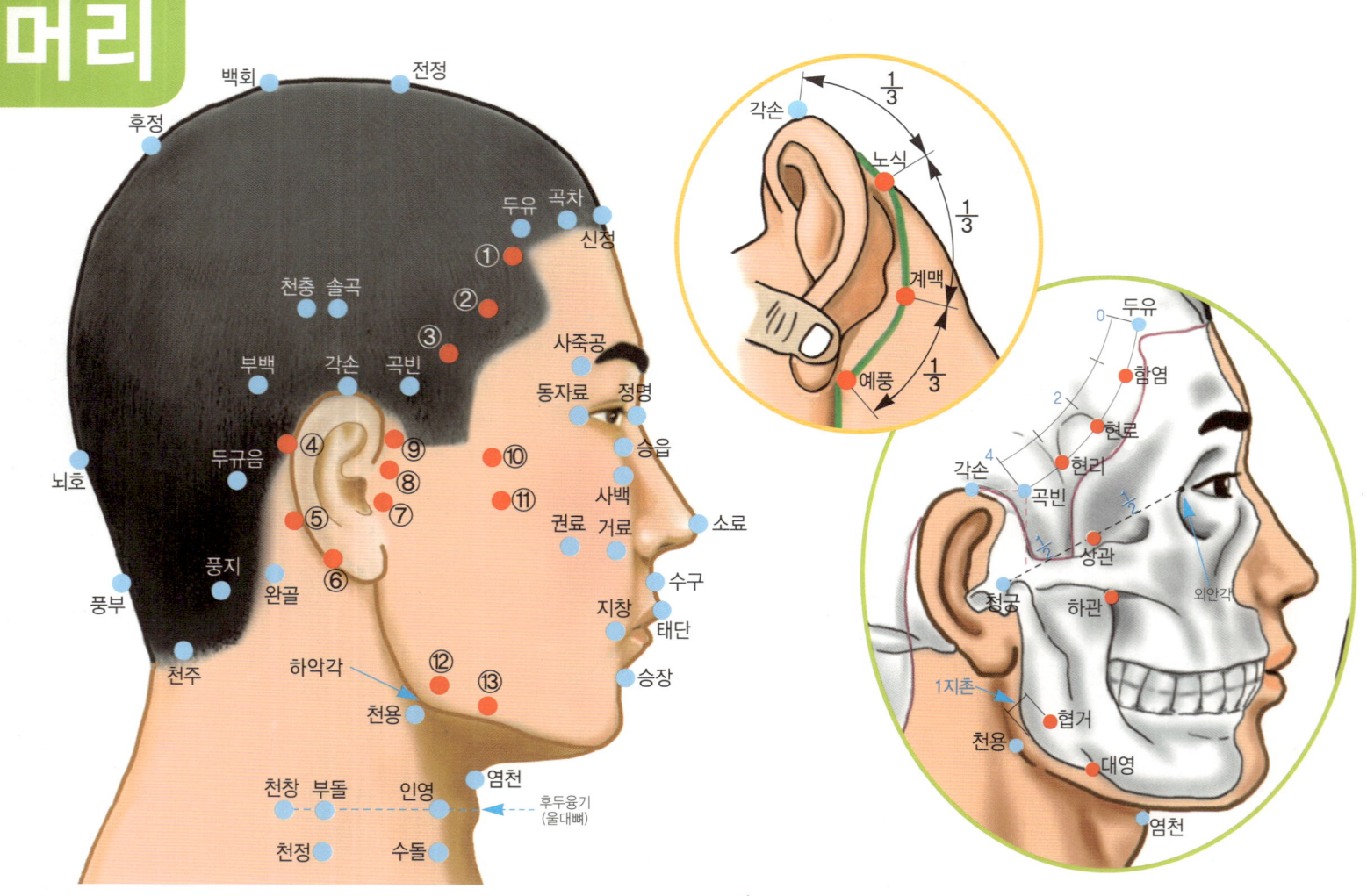

머리에 있는 경혈 ③

① 함염(頷厭)
部位: 두유혈과 곡빈혈을 연결하는 곡선 위의 4분의 1 지점
主治: 눈의 병, 이명(耳鳴), 두통, 치통, 비염

② 현로(懸顱)
部位: 두유혈에서 곡빈혈을 연결하는 곡선 위의 한가운데
主治: 눈의 충열, 이명, 두통, 치통, 비염

③ 현리(懸釐)
部位: 곡빈혈과 두유혈을 연결하는 곡선 위의 4분의 1 지점
主治: 눈의 충열, 이명, 두통, 치통, 비염

④ 노식(顱息)
部位: 귓바퀴를 따라 예풍혈과 각손혈의 사이에서 위쪽 3분의 1 지점
主治: 각종 귓병, 구토, 현기증, 두통

⑤ 계맥(瘈脈)
部位: 귓바퀴를 따라 예풍혈과 각손혈의 사이에서 아래쪽 3분의 1 지점
主治: 각종 귓병, 두통, 구토, 시력장애

⑥ 예풍(翳風)
部位: 귀 뒤쪽 아래 유양돌기와 아래턱 사이의 우묵한 곳으로 입을 벌리면 쑥 들어감
主治: 안면마비, 이명(耳鳴), 치통, 현기증, 차멀미

⑦ 청궁(聽宮)
部位: 입을 약간 벌렸을 때 이주(耳柱) 앞의 오목하게 들어간 곳
主治: 이명(耳鳴), 난청, 중이염, 두통, 치통

⑧ 이문(耳門)
部位: 입을 벌렸을 때 우묵해지는 곳(청궁혈)의 바로 위쪽 우묵한 곳
主治: 중이염·청각장애 등의 귀 질병, 삼차신경통, 치통, 턱 관절염

⑨ 화료(和髎)
部位: 귓바퀴 뿌리의 앞쪽 이문혈 위쪽의 털이 돋은 경계 아래 우묵한 가운데 맥이 뛰는 곳
主治: 이명(耳鳴)·외이염 등의 귀 질환, 두통, 안면 신경마비, 턱의 부종

⑩ 상관(上關)
部位: 귀 옆 위쪽에 두드러진 뼈가 있는 부위로, 입을 벌리면 우묵하지는 곳
主治: 안면신경통, 각종 귓병, 치통, 현기증

⑪ 하관(下關)
部位: 상관혈 아래 튀어나온 뼈 뒤 우묵하게 들어간 곳, 즉 맥이 뛰는 곳
主治: 아래턱 관절통, 치통, 피부 질환

⑫ 협거(頰車)
部位: 안쪽 눈구석 바로 옆의 붉은 살이 있는 우묵한 가운데
主治: 아래턱·이빨·잇몸의 통증

⑬ 대영(大迎)
部位: 턱 모서리 앞뼈의 오목하게 들어간 가운데의 맥이 뛰는 곳
主治: 안면신경통, 치통, 목 부위의 임파선

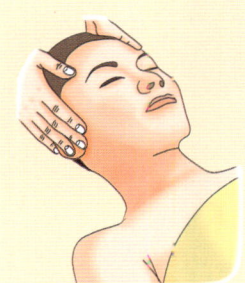

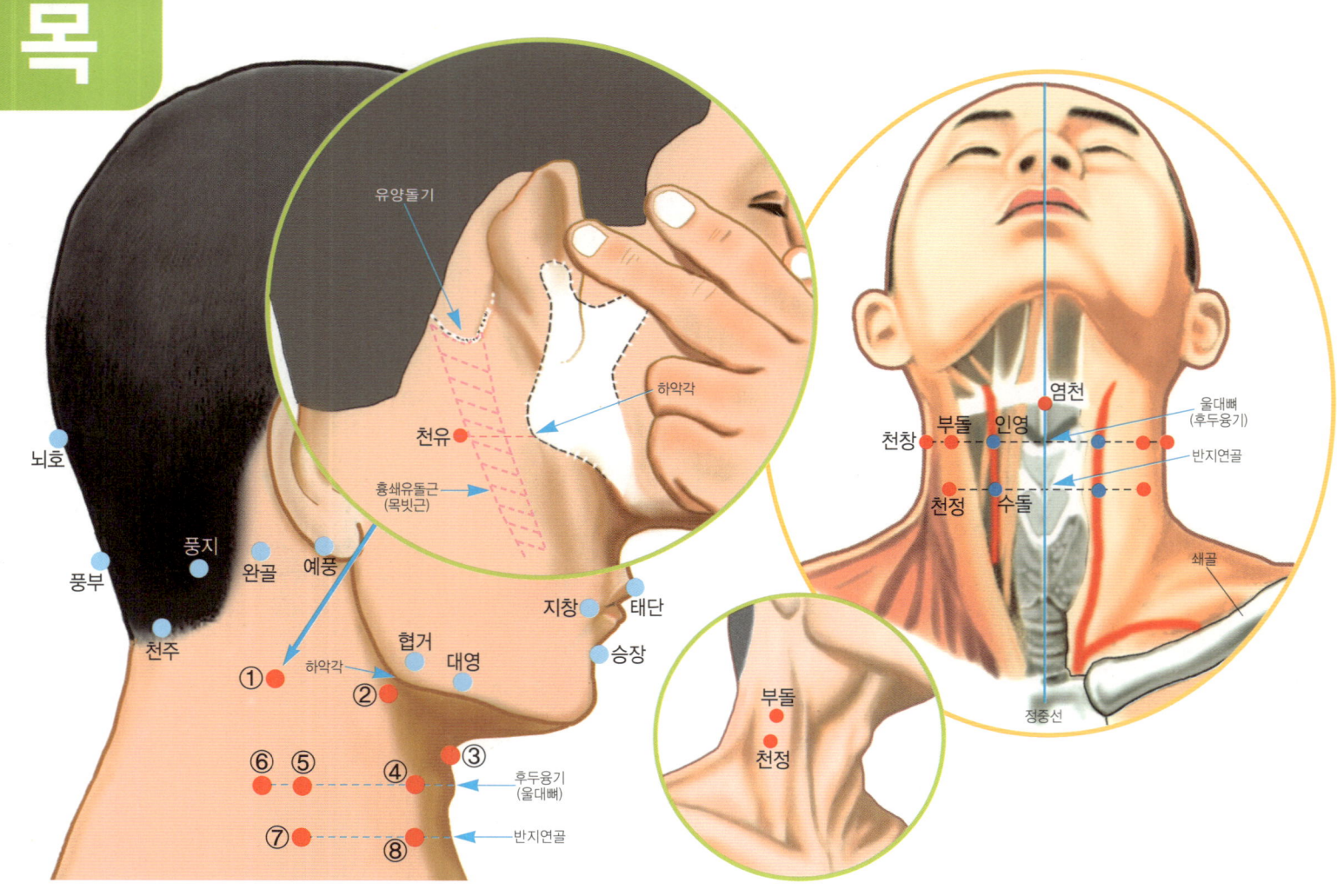

목에 있는 경혈

① 천유(天牖)
部位 : 유양돌기의 뒤쪽 아랫부분 하악각과 같은 높이로, 목빗근의 뒤쪽 오목한 곳
主治 : 두통, 뒷목의 경직, 눈의 통증·시력 감퇴 등의 눈 질환, 청각장애, 이명(耳鳴), 인후염, 습진, 풍진, 현기증

② 천용(天容)
部位 : 귓불 아래 하악각의 뒤쪽 맥이 뛰는 우묵한 곳
主治 : 목의 통증, 가슴 통증, 인후병, 치통

③ 염천(廉泉)
部位 : 정중선 위, 턱 아래 울대뼈 바로 위쪽의 우묵한 곳
主治 : 후두염(喉頭炎), 편도염, 혀의 마비, 실어증, 천식, 기관지염

④ 인영(人迎)
部位 : 목의 울대뼈 양 옆 목 근육의 앞쪽, 목동맥 위 동맥이 뛰는 곳
主治 : 기관지염, 인후병, 고혈압, 저혈압

⑤ 부돌(扶突)
部位 : 울대뼈의 양 옆에 천창혈과 인영혈과 같은 높이이며, 굵은 목 근육의 가운데
主治 : 기관지의 병, 갑상선, 목이 쉬었을 때, 가래, 기침, 목의 임파선 결핵

⑥ 천창(天窓)
部位 : 울대뼈의 양 옆에 부돌혈·인영혈과 같은 높이이며, 굵은 목 근육의 뒤쪽
主治 : 각종 귓병, 갑상선, 편도염, 치주염

⑦ 천정(天鼎)
部位 : 목 앞쪽의 반지연골과 같은 높이로, 볼록한 목 근육의 뒤쪽
主治 : 편도선염, 음식을 삼키기 어려울 때, 목이 메여 목소리가 나오지 않을 때, 후두염(喉頭炎), 인후병(咽喉病), 갑상선이 부어오를 때, 치통, 손이 저릴 때, 목의 경직, 고혈압. 너무 세게 누르지 않도록 주의하도록!

⑧ 수돌(水突)
部位 : 목에 있는 반지연골과 같은 높이로, 목 근육과 모서리의 바로 앞쪽
主治 : 목의 임파선 결핵, 성대 질환, 후두염(喉頭炎), 갑상선, 기관지염

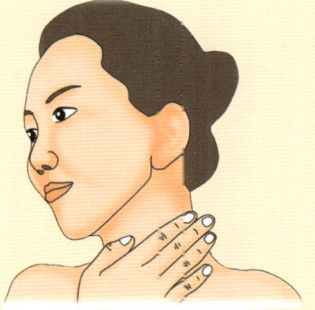

가슴

가슴에 있는 경혈

① 천돌 (天突)
部位: 앞가슴의 정중선 위, 목아래패임 지점 손가락 하나가 꼭 들어가는 가장 오목한 곳
主治: 기침, 기관지염, 성대 질환, 인후병

② 단중 (膻中)
部位: 앞가슴의 정중선 위로, 젖꼭지와 같은 높이
主治: 심장의 동계(動悸), 해수, 천식

③ 구미 (鳩尾)
部位: 앞 정중선 위, 칼몸통결합에서 아래쪽으로 1촌 지점
主治: 심장병, 급성 위장병, 소화불량

④ 거궐 (巨闕)
部位: 앞 정중선 위, 배꼽 중앙에서 위쪽으로 6촌 지점
主治: 각종 심장의 병, 소화불량, 구토

⑤ 상완 (上脘)
部位: 앞 정중선 위, 배꼽 중앙에서 위쪽으로 5촌 지점
主治: 위경련·위궤양 등의 각종 위의 병, 설사, 딸꾹질, 소아경풍

212 가슴에 있는 경혈

⑥ 중완(中脘)
部位: 앞 정중선 위, 배꼽 중앙에서 위쪽으로 4촌 지점
主治: 소화불량, 위경련, 만성 장염, 당뇨병

⑦ 양문(梁門)
部位: 배꼽의 중심에서 위쪽으로 4촌, 정중선에서 양 옆으로 각각 2촌 지점
主治: 위염, 소화불량, 장염, 구토

⑧ 불용(不容)
部位: 배꼽의 중심에서 위쪽으로 6촌, 정중선에서 양 옆으로 각각 2촌 지점
主治: 명치 부위의 통증, 트림, 위염, 토혈

⑨ 신봉(紳封)
部位: 제4늑간 부위이며, 정중선에서 양 옆으로 각각 2촌 지점의 우묵한 곳
主治: 심장의 병, 옆구리 통증, 젖앓이, 기침

⑩ 욱중(彧中)
部位: 제1늑간 부위이며, 정중선에서 양 옆으로 각각 2촌 지점의 우묵한 곳
主治: 구역질·딸꾹질 등의 식도 질환, 가슴 통증 등의 심장 질환, 기관지염·천식 등의 기관지 질환

⑪ 유부(兪府)
部位: 쇄골 바로 아래, 정중선에서 양 옆으로 각각 2촌 지점의 우묵한 곳
主治: 식도협착·천식·기관지염 등의 식도나 기도의 질환, 심장 질환, 늑막염

⑫ 기사(氣舍)
部位: 천돌혈에서 양 옆으로 각각 1촌 지점인 우묵한 곳
主治: 각종 목의 병, 갑상선, 각종 위장의 병

⑬ 결분(缺盆)
部位: 앞가슴 쇄골 위쪽 우묵한 곳의 한가운데로, 정중선에서 양 옆으로 각각 4촌 지점
主治: 기침, 호흡 곤란, 기관지염, 인후병

⑭ 운문(雲門)
部位: 정중선 양 옆으로 각각 6촌 지점, 중부혈 위쪽 1촌 부위로, 쇄골 아래 우묵한 곳
主治: 각종 폐·기관지 질환, 심장병, 어깨의 통증, 오십견

⑮ 중부(中府)
部位: 운문혈에서 아래로 1촌 아래, 제1늑간과 수평을 이루는 곳으로, 손을 대면 맥이 뛰는 곳. 정중선에서 양 옆으로 각각 6촌.
主治: 각종 폐·기관지 질환, 심장병, 어깨의 통증, 늑간신경통, 식욕부진

⑯ 옥예(屋翳)
部位: 제2늑골과 제3늑골 사이의 우묵한 곳으로, 정중선에서 양 옆으로 각각 4촌 지점
主治: 젖앓이, 기침, 천식, 늑막염

⑰ 천계(天谿)
部位: 제4늑골과 제5늑골 사이이며, 정중선에서 양 옆으로 각각 6촌 떨어진 지점
主治: 가슴 통증, 젖앓이, 유방의 부종(浮腫)

⑱ 유근(乳根)
部位: 젖꼭지 아래 제5늑간의 우묵한 곳인데, 정중선에서 양 옆으로 각각 4촌 지점
主治: 젖앓이, 모유부족, 소화 불량, 복통, 늑막염, 기침, 기관지염

⑲ 기문(期門)
部位: 젖꼭지 아래 두번째 갈비뼈 끝이며, 정중선에서 양 옆으로 각각 4촌 지점
主治: 각종 부인과 계통 질환, 소화불량, 가슴 통증, 늑막염, 당뇨병

⑳ 일월(日月)
部位: 정중선에서 양 옆으로 각각 4촌, 젖꼭지 아래 세번째 갈비뼈 끝
主治: 늑간신경통, 히스테리, 위장 질환, 간 질환, 담낭염

배

배에 있는 경혈

① 경문(京門)
部位: 허리 가운데, 등뼈 옆 12번째 갈비뼈(제12늑골) 끝 오목한 곳
主治: 각종 신장의 병, 방광염, 설사

② 장문(章門)
部位: 복부의 측면 제11늑골 끝의 아래쪽
主治: 설사, 소화불량, 늑간신경통, 장염

③ 하완(下脘)
部位: 배꼽 중앙에서 위쪽으로 2촌 지점
主治: 각종 장의 병, 복통, 소화불량, 위하수

④ 수분(水分)
部位:앞 정중선 위, 배꼽 중앙에서 위쪽으로 1촌 지점
主治:복통, 위장병, 설사, 만성 장염

⑤ 황유(肓兪)
部位:배꼽 중앙(정중선)에서 양 옆으로 각각 0.5촌 지점
主治:복통, 설사, 변비, 정력감퇴, 생리통

⑥ 천추(天樞)
部位:배꼽의 중심에서 양 옆으로 각각 2촌 지점
主治:위염, 설사, 변비, 월경불순, 불임

⑦ 대맥(帶脈)
部位:제11늑골 아래쪽(장문혈)에서 내려가, 배꼽과 같은 높이
主治:각종 여성의 병, 방광염, 소변불리

⑧ 대횡(大橫)
部位:배꼽 중심에서 양 옆으로 각각 4촌 되는 곳
主治:설사, 변비, 당뇨, 유행성 감기, 배가 더부룩할 때, 복부 비만, 월경장애

⑨ 복결(腹結)
部位:배꼽 중심에서 아래쪽으로 1.3촌, 정중선에서 양 옆으로 각각 4촌 되는 곳
主治:설사, 복통, 변비, 옆구리 통증

⑩ 음교(陰交)
部位:앞 정중선 위, 배꼽 중앙에서 아래쪽으로 1촌 지점
主治:여성의 병, 불임, 대하, 고환염, 설사

⑪ 기해(氣海)
部位:앞 정중선 위, 배꼽 중앙에서 아래쪽으로 1.5촌 지점
主治:대하·생리통 등 각종 여성의 병, 각종 소화기 질환, 비뇨생식기 질환, 강장(强壯)과 장수(長壽)의 경혈이다.

⑫ 대거(大巨)
部位:배꼽의 중심에서 아래쪽으로 2촌, 정중선에서 양 옆으로 각각 2촌 지점
主治:남녀의 불임, 당뇨병, 위염, 설사

⑬ 오추(五樞)
部位:배꼽에서 아래쪽으로 3촌, 위앞엉덩뼈가시의 안쪽 우묵한 곳
主治:남녀의 불임, 구토, 위경련, 요통

⑭ 수도(水道)
部位:배꼽의 중심에서 아래쪽으로 3촌, 정중선에서 양 옆으로 각각 2촌 지점
主治:신장·비뇨기 질환, 당뇨병, 생리통

⑮ 관원(關元)
部位:앞 정중선 위, 배꼽 중앙에서 아래쪽으로 3촌 지점
主治:비뇨·생식기 질환, 생리통, 고혈압, 두드러기

⑯ 중극(中極)
部位:앞 정중선 위, 배꼽 중앙에서 아래쪽으로 4촌 지점
主治:비뇨·생식기 질환, 신장염, 복막염

⑰ 곡골(曲骨)
部位:앞 정중선 위, 치골결합 위쪽 모서리
主治:각종 여성 질환, 방광염, 요도염, 발기부전, 유정(遺精), 고환염

⑱ 기충(氣衝)
部位:치골결합 위쪽 모서리인데, 정중선에서 양 옆으로 각각 2촌 지점으로 사타구니 부위에 맥박이 뛰는 곳
主治:비뇨·생식기 질환, 발기불능, 장명

⑲ 충문(衝門)
部位:사타구니 부위 맥박이 뛰는 곳
主治:월결통·자궁내막염 등 여성 질환, 요도염, 방광염, 남성 생식기 질환, 복통, 위경련, 호흡곤란

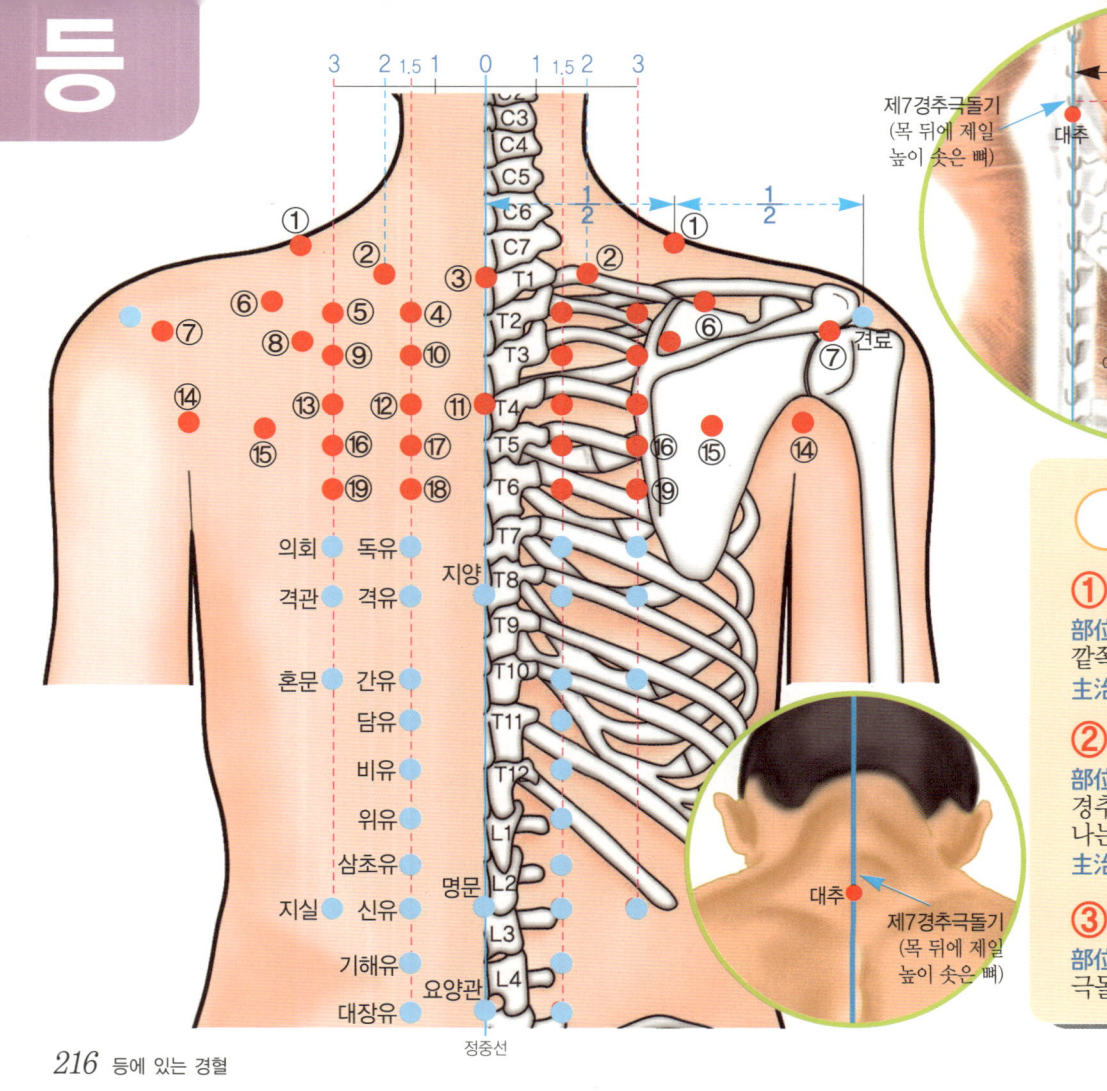

主治:척추병, 목·어깨 결림, 알레르기, 기관지염, 천식, 만성 감기, 기미, 여드름

④ **대저**(大杼)
部位:제1흉추극돌기 아래쪽의 정중선에서 양 옆으로 각각 1.5촌 나간 곳
主治:등허리나 몸의 뼈 마디 통증, 기침

⑤ **견외유**(肩外兪)
部位:등 쪽 견갑골 끝의 수직선과 제1흉추극돌기 아래의 오목한 곳(도도혈)의 수평선이 만나는 지점
主治:뒷목의 경직, 등 근육의 경련, 팔의 통증, 늑막염, 신경쇠약, 감기에 의한 피로

⑥ **천료**(天髎)
部位:어깨의 견갑골 상각 위 우묵한 곳
主治:어깨의 마비, 윗목의 경직, 오십견, 고혈압, 심계항진(心悸亢進), 흉통(胸痛)

⑦ **노유**(臑兪)
部位:견정혈 위쪽 견갑극 아래의 오목한 곳
主治:목의 임파선, 목의 부어오를 때, 어깨나 팔의 신경통 및 마비, 젖앓이

⑧ **곡원**(曲垣)
部位:안쪽 견갑극과 견갑골 위쪽 끝의 우묵한 곳으로, 손으로 누르면 아픈 곳
主治:오십견, 목과 어깨의 통증, 늑막염

⑨ **부분**(附分)
部位:제2흉추극돌기 아래쪽의 정중선에서 양 옆으로 각각 3촌 나간 곳
主治:목 근육통, 늑간신경통, 척추염

⑩ **풍문**(風門)
部位:제2흉추극돌기 아래쪽의 정중선에서 양 옆으로 각각 1.5촌 나간 곳
主治:감기 치료와 예방, 기관지염, 두통

⑪ **신주**(身柱)
部位:뒤쪽 제3흉추극돌기 아래 오목한 곳
主治:어린이 천식, 기관지염, 척수 질환

⑫ **폐유**(肺兪)
部位:제3흉추극돌기 아래쪽의 정중선에서 양 옆으로 각각 1.5촌 나간 곳
主治:호흡기 질환, 감기 예방, 코막힘

⑬ **백호**(魄戶)
部位:제3흉추극돌기 아래쪽의 정중선에서 양 옆으로 각각 3촌 나간 곳
主治:기침, 천식, 뒷목의 경직, 어깨 신경통

⑭ **견정**(肩貞)
部位:뒤쪽 겨드랑이 주름 끝에서 위로 1촌
主治:어깨의 통증, 목의 통증, 손이 아프고 저릴 때, 이명(耳鳴), 청각상실, 두통

⑮ **천종**(天宗)
部位:견갑극 중점과 견갑골 아래의 끝을 연결한 선에서 위로부터 3분의 1 지점의 움푹 패인 곳
主治:젖앓이, 유즙부족, 흉통, 어깨신경통

⑯ **고황**(膏肓)
部位:제4흉추극돌기 아래쪽의 정중선에서 양 옆으로 각각 3촌 나간 곳
主治:어깨결림, 오십견, 폐결핵, 기관지염

⑰ **궐음유**(厥陰兪)
部位:제4흉추극돌기 아래쪽의 정중선에서 양 옆으로 각각 1.5촌 나간 곳
主治:심장 질환, 호흡기 질환, 늑간신경통, 기력쇠약

⑱ **심유**(心兪)
部位:제5흉추극돌기 아래쪽의 정중선에서 양 옆으로 각각 1.5촌 나간 곳
主治:심통(心痛), 기관지염, 소화불량, 불면증, 히스테리

⑲ **신당**(神堂)
部位:제5흉추극돌기 아래쪽의 정중선에서 양 옆으로 각각 3촌 나간 곳
主治:심통(心痛), 오십견, 기관지염, 천식

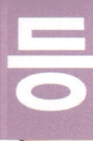

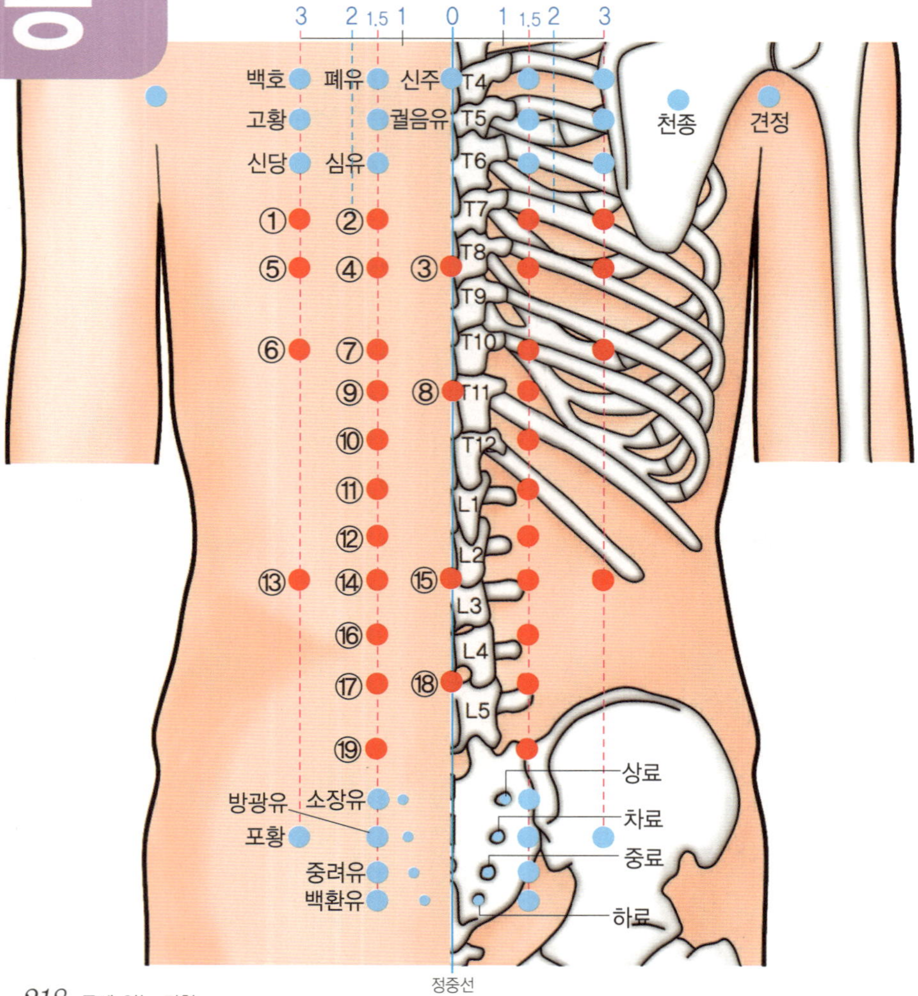

등

등에 있는 경혈 ②

① 의희(譩譆)
部位:제6흉추극돌기 아래쪽의 정중선에서 양 옆으로 각각 3촌 나간 곳
主治:심막염(心膜炎), 늑간신경통, 흉통(胸痛), 열병(熱病), 현기증

② 독유(督兪)
部位:제6흉추극돌기 아래쪽의 정중선에서 양 옆으로 각각 1.5촌 나간 곳
主治:가슴 통증, 심통(心痛) 등의 심장 질환, 열병(熱病), 복통, 감기

③ 지양(至陽)
部位:뒤쪽 정중선 위 제7흉추극돌기 아래쪽 오목한 곳
主治:심장 질환, 가슴 통증, 기관지염, 위염

④ 격유(膈兪)
部位:제7흉추극돌기 아래쪽의 정중선에서 양 옆으로 각각 1.5촌 나간 곳
主治:각종 심장 질환, 소화불량, 가슴·옆구리 통증, 늑막염

⑤ 격관(膈關)
部位:제7흉추극돌기 아래쪽의 정중선에서 양 옆으로 각각 3촌 나간 곳

主治:등의 신경통, 늑간신경통, 소화불량, 구토, 복통, 장염, 혈액과 관계되는 질환

⑥ 혼문 (魂門)
部位:제9흉추극돌기 아래쪽의 정중선에서 양 옆으로 각각 3촌 나간 곳
主治:장염, 복명(腹鳴), 위경련, 설사, 소화불량, 간 질환

⑦ 간유 (肝兪)
部位:제9흉추극돌기 아래쪽의 정중선에서 양 옆으로 각각 1.5촌 나간 곳
主治:간 기능장애, 황달, 위경련, 위염, 당뇨병, 구내염(口內炎), 월경불순, 탈모

⑧ 중추 (中樞)
部位:뒤쪽 정중선 위 제10흉추극돌기 아래쪽 오목한 곳
主治:허리와 등의 통증, 식욕부진, 담낭염, 황달, 한열(寒熱)

⑨ 담유 (膽兪)
部位:제10흉추극돌기 아래쪽의 정중선에서 양 옆으로 각각 1.5촌 나간 곳
主治:담낭염·담석증·황달 등 담(膽;쓸개)의 질환, 좌골신경통, 소화불량

⑩ 비유 (脾兪)
部位:제11흉추극돌기 아래쪽의 정중선에서 양 옆으로 각각 1.5촌 나간 곳
主治:비장(脾臟)의 질환, 각종 소화기 질환, 어깨·등의 통증, 척추염

⑪ 위유 (胃兪)
部位:제12흉추극돌기 아래쪽의 정중선에서 양 옆으로 각각 1.5촌 나간 곳
主治:위염·위하수·위통·소화불량·장염 등의 소호기계 질환, 당뇨병, 비만

⑫ 삼초유 (三焦兪)
部位:제1요추극돌기 아래쪽의 정중선에서 양 옆으로 각각 1.5촌 나간 곳
主治:소화불량·복통·설사등의 소화기계 질환, 비뇨기 질환, 요통, 신경쇠약

⑬ 지실 (志室)
部位:제2요추극돌기 아래쪽의 정중선에서 양 옆으로 각각 3촌 나간 곳
主治:전신의 피로, 허리 신경통, 소화불량, 월경불순·발기불능·전립선염

⑭ 신유 (腎兪)
部位:제2요추극돌기 아래쪽의 정중선에서 양 옆으로 각각 1.5촌 나간 곳
主治:신장염·신장결석, 월경불순·불임·대하·발기부전, 요통, 고혈압, 기관지천식

⑮ 명문 (命門)
部位:뒤쪽 정중선 위 제2요추극돌기 아래쪽 오목한 곳
主治:대하·생리통·자궁내막염, 비뇨·생식기 질환, 척수 질환, 지혈(止血), 요통,

⑯ 기해유 (氣海兪)
部位:제3요추극돌기 아래쪽의 정중선에서 양 옆으로 각각 1.5촌 나간 곳
主治:기(氣)에 관한 모든 질환, 소화기 질환, 요통, 무릎관절

⑰ 대장유 (大腸兪)
部位:제4요추극돌기 아래쪽의 정중선에서 양 옆으로 각각 1.5촌 나간 곳
主治:허리와 다리에 걸친 통증, 설사나 변비, 위염, 급·만성 대장염, 요통, 당뇨병

⑱ 요양관 (腰陽關)
部位:뒤쪽 정중선 위 제4요추극돌기 아래쪽 오목한 곳
主治:대장 질환, 요통, 다리의 마비, 좌골신경통, 월경불순, 발기불능

⑲ 관원유 (關元兪)
部位:제5요추극돌기 아래쪽의 정중선에서 양 옆으로 각각 1.5촌 나간 곳
主治:요통, 만성 장염, 방광염, 당뇨병, 월경통, 난소염

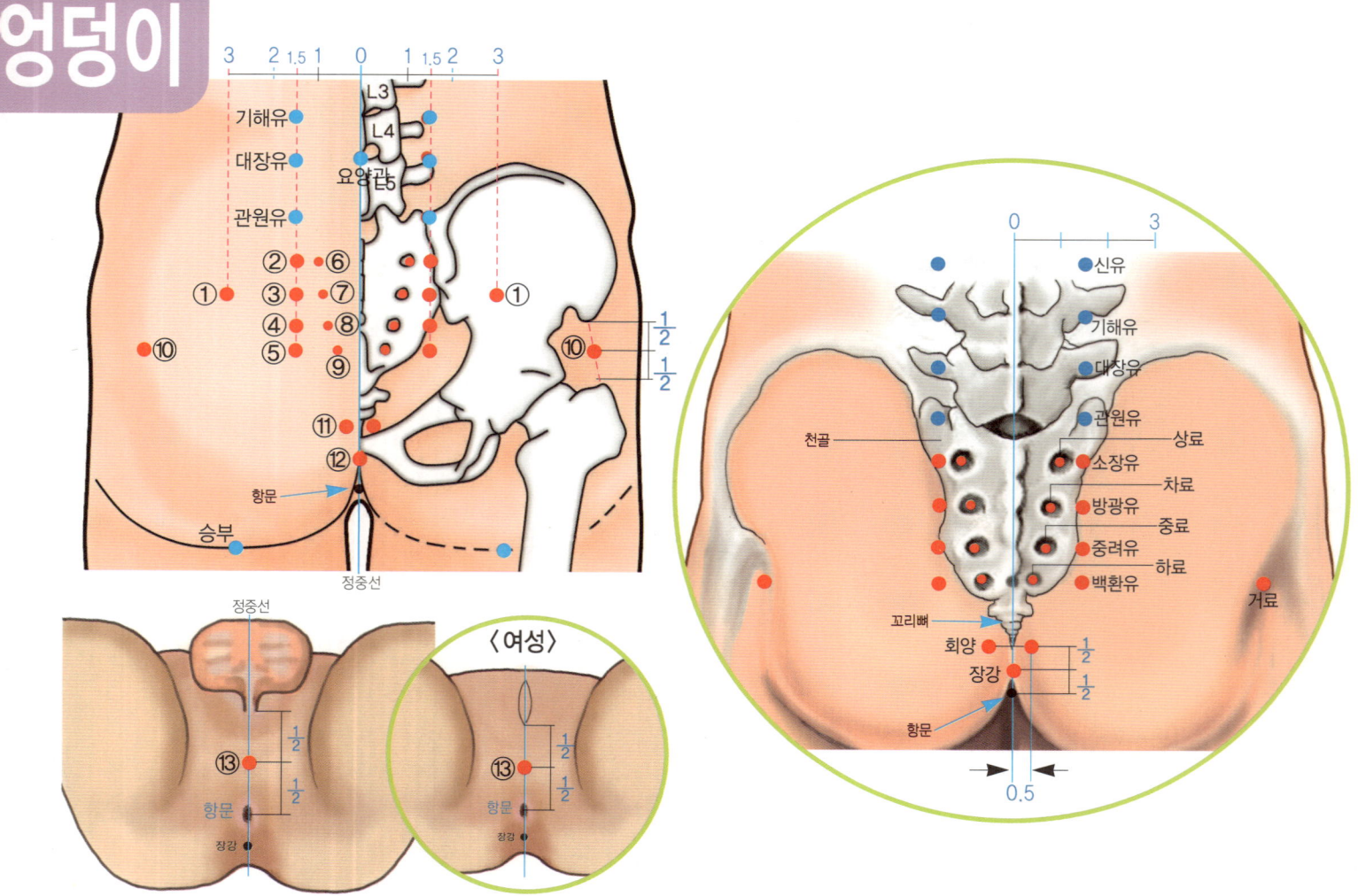

엉덩이에 있는 경혈

① 포황(胞肓)
部位: 천골 두번째 구멍과 같은 높이이며, 정중선에서 양 옆으로 각각 3촌 나간 우묵한 곳
主治: 자궁의 질환, 아랫배의 통증, 변비, 소변불리(小便不利), 급성 맹장, 좌골신경통, 고환염

② 소장유(小腸兪)
部位: 첫번째 천골 구멍과 같은 높이이며, 정중선에서 양 옆으로 각각 1.5촌 나간 곳
主治: 식욕부진, 장의 통증, 복통, 이질, 치질, 여성의 질병, 방광 질환, 요통

③ 방광유(膀胱兪)
部位: 두번째 천골 구멍과 같은 높이이며, 정중선에서 양 옆으로 각각 1.5촌 나간 곳
主治: 방광의 질환, 요실금, 어린이의 야뇨증, 설사, 복통, 변비, 당뇨병, 척추신경통

④ 중려유(中膂兪)
部位: 세번째 천골 구멍과 같은 높이이며, 정중선에서 양 옆으로 각각 1.5촌 나간 곳
主治: 전립선염, 요도염, 방광염, 장염, 변비, 설사, 이질, 당뇨병, 허리 및 척추신경통, 좌골신경통, 자궁내막염

⑤ 백환유(白環兪)
部位: 네번째 천골 구멍과 같은 높이이며, 정중선에서 양 옆으로 각각 1.5촌 나간 곳
主治: 자궁내막염・월경불순・대하 등의 부인병, 요통, 척추신경통, 치질

⑥ 상료(上髎)
部位: 제5요추극돌기 아래, 천골 첫번째 구멍에 해당하는 우묵한 곳
主治: 요통, 좌골신경통, 부인과 질환, 고환염, 대소변불리(大小便不利), 어린이의 야뇨증

⑦ 차료(次髎)
部位: 천골 두번째 구멍인 우묵한 곳
主治: 비뇨기・부인과 질환, 요통, 좌골신경통, 변비, 설사, 복명(腹鳴), 급만성 대장염

⑧ 중료(中髎)
部位: 천골 세번째 구멍인 우묵한 곳
主治: 성기 질환, 부인의 질환, 치질, 방광염, 요통, 좌골신경통, 급만성 대장염

⑨ 하료(下髎)
部位: 천골 네번째 구멍인 우묵한 곳
主治: 월경부족・월경불순・대하(帶下)・자궁내막염, 난소염 등 부인의 질환, 치질, 방광염, 변비, 요통, 설사, 치질

⑩ 거료(居髎)
部位: 엉덩이 부위인데, 옆으로 누웠을 때 위앞엉덩뼈가시와 대퇴골의 대전자 꼭대기를 연결하는 선의 한가운데
主治: 요통, 허벅지 신경통, 고환염, 신장염, 장염, 위통, 방광염, 자궁내막염

⑪ 회양(會陽)
部位: 꼬리뼈 끝에서 양 옆으로 각각 0.5촌 지점
主治: 치질, 설사, 대하(帶下), 생리통, 발기불능, 요실금, 치질, 치핵, 좌골신경통

⑫ 장강(長强)
部位: 뒤쪽 정중선 위, 아래쪽 꼬리뼈 끝과 항문을 연결하는 선의 한가운데
主治: 치질, 치루(痔漏), 혈변(血便) 등의 항문 질환, 설사, 변비, 발기불능, 야뇨증, 대소변불리, 임질, 허리와 등의 통증

⑬ 회음(會陰)
部位: 남자는 음낭근부와 항문 중앙의 한가운데에, 여자는 대음순 후연합부와 항문 중앙의 한가운데
主治: 남성의 전립선 질환, 소변불리, 요도염・발기불능 등의 생식기 질환, 월경불순・대하・자궁암・음부의 통증 등, 여성의 질환, 치질 등 항문 질환

다리

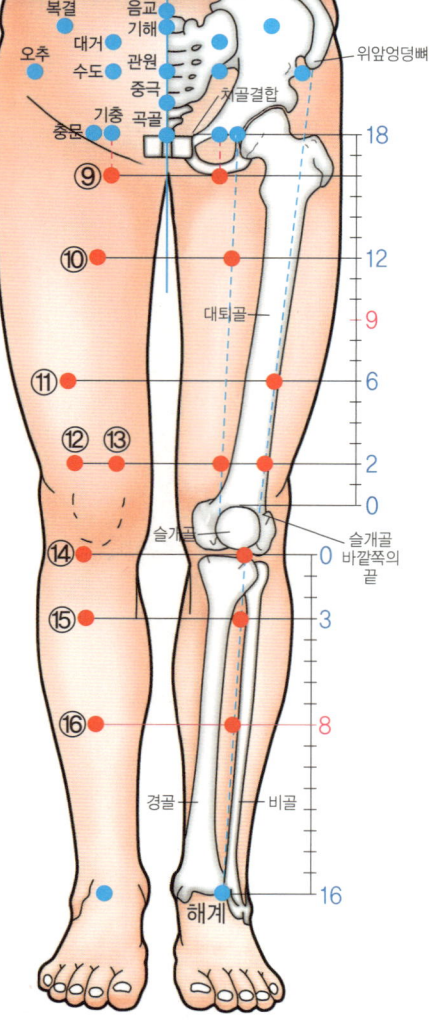

다리에 있는 경혈 ①

① 승부(承扶)
部位:엉덩이 주름의 한가운데
主治:좌골신경통, 허리·등의 신경통, 사지마비(四肢痲痺), 치질, 설사, 변비, 자궁내막염, 월경통

② 은문(殷門)
部位:엉덩이 주름(승부혈)에서 6촌 아래쪽
主治:좌골신경통에 특효. 허리·등의 신경통, 하지(下肢) 마비, 쥐가 났을 때, 후두통(後頭痛)

③ 위중(委中)
部位:무릎 뒤쪽 오금주름 한가운데 맥이 뛰는 우묵한 곳
主治:무릎 관절염·좌골신경통 등의 다리의 통증, 요통, 종아리 경련, 류머티즘, 요실금, 치질

④ 위양(委陽)
部位:무릎 뒤의 오금주름 바깥쪽, 두 갈래로 갈라지는 힘줄 중 바깥쪽 힘줄의 안쪽 우묵한 곳
主治:등·허리의 통증, 좌골신경통, 다리 신경통, 종아리 부위 근육의 경련성 통증, 신장염(腎臟炎), 방광염

⑤ 승근(承筋)
部位: 오금주름(위중혈)에서 5촌 아래쪽. 장딴지의 한가운데
主治: 갑자기 종아리나 발에 쥐가 났을 때, 손과 발이 마비되었을 때, 요통, 변비, 치질, 설사, 발뒤꿈치가 아플 때

⑥ 승산(承山)
部位: 장딴지 아래쪽 근육이 갈라지는 곳
主治: 요통, 하반신불수, 좌골신경통, 종아리와 발에 쥐가 났을 때, 사지마비(四肢痲痺), 비만, 치질, 탈항, 변비, 구토, 설사

⑦ 비양(飛陽)
部位: 승산혈에서 바깥 아래쪽으로, 바깥쪽 복사뼈에서(곤륜혈) 7촌 올라가 비골 옆
主治: 다리의 통증과 마비, 류머티즘성 관절염, 좌골신경통, 요통, 치질, 코가 막히고 콧물이 자꾸 나올 때

⑧ 부양(跗陽)
部位: 바깥쪽 복사뼈에서(곤륜혈) 3촌 올라가 아킬레스건의 바깥쪽과 비골 사이
主治: 대퇴부 신경통, 허리와 다리의 마비 및 통증, 요통, 척추염, 전신마비

⑨ 음렴(陰廉)
部位: 기충혈에서 2촌 아래쪽 지점으로, 맥이 뛰는 곳
主治: 불임·월경불순·대하·습관성 유산 등의 부인과 질환, 하지 통증, 다리 신경통

⑩ 기문(箕門)
部位: 슬개골 안쪽 끝과 충문혈을 연결한 선 위로 충문혈에서 6촌 지점 즉, 충문혈에서 아래쪽으로 3분의 1 지점
主治: 소변불통(小便不通)·요실금·요도염·자궁내막염 등 부인과 질환과 남성의 생식기 질환, 사타구니의 임파선염, 허벅지 통증, 치질, 임질, 변비

⑪ 복토(伏兎)
部位: 슬개골 위쪽 모서리와 위앞엉덩뼈가시를 연결하는 직선 위, 슬개골 모서리 끝에서 6촌 올라간 지점으로, 넙적다리의 살이 두툼진 곳
主治: 허벅지 근육의 통증, 각기병, 다리와 무릎이 시릴 때, 무릎 관절염, 하지의 마비

⑫ 양구(梁丘)
部位: 슬개골 위에서 위쪽으로 2촌 지점으로, 굵은 근육의 모서리 사이
主治: 다리의 통증, 무릎 신경통 및 마비, 좌골신경통, 요통, 위경련, 복통, 비만

⑬ 혈해(血海)
部位: 슬개골 안쪽 끝에서 2촌 올라가 근육이 튀어나온 곳
主治: 월경불순이나 생리통, 자궁출혈, 대하, 남성의 비뇨기 질환인 고환염·혈뇨, 빈혈, 두드러기, 피부 미용

⑭ 독비(犢鼻)
部位: 무릎 바로 아래 굵은 정강이뼈 위쪽의 오목하게 들어간 곳으로, 무릎을 구부렸을 때 슬개골 아래 바깥쪽의 오목한 곳
主治: 각기병, 무릎 신경통, 무릎 통증에 특효, 관절을 삐었을 경우에 부기를 뺄 때

⑮ 족삼리(足三里)
部位: 무릎의 독비혈과 해계혈을 연결하는 선 아래로 3촌 내려가 정강이뼈 바깥쪽 모서리의 두 힘살 사이 우묵한 곳
主治: 무병 장수의 경혈. 전반에 걸쳐 응용 범위가 대단히 넓은 강장(强壯)의 요혈(要穴)로, 소화기·간장·호흡기·눈·심장·신경의 질환 등, 몸 전체에 효과를 미친다.

⑯ 조구(條口)
部位: 무릎의 독비혈에서 8촌 아래쪽으로, 독비혈과 해계혈의 한가운데
主治: 다리의 신경 마비, 각기병, 무릎 관절염, 장염, 복통

다리

다리에 있는 경혈 ②

① 풍시(風市)
部位: 똑바로 서서 두 손을 다리에 대면 가운뎃손가락 끝이 닿는 곳으로, 바깥쪽 대퇴골 중앙부에 해당하는 두 힘살 사이
主治: 다리의 통증, 하체에 힘이 없을 때, 옆구리 통증, 좌골신경통, 두드러기, 온몸이 가려울 때

② 중독(中瀆)
部位: 넓적다리 바깥쪽으로 다리의 오금주름에서 위로 7촌 올라가 우묵한 가운데
主治: 다리 질환인 다리의 신경통, 각기병, 좌골신경통, 하지(下肢)의 마비, 고관절·슬관절의 통증, 요통

③ 슬양관(膝陽關)
部位: 무릎 바깥쪽 대퇴골 위, 굵은 두 근육 사이의 우묵한 곳
主治: 류머티스, 무릎 관절염, 바깥쪽 무릎의 통증, 다리의 마비, 좌골신경통

④ 양릉천(陽陵泉)
部位: 무릎 아래 종아리 위쪽, 경골과 비골이 만나는 바깥쪽의 우묵한 곳
主治: 다리 질환, 각기병, 하지정맥염(下肢靜脈炎), 소아마비, 고혈압, 요통

⑤ 광명(光明)
部位:바깥쪽 복사뼈 정점에서 위쪽으로 5촌 올라간 곳
主治:백내장·야맹증·눈의 통증·시력감퇴 등 눈의 질환, 장딴지 근육의 경련, 다리의 신경통, 유방이 붓고 아플 때, 정신병, 편두통

⑥ 현종(懸鐘)
部位:바깥쪽 복사뼈 정점에서 위쪽으로 3촌 올라가 맥이 뛰는 곳
主治:다리나 등의 신경통, 좌골신경통, 편두통, 목의 임파선결핵, 식욕부진

⑦ 곡천(曲泉)
部位:무릎을 구부리면 안쪽 오금주름 끝의 우묵한 곳
主治:다리의 통증, 무릎관절염, 두통, 현기증, 이질, 설사, 정신분열증, 정력감퇴, 발기불능, 월경불순, 생리통, 대하

⑧ 음곡(陰谷)
部位:무릎 뒤의 큰 힘줄과 작은 힘줄 사이에 손으로 누르면 맥이 뛰는 곳으로, 뒤에서 볼 때 무릎 뒤 안쪽의 오금주름 위
主治:요도염, 소변불리(小便不利) 등, 남녀의 비뇨·생식기 질환, 정력감퇴, 발기부전, 생리불순, 대하, 질염, 무릎 관절염

⑨ 음릉천(陰陵泉)
部位:무릎 아래 종아리 위쪽, 경골과 비골이 만나는 안쪽의 우묵한 곳
主治:전반에 걸쳐 응용 범위가 대단히 넓은 강장(强壯)의 요혈(要穴)로, 생식기·비뇨기·호흡기·다리·신장·고혈압 등, 몸 전체에 효과를 미친다.

⑩ 지기(地機)
部位:쪽 복사뼈에서 10촌 올라가 굵은 정강이뼈(경골) 뒤쪽 우묵한 곳
主治:대퇴부 신경통, 무릎 관절염, 요통, 정력 감퇴, 생리통, 월경불순, 소화불량, 식욕저하

⑪ 중도(中都)
部位:안쪽 복사뼈에서 7촌 올라간 곳으로, 경골 안쪽의 측면 한가운데
主治:옆구리 통증, 정강이의 통증, 대하, 만성적인 장의 질환, 복통, 위궤양, 이질

⑫ 여구(蠡溝)
部位:안쪽 복사뼈에서 위쪽으로 5촌 올라간 곳으로, 경골 안쪽의 측면 한가운데
主治:소변불통(小便不通), 야뇨증, 대하, 생리불순, 고환염 등 남녀의 비뇨·생식기 질환, 다리의 마비, 습진

⑬ 축빈(築賓)
部位:안쪽 복사뼈 정점(태계혈)에서 5촌 올라가, 태계혈과 음곡혈을 연결하는 선 위
主治:종아리 뒤쪽의 경련, 숙취나 멀미에 의한 구역질이나 구토, 전립선, 대하(帶下), 자궁출혈, 설사

⑭ 삼음교(三陰交)
部位:안쪽 복사뼈에서 위로 3촌 올라가 굵은 정강이뼈(경골) 뒤쪽 우묵한 곳
主治:비장·간장·신장의 질환, 설사, 식욕저하, 간염, 당뇨병, 불면증, 빈혈, 탈모, 다리가 차갑고 아플 때

⑮ 부류(復溜)
部位:안쪽 복사뼈 정점(태계혈)에서 2촌 올라가, 아킬레스건의 앞쪽
主治:여성의 하복부 통증, 자궁출혈, 대하, 월경통, 복수, 배가 더부룩할 때, 치질, 정력감퇴, 고환염, 방광염, 시력감퇴

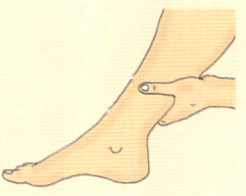

발

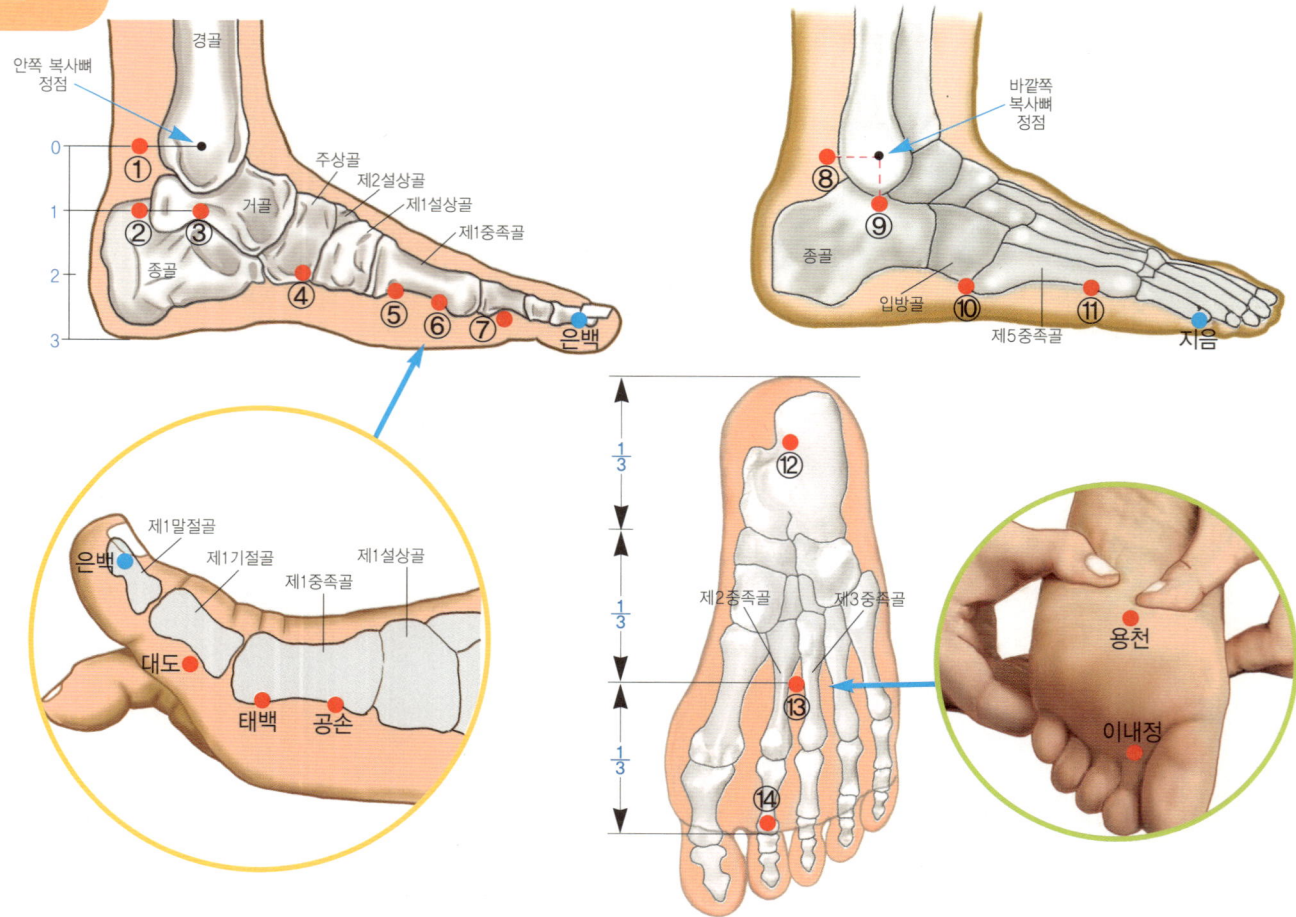

발에 있는 경혈 ①

① 태계(太谿)
部位: 안쪽 복사뼈 뒤쪽 아킬레스건 사이의 맥이 뛰는 우묵한 곳
主治: 종아리 경련·다리를 삐었을 때·수족냉증·안쪽 복사뼈 통증 등의 다리 질환, 발기불능, 방광염, 노화 예방, 동상(凍傷)

② 수천(水泉)
部位: 태계혈에서 1촌 아래 튀어나온 종골의 앞쪽 오목한 곳
主治: 월경불순·생리통 등의 부인과 질환, 방광 질환, 발뒤꿈치 통증

③ 조해(照海)
部位: 발 안쪽 복사뼈 정점에서 1촌 내려가 우묵한 곳
主治: 월경불순·대하(帶下) 등의 부인과 질환, 요통, 방광염, 불면증, 히스테리

④ 연곡(然谷)
部位: 발 안쪽 면으로, 주상골 앞쪽 아래 살갗이 붉은색을 띠는 경계선
主治: 몸의 전신 상태 조절, 체력과 스태미나 증진. 인후염(咽喉炎), 심장 질환, 남녀의 생식기와 비뇨기 질환, 고혈압, 당뇨병, 발등이 붓고 아플 때

⑤ 공손(公孫)
部位: 엄지발가락 중족골의 뒤쪽 우묵한 곳
主治: 복통·설사·소화불량·장염 등 소화기 질환, 발바닥 통증, 복사뼈 부위의 통증, 월경불순 비만, 얼굴의 부종(浮腫)

⑥ 태백(太白)
部位: 엄지발가락 중족골의 발 쪽의 끝 우묵한 곳
主治: 소화불량·복통·설사 등의 소화기 질환, 각기병, 히스테리, 불면증

⑦ 대도(大都)
部位: 엄지발가락 기절골의 몸 쪽 끝으로 우묵한 곳
主治: 요통, 현기증, 열병(熱病), 아래쪽 다리 신경통, 소화불량, 배가 더부룩할 때, 구토, 위통, 설사, 변비 등의 소화기 질환

⑧ 곤륜(崑崙)
部位: 바깥쪽 복사뼈와 발뒤꿈치 힘줄 중간
主治: 발뒤꿈치의 통증 등 다리 질환, 요통, 현기증, 고혈압, 두통, 눈이 아플 때, 갑상선종대(甲狀腺腫大), 어린이가 열이 날 때

⑨ 신맥(申脈)
部位: 곤륜혈 아래 바깥쪽 복사뼈 바로 밑 가장자리의 우묵한 곳
主治: 허리와 연관된 질환, 다리 통증, 족관절염(足關節炎), 두통, 현기증, 히스테리

⑩ 금문(金門)
部位: 새끼발가락 뒤쪽 입창골 아래쪽의 살갗이 붉은색을 띠는 경계선의 우묵한 곳
主治: 다리의 마비, 바깥쪽 복사뼈가 아플 때, 무릎 관절염, 현기증, 하복부의 통증

⑪ 속골(束骨)
部位: 새끼발가락 중족골의 앞 바깥쪽 살갗이 붉은색을 띠는 경계선의 우묵한 곳
主治: 두통·현기증 등의 뇌 질환, 뒷목이 뻣뻣할 때, 다리 신경통, 고관절통, 발의 경련 등의 다리 질환

⑫ 실면(失眠)
部位: 발 뒤꿈치 중앙
主治: 냉증, 부종(浮腫), 불면증

⑬ 용천(湧泉)
部位: 발가락을 구부렸을 때 발바닥의 가장 오목한 곳, 제2중족골과 제3중족골 사이
主治: 몸의 상태를 조절하고 체력과 스태미나를 증진시키는 역할을 맡고 있는 무병 장수의 경혈

⑭ 이내정(裏內庭)
部位: 제2중족지절의 약간 뒤쪽
主治: 식중독, 구토, 복통, 설사, 멀미

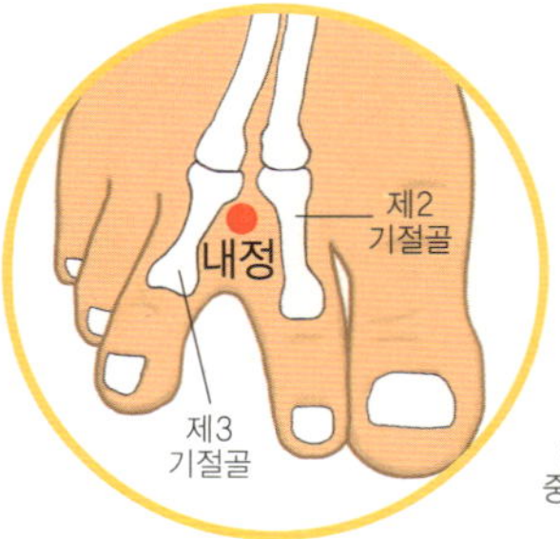

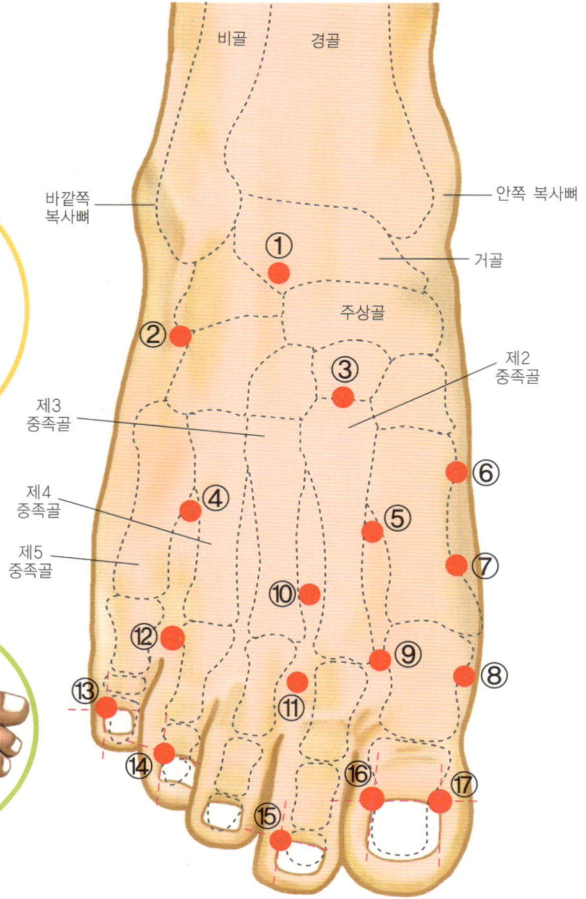

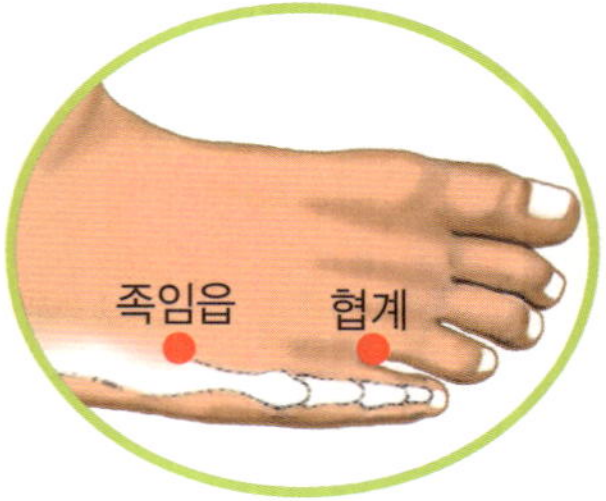

발

발에 있는 경혈 ②

① 해계(解谿)
部位: 둘째발가락에서 바로 올라가 발목 앞 주름살 중앙 우묵한 곳
主治: 발을 삐었을 때, 발의 통증, 류머티즘, 배가 더부룩할 때, 장염, 신장염

② 구허(丘墟)
部位: 바깥쪽 복사뼈 아래의 우묵한 곳
主治: 고관절의 통증, 종아리 경련, 좌골신경통, 요통, 두통, 현기증, 쓸개 질환

③ 충양(衝陽)
部位: 발등의 가장 높은 지점에서 약간 앞쪽에 뼈 사이의 맥이 뛰는 곳
主治: 발등의 이상, 복사뼈 부위의 통증, 다리 신경통, 소화불량·복통 등 위의 질환

④ 족임읍(足臨泣)
部位: 제5중족골과 제4중족골이 갈라지는 우묵한 곳
主治: 옆구리 통증, 늑간신경통, 다리 관절염, 두통, 현기증, 젖앓이, 월경불순, 위통, 눈의 질환

⑤ 태충(太衝)
部位: 발가락의 제1중족골과 제2중족골이

228 발에 있는 경혈

갈라지는 우묵한 곳
主治 : 만능 경혈. 소화기계의 질환, 순환기계 질환, 자궁 질환, 신경계 질환, 간 질환을 치료한다.

⑥ 공손(公孫)
部位 : 엄지발가락 중족골의 뒤쪽 우묵한 곳
主治 : 복통·설사·소화불량·장염 등 소화기 질환, 발바닥 통증, 복사뼈 부위의 통증, 월경불순, 비만, 얼굴의 부종(浮腫)

⑦ 태백(太白)
部位 : 엄지발가락 중족골의 발 쪽의 끝 우묵한 곳
主治 : 소화불량·복통·설사 등의 소화기 질환, 각기병, 히스테리, 불면증

⑧ 대도(大都)
部位 : 엄지발가락 기절골의 몸 쪽 끝으로 우묵한 곳
主治 : 요통, 현기증, 열병(熱病), 아래쪽 다리 신경통, 소화불량, 배가 더부룩할 때, 구토, 위통, 설사, 변비 등의 소화기 질환

⑨ 행간(行間)
部位 : 엄지발가락과 두번째발가락의 기절골 사이 우묵한 곳
主治 : 두통, 현기증, 발등과 발바닥 통증, 불면증, 월경불순, 생리통, 발기부전, 방광염

⑩ 함곡(陷谷)
部位 : 둘째발가락의 중족골과 셋째발가락의 중족골 사이의 끝 쪽 우묵한 곳
主治 : 발등과 발의 통증, 결막염, 소화 불량, 복명(腹鳴), 복통, 히스테리

⑪ 내정(內庭)
部位 : 둘째발가락의 기절골과 셋째발가락의 기절골이 갈라진 사이 우묵한 곳
主治 : 인후병, 편도선염, 두드러기, 식욕부진, 복통, 변비, 설사, 발등의 통증, 다리나 무릎 통증, 치주염, 입 냄새, 노이로제

⑫ 협계(俠谿)
部位 : 새끼발가락과 네번째발가락 기절골 사이의 우묵한 곳
主治 : 해열(解熱), 지통(止痛), 눈의 충혈, 뇌충혈, 고혈압, 두통, 현기증, 발등의 통증, 다리 마비, 늑간신경통, 젖앓이, 흉통, 이명(耳鳴), 청각상실

⑬ 지음(至陰)
部位 : 새끼발가락 바깥쪽 끝, 발톱의 바깥쪽 모서리를 지나는 수직선과 발톱 뿌리의 수평선이 만나는 곳
主治 : 비뇨기계 질환, 난산(難産), 코막힘, 변비, 어깨 결림, 이명(耳鳴), 반신불수, 중풍, 눈의 통증, 발바닥에서 열이 날 때

⑭ 족규음(足竅陰)
部位 : 번째발가락의 바깥쪽 발톱 모서리의 수직선과 발톱 뿌리의 수평선이 만나는 곳
主治 : 심장 질환, 구강염(口腔炎), 인후병(咽喉病), 가슴 통증, 고혈압, 두통, 현기증, 결막염, 청각상실, 꿈을 많이 꿀 때

⑮ 여태(厲兌)
部位 : 둘째발가락 바깥쪽 발톱의 모서리를 지나는 수직선과 발톱뿌리를 지나는 수평선이 만나는 지점
主治 : 소화불량, 히스테리, 꿈을 많이 꿀 때, 당뇨병, 인후병(咽喉病), 황달

⑯ 대돈(大敦)
部位 : 엄지발가락 바깥쪽(두번째발가락쪽) 발톱뿌리의 수평선과 바깥쪽 모서리의 수직선이 만나는 곳
主治 : 응급처치 때의 구급 혈. 배의 통증, 당뇨병, 요실금, 변비, 졸도했을 때, 간질, 월경불순, 발기부전

⑰ 은백(隱白)
部位 : 엄지발가락 끝마디의 안쪽으로, 발톱의 안쪽 모서리를 지나는 수직선과 발톱 뿌리의 수평선이 만나는 곳
主治 : 응급처치 때의 구급 혈. 소화불량, 복통, 설사, 정신이상, 다리와 발의 냉증, 월경과다, 소아경풍(小兒驚風)

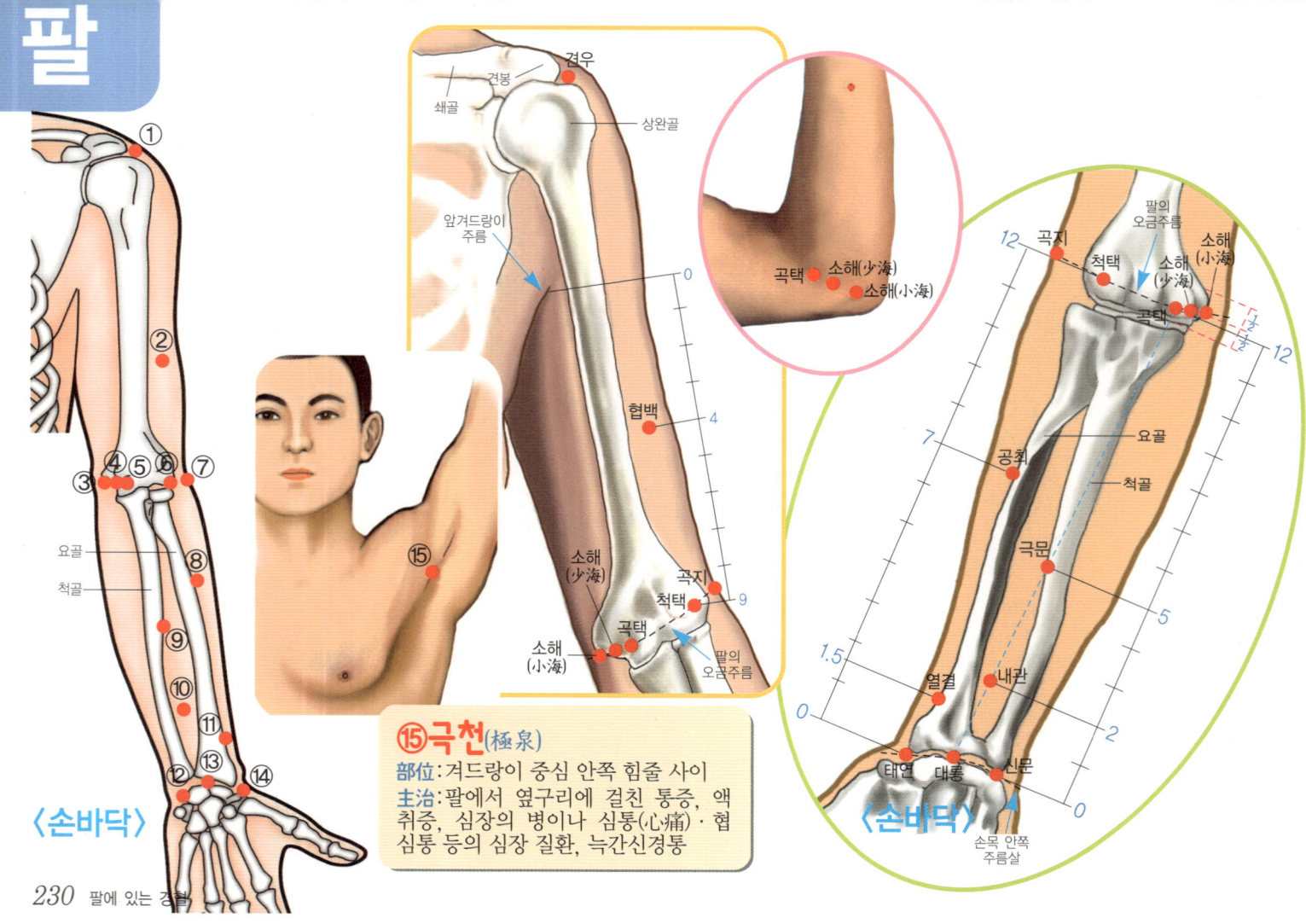

팔에 있는 경혈 ①

① 견우(肩髃)
部位 : 상완골 위 끝과 어깨 끝의 두 뼈 사이의 우묵한 곳
主治 : 오십견, 어깨 관절염, 어깨 신경통, 고혈압, 치통, 두드러기

② 협백(俠白)
部位 : 겨드랑이 주름에서 아래쪽으로 4촌 내려가 맥이 뛰는 곳
主治 : 기침·천식 등의 호흡기계의 질환, 심계항진(心悸亢進), 심통(心痛), 어루러기

③ 소해(小海)
部位 : 척골의 팔꿈치 머리와 상완골 안쪽 위에 있는 복사뼈 사이의 오목한 곳
主治 : 팔꿈치 통증, 오십견, 심장 질환이상

④ 소해(少海)
部位 : 팔꿈치 안쪽 주름살(오금주름) 뒤 끝 안쪽 복사뼈 사이에 있는 우묵한 곳
主治 : 팔 신경통, 어깨 저림, 오십견, 수전증(手顫症), 심장 질환, 불면증, 만성 피로

⑤ 곡택(曲澤)
部位 : 팔목 안쪽의 오금주름 가운데 맥이 뛰는 오목한 곳
主治 : 팔꿈치·손목의 통증, 만성 관절류머티즘, 손 저림과 결림, 심장 질환

⑥ 척택(尺澤)
部位 : 팔꿈치가 접혀지는 부위(오금 주름)에서 엄지손가락 쪽으로 움푹 들어간 곳
主治 : 만성 관절류머티즘, 오십견, 어깨 신경통, 요실금, 사지마비, 구토, 설사

⑦ 곡지(曲池)
部位 : 팔꿈치 바깥쪽, 팔굽을 구부리면 두 뼈가 구부러지는 가운데 팔의 오금주름 위
主治 : 복통, 설사, 변비, 두통, 당뇨병, 고혈압, 월경불순. 만능 무병 장수의 경혈.

⑧ 공최(孔最)
部位 : 손바닥 쪽 손목 주름(태연혈)에서 7촌 올라가 우묵한 가운데
主治 : 기관지염·천식, 기침, 폐렴 등의 폐 질환, 인후염, 손가락 관절염, 팔꿈치 관절

⑨ 극문(郄門)
部位 : 손바닥 쪽 손목의 주름(대릉혈)에서 위쪽으로 5촌 지점
主治 : 손과 팔의 이상, 신경통, 심통(心痛)·심계항진 등의 심장 질환, 흉통, 저혈압

⑩ 내관(內關)
部位 : 손바닥 쪽 손목의 주름(대릉혈)에서 위쪽으로 2촌 지점
主治 : 심통(心痛), 심장 발작, 심계항진 등의 심장 질환, 히스테리, 눈의 충혈, 팔과 손의 통증, 신경통, 당뇨병, 저혈압

⑪ 열결(列缺)
部位 : 손바닥 쪽 손목 주름(태연혈)에서 1.5촌 위쪽
主治 : 기침, 천식, 기관지염, 인후염, 코의 질환, 팔의 마비나 통증

⑫ 신문(神門)
部位 : 손목 안쪽 손바닥의 손목 주름이 있는 우묵한 곳
主治 : 심장 질환, 치매, 현기증, 불면증, 꿈을 많이 꿀 때, 두통, 목이 쉴 때, 변비

⑬ 대릉(大陵)
部位 : 손바닥의 손목 주름 위, 두 힘줄과 뼈 사이의 우묵한 곳
主治 : 손바닥과 팔의 이상, 심계항진·심통 등의 심장 질환, 히스테리, 불면증, 입냄새

⑭ 태연(太淵)
部位 : 손바닥 쪽, 손목 안쪽 주름살 끝부분의 오목한 곳
主治 : 기침, 천식, 기관지염, 폐결핵 등의 호흡기 계통 질환, 소화기계의 질환, 불면증, 손목관절염, 아래팔의 신경통

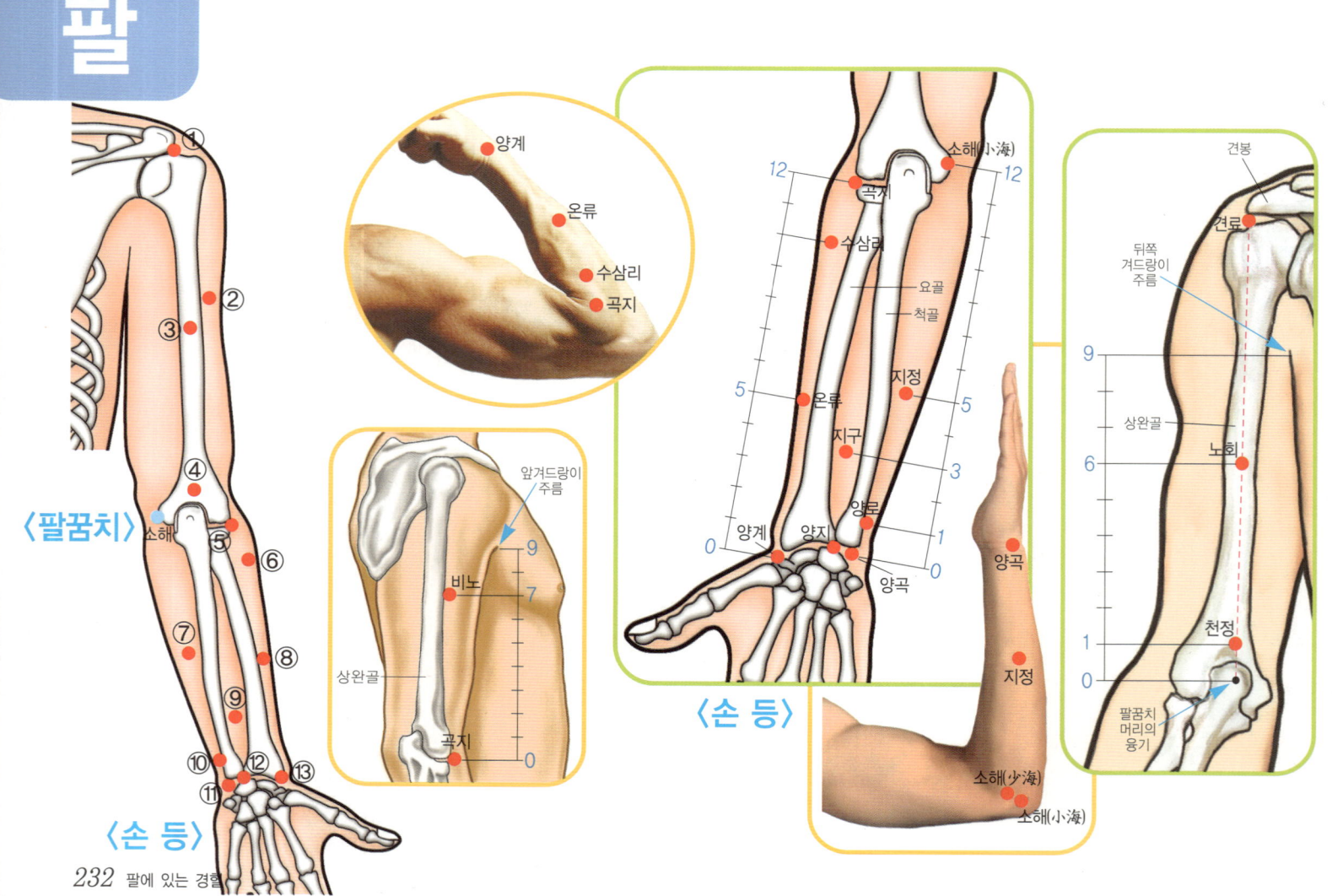

팔에 있는 경혈 ②

① 견료(肩髎)
部位: 어깨 위 견봉의 뒤(등)쪽 아랫부분 가장자리의 우묵한 곳
主治: 상지(上肢) 신경통, 어깨 관절통, 고혈압, 중풍, 반신불수, 늑막염

② 비노(臂臑)
部位: 팔의 오금주름(곡지혈)에서 위쪽으로 7촌 지점 두 힘줄과 뼈 사이 우묵한 곳
主治: 오십견, 팔과 손의 신경통, 어깨 신경통, 눈의 질환, 중풍, 두통, 두드러기

③ 노회(臑會)
部位: 뒤쪽 겨드랑이 주름과 같은 높이로, 견료혈에서 3촌 내려가 삼각근 뒤쪽 우묵한 곳
主治: 삼각근의 통증, 어깨 근육의 경련 및 마비, 어깨 관절통, 오십견, 인후염

④ 천정(天井)
部位: 팔꿈치머리의 융기에서 1촌 올라가 우묵한 곳
主治: 오십견, 팔꿈치에서 어깨까지 팔의 통증, 팔의 관절염, 상지(上肢) 신경통, 팔꿈치 관절염, 목의 통증, 뒷목이 뻣뻣해질 때, 편도선염 등의 인후병(咽喉病)

⑤ 곡지(曲池)
部位: 팔꿈치 바깥쪽, 팔굽을 구부리면 두 뼈가 구부러지는 가운데 팔의 오금주름 위
主治: 복통, 설사, 변비, 두통, 당뇨병, 고혈압, 월경불순. 만능 무병 장수의 경혈.

⑥ 수삼리(手三里)
部位: 팔의 오금주름(곡지혈)에서 아래쪽으로 2촌 지점으로, 누르면 두드러지는 살이 있는 곳
主治: 구토·설사·소화불량 등의 위장 질환, 팔을 잘 사용하지 못할 때, 어깨의 통증, 팔꿈치 관절염, 엄지손가락의 통증, 당뇨병, 고혈압

⑦ 지정(支正)
部位: 손목 관절(양곡혈)에서 5촌 올라간 곳
主治: 눈병, 목이 뻣뻣하고 부을 때, 어깨의 마비 및 신경통, 손가락이 저리고 아플 때, 수전증(手顫症), 심장의 통증

⑧ 온류(溫溜)
部位: 손등의 손등 주름(양계혈)에서 위쪽으로 5촌 지점
主治: 손과·발의 근육통이나 신경통, 어깨에서 팔꿈치 등에 걸친 통증, 치주염, 치통, 편도선염, 인후병(咽喉病), 복통

⑨ 지구(支溝)
部位: 손목 주름(양지혈)에서 3촌 올라가 척골과 요골 사이 우묵한 곳
主治: 얼굴과 눈의 충혈, 심장의 이상, 변비, 늑간신경통, 대상포진, 어깨 및 등의 통증

⑩ 양로(養老)
部位: 손바닥을 아래로 향한 다음, 튀어나온 척골을 손가락으로 누른 채 손바닥을 몸 쪽으로 돌리면 우묵한 곳
主治: 눈이 침침해질 때·시력저하·결막염 등의 눈의 질환, 어깨나 팔꿈치의 통증

⑪ 양곡(陽谷)
部位: 새끼손가락 쪽 손목에 튀어나온 뼈 앞 우묵한 곳
主治: 손목의 통증, 손목의 관절통, 치통, 치주염, 현기증, 두통, 치질, 발기불능

⑫ 양지(陽池)
部位: 손등의 손목 주름 가운데 우묵한 곳, 가운뎃손가락과 약손가락의 위쪽
主治: 여성의 자궁 질환, 오십견, 팔 신경통, 손목 신경통, 손목·팔뚝의 통증, 당뇨병

⑬ 양계(陽谿)
部位: 손목 위쪽 두 힘줄 사이 우묵한 곳
主治: 호흡곤란, 기침, 냉증(冷症), 두통, 치통, 편도선, 손목의 통증

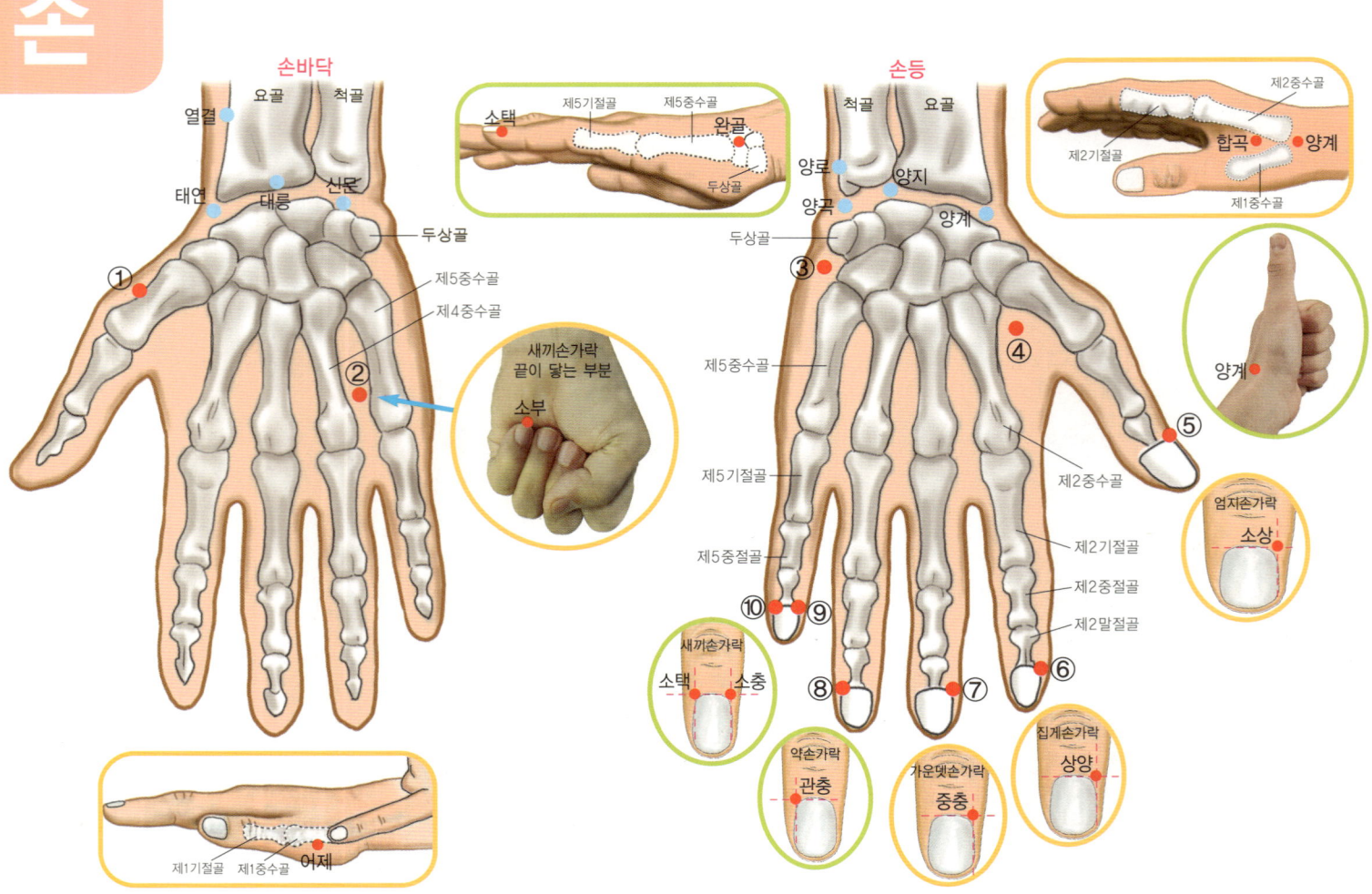

손에 있는 경혈

① 어제(魚際)
部位 : 엄지손가락 첫째마디와 손목 사이 두툼한 곳
主治 : 심계항진(心悸亢進)·가슴이 답답할 때 등의 심장 질환, 설사, 젖앓이, 기침, 천식, 발열(發熱), 인후병, 손발에 쥐가 날 때

② 소부(少府)
部位 : 주먹을 가볍게 쥘 때 새끼손가락 끝이 닿는 부분, 제4중수골과 제5중수골 사이
主治 : 심계항진(心悸亢進)·심통(心痛) 등의 심장 질환, 위팔 신경통, 늑간신경통, 소변불리·월경과다 등의 생식기 질환, 위경련

③ 완골(完骨)
部位 : 손바닥의 안쪽 손목 앞, 즉 제5중수골 끝 부위인 손목 쪽의 우묵한 곳
主治 : 두통, 목이 뻣뻣할 때, 어깨와 팔의 통증, 흉통(胸痛), 손가락이 떨릴 때, 손가락 관절의 염증, 이명(耳鳴), 황달, 당뇨병

④ 합곡(合谷)
部位 : 엄지손가락과 집게손가락이 갈라진 뼈 사이 우묵한 곳
主治 : 중요한 만능 경혈. 두통, 복통, 생리통, 월경불순, 시력장애, 눈의 충혈, 귀앓이, 이명(耳鳴), 치통, 인후염, 중풍, 구안와사, 소아경풍(小兒驚風), 불면증, 신경쇠약, 어깨 신경통, 두드러기, 모든 급성 질환의 구급혈

⑤ 소상(少商)
部位 : 엄지손가락 안쪽 손톱의 모서리를 지나는 수직선과 손톱뿌리를 지나는 수평선이 만나는 지점
主治 : 급성 인후병(咽喉病)·목구멍에 생기는 병), 목이 쉬었을 때, 편도선염, 폐렴, 손에 마비가 올 때, 중풍, 히스테리, 정신이상, 졸도, 젖앓이, 갑자기 졸도를 하거나 중풍 등이 발생했을 때의 응급 처치 혈

⑥ 상양(商陽)
部位 : 집게손가락 안쪽 손톱의 모서리를 지나는 수직선과 손톱뿌리를 지나는 수평선이 만나는 지점
主治 : 명치 및 가슴이 답답할 때, 난청·눈이 피로할 때 등의 눈 질환, 손가락 마비, 설사, 치통, 이명(耳鳴), 인후병, 기침

⑦ 중충(中衝)
部位 : 가운뎃손가락의 집게손가락 쪽 손톱의 안쪽 모서리를 지나는 수직선과 손톱 뿌리를 지나는 수평선이 만나는 곳
主治 : 심통(心痛)·협심증 등의 심장 질환, 흉통(胸痛), 번민(煩悶), 중풍, 소아경풍

⑧ 관충(關衝)
部位 : 약손가락의 새끼손가락 쪽 손톱의 안쪽 모서리를 지나는 수직선과 손톱 뿌리를 지나는 수평선이 만나는 곳
主治 : 녹내장·결막염·Z-막백반·눈이 충혈될 때 등의 눈 질환, 후두염(喉頭炎), 인후병(咽喉病) 등의 목의 질환, 두통, 현기증, 어깨 신경통, 헛구역질, 아래팔의 통증, 입술이 마르고 혀가 틀 때, 혀가 뻣뻣해질 때, 가슴이 답답할 때

⑨ 소충(少衝)
部位 : 새끼손가락 안쪽 손톱의 모서리를 지나는 수직선과 손톱뿌리를 지나는 수평선이 만나는 지점
主治 : 협심통(狹心痛), 심통(心痛), 신경성 심계항진(心悸亢進)등의 심장 질환, 흉통(胸痛;가슴 통증), 결막염, 황달, 중풍, 야뇨증, 신경쇠약, 히스테리, 소변불리(小便不利), 눈의 충혈과 통증

⑩ 소택(少澤)
部位 : 새끼손가락의 바깥쪽 손톱의 모서리를 지나는 수직선과 손톱뿌리를 지나는 수평선이 만나는 지점
主治 : 심장 질환, 두통, 인후병(咽喉病), 편도선염, 심장마비, 유즙부족, 젖앓이, 중풍, 아래팔의 신경통, 백내장·녹내장 등의 눈 질환, 어린이의 급성 간질과 뇌일혈 때의 구급처치 혈로, 소택혈의 피를 뺀다.

경혈 찾아보기

ㄱ

각손(角孫) · 207
간유(肝兪) · 219
거궐(巨闕) · 212
거료(居髎) · 221
거료(巨髎) · 205
격관(膈關) · 218
격유(膈兪) · 218
견료(肩髎) · 233
견외유(肩外兪) · 217
견우(肩髃) · 231
견정(肩貞) · 217
견정(肩井) · 216
견중유(肩中兪) · 216
결분(缺盆) · 213

경문(京門) · 214
계맥(瘈脈) · 209
고황(膏肓) · 217
곡골(曲骨) · 215
곡빈(曲鬢) · 207
곡원(曲垣) · 217
곡지(曲池) · 231, 233
곡차(曲差) · 204
곡천(曲泉) · 225
곡택(曲澤) · 231
곤륜(崑崙) · 227
공손(公孫) · 227, 229
공최(孔最) · 231
관원(關元) · 215
관원유(關元兪) · 219

관충(關衝) · 235
광명(光明) · 225
구미(鳩尾) · 202
구허(丘墟) · 228
권료(顴髎) · 205
궐음유(厥陰兪) · 217
극문(郄門) · 231
극천(極泉) · 230
금문(金門) · 227
기문(箕門) · 223
기문(期門) · 213
기사(氣舍) · 213
기충(氣衝) · 215
기해(氣海) · 215
기해유(氣海兪) · 219

ㄴ

내관(內關) · 231
내정(內庭) · 229
노식(顱息) · 209
노유(臑兪) · 217
노회(臑會) · 233
뇌호(腦戶) · 207

ㄷ

단중(膻中) · 212
담유(膽兪) · 219
대거(大巨) · 215
대도(大都) · 227, 229
대돈(大敦) · 229
대릉(大陵) · 231

대맥(帶脈) · 215
대영(大迎) · 209
대장유(大腸兪) · 219
대저(大杼) · 217
대추(大椎) · 216
대횡(大橫) · 215
독비(犢鼻) · 223
독유(督兪) · 218
동자료(瞳子髎) · 205
두규음(頭竅陰) · 207
두유(頭維) · 204
두임읍(頭臨泣) · 204

ㅁ

명문(命門) · 219
미충(眉衝) · 204

ㅂ

방광유(膀胱兪) · 221
백호(魄戶) · 217
백환유(白環兪) · 221
백회(百會) · 207
복결(腹結) · 215
복토(伏兎) · 223
부돌(扶突) · 211
부류(復溜) · 224
부백(浮白) · 207
부분(附分) · 217
부양(跗陽) · 223
불용(不容) · 213
비노(臂臑) · 233
비양(飛陽) · 223
비유(脾兪) · 219

ㅅ

사백(四白) · 205
사죽공(絲竹空) · 205
삼음교(三陰交) · 224
삼초유(三焦兪) · 219
상관(上關) · 209
상료(上髎) · 221
상양(商陽) · 235
상완(上脘) · 212
소료(素髎) · 205
소부(少府) · 235
소상(少商) · 235
소장유(小腸兪) · 221
소충(少衝) · 235
소택(少澤) · 235
소해(少海) · 231
소해(小海) · 231

속골(束骨) · 227
솔곡(率谷) · 207
수구(水溝) · 205
수도(水道) · 215
수돌(水突) · 211
수분(水分) · 215
수삼리(手三里) · 233
수천(水泉) · 227
슬양관(膝陽關) · 224
승근(承筋) · 223
승부(承扶) · 222
승산(承山) · 223
승읍(承泣) · 205
승장(承漿) · 205
신당(神堂) · 217
신맥(申脈) · 227
신문(神門) · 231
신봉(神封) · 213

증상별 맞춤 경혈 치료법

신유(腎兪)·219
신정(神庭)·204
신주(身柱)·217
신회(顖會)·207
실면(失眠)·227
심유(心兪)·217

ㅇ

양계(陽谿)·233
양곡(陽谷)·233
양구(梁丘)·223
양로(養老)·233
양릉천(陽陵泉)·224
양문(梁門)·213
양백(陽白)·205
양지(陽池)·233
어제(魚際)·235

여구(蠡溝)·224
여태(厲兌)·229
연곡(然谷)·227
열결(列缺)·231
염천(廉泉)·211
영향(迎香)·205
예풍(翳風)·209
오추(五樞)·215
옥예(屋翳)·213
온류(溫溜)·233
완골(腕骨)·207
완골(完骨)·235
요양관(腰陽關)·219
용천(湧泉)·227
욱중(彧中)·213
운문(雲門)·213
위양(委陽)·222
위유(胃兪)·219

위중(委中)·222
유근(乳根)·213
유부(兪府)·213
은문(殷門)·222
은백(隱白)·229
음곡(陰谷)·224
음교(陰交)·215
음렴(陰廉)·223
음릉천(陰陵泉)·224
의희(譩譆)·218
이내정(裏內庭)·227
이문(耳門)·209
인영(人迎)·211
일월(日月)·213

ㅈ

장강(長強)·221

장문(章門)·214
전정(前頂)·207
정명(睛明)·205
조구(條口)·223
조해(照海)·227
족규음(足竅陰)·229
족삼리(足三里)·223
족임읍(足臨泣)·228
중극(中極)·215
중도(中都)·224
중독(中瀆)·224
중려유(中膂兪)·221
중료(中髎)·221
중부(中府)·213
중완(中脘)·213
중추(中樞)·219
중충(中衝)·235
지구(支溝)·233

지기(地機) · 224
지실(志室) · 219
지양(至陽) · 218
지음(至陰) · 229
지정(支正) · 233
지창(地倉) · 205

ㅊ

차료(次髎) · 221
찬죽(攢竹) · 205
척택(尺澤) · 231
천계(天谿) · 213
천돌(天突) · 212
천료(天髎) · 217
천용(天容) · 211
천유(天牖) · 211
천정(天井) · 233
천정(天鼎) · 211
천종(天宗) · 211
천주(天柱) · 207
천창(天窓) · 211
천추(天樞) · 215
천충(天衝) · 207
청궁(聽宮) · 207, 209
축빈(築賓) · 224
충문(衝門) · 215
충양(衝陽) · 228

ㅌ

태계(太谿) · 227
태단(兌端) · 215
태백(太白) · 227, 229
태연(太淵) · 231
태충(太衝) · 228

ㅍ

폐유(肺兪) · 217
포황(胞肓) · 221
풍문(風門) · 217
풍부(風府) · 207
풍시(風市) · 224
풍지(風池) · 207

ㅎ

하관(下關) · 209
하료(下髎) · 221
하완(下脘) · 214
함곡(陷谷) · 229
함염(頷厭) · 209
합곡(合谷) · 235
해계(解谿) · 228
행간(行間) · 229
현로(懸顱) · 209
현리(懸釐) · 209
현종(懸鐘) · 225
혈해(血海) · 223
협거(頰車) · 209
협계(俠谿) · 229
협백(俠白) · 231
혼문(魂門) · 219
화료(禾髎) · 205
화료(和髎) · 209
황유(肓兪) · 215
회양(會陽) · 221
회음(會陰) · 221
후정(後頂) · 207

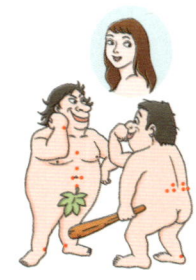

증상별 맞춤 경혈 치료법

지은이 | 편집부편
펴낸곳 | 도서출판 지식서관
펴낸이 | 이홍식
등록번호 | 1990. 11. 21 제96호
주소 | 경기도 고양시 덕양구 고양동 31-38
전화 | 031)969-9311 팩스 | 031)969-9313
e-mail | jisiksa@hanmail.net

초판 3쇄 발행일 | 2023년 8월 20일

주요 참고 문헌

- 《WHO/WPRO 표준경혈 위치》한국한의학연구원, 대한침구학회, 경락경혈학회著 WHO 서태평양지역사무처刊
- 《鍼灸處方集 上下》崔相玉著 正統鍼灸學硏究會刊
- 《經絡經穴學 상용혈 취혈자침》正統鍼灸學硏究會刊
- 《동양의학의 기초》옥은성著 신광출판사刊
- 《심주섭 할아버지의 뜨겁지 않은 쑥뜸 치료법》김용태著 서울문화사刊
- 《韓藥學槪論》신일상사刊
- 《알기 쉬운 경혈학》장성환著 성보사(부설 전통의학 연구소)刊
- 《생활 침뜸학》정민성著 학민사刊
- 《경혈 지압 마사지 324》산차이원화著 국일미디어刊
- 《지압 건강법》편집부편 서림문화사刊
- 《지압 동의보감》김창완·김용석著 중앙생활사刊
- 《침술·자기·지압 건강법》한국성인병 예방 연구회편
- 《經穴特效方》동서문화사刊
- 《361 지압경혈백과》최수찬著 지식서관刊